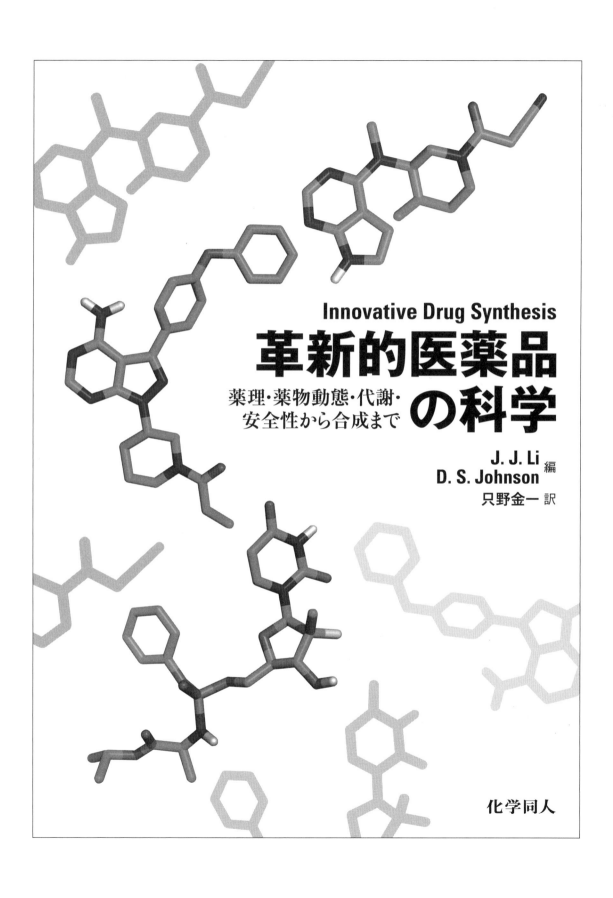

Innovative Drug Synthesis

革新的医薬品の科学

薬理・薬物動態・代謝・
安全性から合成まで

J. J. Li 編
D. S. Johnson

只野金一 訳

化学同人

Innovative Drug Synthesis

Edited by Jie Jack Li and Douglas S. Johnson

This translation published under license with the original publisher

John Wiley & Sons International Rights, Inc. through Japan Uni Agency Inc., Tokyo.

序

　これまで，創薬合成に関する3書籍，"Contemporary Drug Synthesis"，"The Art of Drug Synthesis"，および"Modern Drug Synthesis"を，2004年，2007年，および2010年に刊行してきた．これらは，化学コミュニティから好意的に受け入れられている．今回の書籍，"Innovative Drug Synthesis"（邦題：『革新的医薬品の科学』）は，Wiley社より刊行された〈Drug Synthesis Series〉（創薬合成シリーズ）の4作目にあたる．

　本書は6部（Part I ～ Part VI）より構成されている．第1部では，感染症治療薬に関するもので六つの薬剤が紹介されている．第2部では，がんに関する四つの薬剤，そのうち三つはキナーゼ（リン酸化酵素）阻害薬が取りあげられている．第3部では，心血管および代謝系疾患を対象とする二つの薬剤が解説されている．第4部では，中枢神経系疾患に関係した最近の4種類の創薬が紹介されており，第5部では1種類の新規な抗炎症薬が，また第6部では2種類の新規な創薬が取りあげられている．

　本書では各章で，創薬合成に関する詳細な解説に加えて，対象とした医薬研究の背景や疾患，創薬発見に関する鍵となるポイント，さらに構造活性相関，薬物動態，薬物代謝，薬効と安全性も取りあげた．

　本書の各章を執筆してくださった企業および大学の研究者の方がたに厚くお礼申し上げる．執筆者の多くは，創薬化学のパイオニアであり，著名なエキスパートである．ある執筆者は，該当する章で取り上げた医薬そのものを開発した．彼らの研究を掲載したことで，本書の質をきわめて高いものにできたと自負している．また，本書の執筆の一部を担ってくれたElizabeth N. Cruz, Taylor D. Krueger, Cho K. Lai, Amanda N. Moules, Emily S. Murzinski, Karla E. Rodriguez, そしてTheresa V. Songに，編者の一人（JJL）として感謝する．

　同時に，創薬／有機化学のコミュニティにとって〈Drug Synthesis Series〉をより有益なものとするために，忌憚のないご批判およびご指摘をお待ちしている．

Jack Li, Doug Johnson
2015年5月1日

訳者序

　本書の原書は2016年に Wiley 社より出版された"Innovative Drug Synthesis"（邦題：『革新的医薬品の科学』)"であり，おもに欧米に拠点をおく医薬品メーカーで近年開発，上市された低分子医薬品19品目について，それらの医学病理学，薬理学特質，臨床試験，および化学合成について詳細に記述されている．このなかには，日本の医薬品メーカーで開発された医薬品も数点含まれている．原書名が『革新的医薬品合成』であることより医薬品の化学合成をその内容の主体とした書籍に思えるが，各章とも対象となる医薬品の開発に関し，医学的，病理学的，薬学的，および有機合成化学的観点からこれらがバランスよく記述されている．このことより，必ずしも医学薬学分野に精通していない研究者，とくに有機合成化学分野の研究者にも，内容を理解できるように平易な翻訳を心がけた．

　本書は全17章よりなり，34名の執筆者により著されている．これらの執筆者は，医薬品メーカーの研究者(病理学，薬理学，創薬化学もしくはプロセス化学部門に所属)，欧米および中国の大学の化学系教員であり，単独執筆の章も複数の執筆者による分担執筆の章もある．各章では，対象とした疾患の概要と各医薬品が誕生した経緯が「背景」として紹介され，ついで対象となる医薬品に至るリード化合物からの「構造活性相関」に関する創薬(探索)研究，非臨床および臨床試験による「薬物動態」と「薬物代謝」，そして「薬効」と「安全性」について順次記載されており，最後に対象医薬品の「合成」ルートが探索合成，プロセス合成，商業的(スケール)合成の順に紹介されている．翻訳にあたり，化学系の読者に馴染みの薄いと思われる語句や専門用語は，欄外に「訳者注(＊)」として短い解説を加えた．

　原書中の preclinical trial は「非臨床試験」，efficacy は「薬効」，discovery synthesis は「探索合成」，commercial synthesis は「商業合成」とした．原書中の引用文献および特許などは，原書記載どおりに章末に参考文献として一括掲載した．そのほか，医学，生物科学，および薬学関連の専門用語は，一般的に多用されている和文表記を採用し，英文表記を併記したものもある．また，原書には一部意味の取りにくい表現もあったが，できるだけ原文を生かす方針で翻訳を進めた．なお，原書中での明らかな間違い(たとえば，構造式の表記，数値，化合物番号など)は，可能な限り修正した．今後，読者の方がたからの本書に対するご指摘やご意見をいただき，本書をより良いものにしていきたいと思っている．

　最後に，本書の出版にあたり大変お世話になった(株)化学同人の栫井文子さんに厚くお礼を申し上げます．

2017年初秋

只野　金一

目　次

Part I　感染症治療の創薬

Chapter 1　エンテカビル（Entecavir）

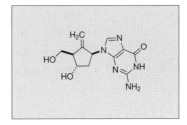

Chapter 2　ボセプレビル（Boceprevir），テラプレビル（Telaprevir）

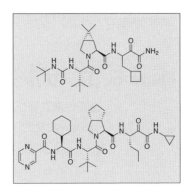

Chapter 3　ダクラタスビル（Daclatasvir）

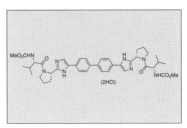

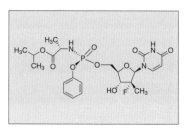
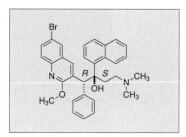
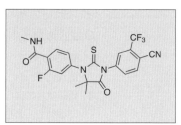

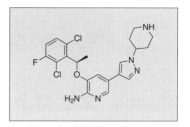
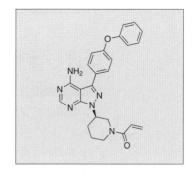
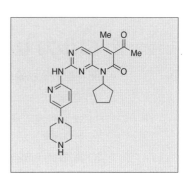

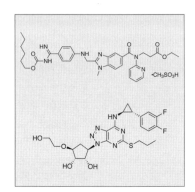
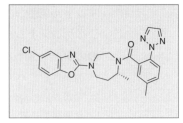
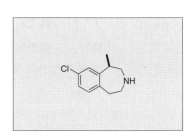

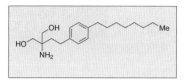
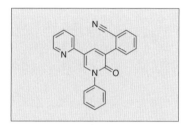
Part V 　　炎症性疾患治療の創薬

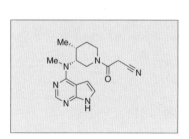

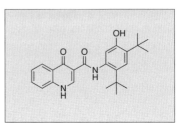
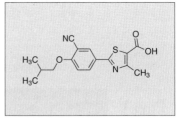

◆ 執筆者一覧 ◆
(□内の数字は，担当章)

Dr. Nadia M. Ahmad [11]
Vertex
86-88 Jubilee Avenue
Abingdon
Oxfordshire
OX14 4RW
United Kingdom

Dr. Christopher W. am Ende [13]
Worldwide Medicinal Chemistry
Pfizer, Inc.
Eastern Point Road
Groton, CT 06340
United States

Dr. Makonen Belema [3]
Bristol-Myers Squibb Co.
Virology Chemistry
5 Research Parkway
Wallingford, CT 06473
United States

Elizabeth N. Cruz [5]
Department of Chemistry
University of San Francisco
2130 Fulton Street
San Francisco, CA 94117
United States

Prof. Amy Dounay [2]
Department of Chemistry and Biochemistry
Colorado College
14 East Cache La Poudre St.
Colorado Springs, CO 80903
United States

Dr. Robert W. Dugger [15]
Chemical Research and Development
Pfizer, Inc.
Eastern Point Road
Groton, CT 06340
United States

Dr. Mark E. Flanagan [15]
Worldwide Medicinal Chemistry
Pfizer, Inc.
Eastern Point Road
Groton, CT 06340
United States

Prof. Wenhao Hu [10]
Institute for Advanced Interdisciplinary Research
East China Normal University
3663 North Zhongshan Road, Shanghai
P. R. China

Dr. Nathan D. Ide [9]
Chemical Research and Development
Pfizer, Inc.
Eastern Point Road
Groton, CT 06340
United States

Ricky Anthony Jones [7]
Chemical Research and Development
Pfizer, Inc.
Discovery Park
Sandwich, CT13 9NJ
United Kingdom

Taylor D. Krueger [12]
Department of Chemistry
University of San Francisco
2130 Fulton Street
San Francisco, CA 94117
United States

Dr. Pei-Pei Kung [7]
Oncology Medicinal Chemistry
Pfizer, Worldwide Research and Development
San Diego, CA 92121
United States

Cho K. Lai [16]
Department of Chemistry
University of San Francisco
2130 Fulton Street
San Francisco, CA 94117
United States

Prof. Jie Jack Li [1] [5] [12] [16]
Department of Chemistry
University of San Francisco
2130 Fulton Street
San Francisco, CA 94117
United States

Dr. Hui Liu [8]
Peking University Shenzhen
Graduate School
School of Chemical Biology and Biotechnology
Xili University Town, PKU Campus, F-210, Shenzhen, 518055
P. R. China

Dr. Shunying Liu [10]
Institute for Advanced Interdisciplinary Research
East China Normal University
3663 North Zhongshan Road, Shanghai
P. R. China

Dr. Sha Lou [6]
Process Research and Development
Bristol-Myers Squibb Company
New Brunswick, NJ 08901
United States

Dr. Nicholas Meanwell [3]
Bristol-Myers Squibb Co.
Virology Chemistry
5 Research Parkway
Wallingford, CT 06473
United States

Amanda N. Moules [5]
Department of Chemistry
University of San Francisco
2130 Fulton Street
San Francisco, CA 94117
United States

Emily S. Murzinski [12]
Department of Chemistry
University of San Francisco
2130 Fulton Street
San Francisco, CA 94117
United States

Dr. Shawn Pack [3]
Technical Operations
Janssen Pharmaceutica
Janssen-Pharmaceuticalaan 3
2440 Geel
Belgium

Dr. Zhengying Pan [8]
Peking University Shenzhen
Graduate School
School of Chemical Biology and Biotechnology
Xili University Town, PKU Campus, F-311, Shenzhen, 518055
P. R. China

Nandini C. Patel [14]
Worldwide Medicinal Chemistry
Pfizer, Inc.
610 Main St.
Cambridge, MA 02139
United States

Dr. Paul Richardson [7]
Oncology Medicinal Chemistry
Pfizer, Worldwide Research and Development
San Diego, CA 92121
United States

Karla E. Rodriguez [12]
Department of Chemistry
University of San Francisco
2130 Fulton Street
San Francisco, CA 94117
United States

Dr. Raymond F. Schinazi [4]
Center for AIDS Research
Department of Pediatrics
Emory University School of Medicine
Atlanta, GA 30322
United States

Dr. Junxing Shi [4]
CoCrystal Pharma, Inc.
Tucker, GA 30084
United States

Theresa V. Song [16]
Department of Chemistry
University of San Francisco
2130 Fulton Street
San Francisco, CA 94117
United States

Dr. Peter L. Toogood [9]
Lycera Corp
2800 Plymouth Road
NCRC
Ann Arbor, MI 48109
United States

Dr. Jamison B. Tuttle [13]
Worldwide Medicinal Chemistry
Pfizer, Inc.
610 Main St.
Cambridge, MA 02139
United States

Dr. Rajappa Vaidyanathan [15]
Process Research and Development
Bristol Myers Squibb
Building S11, Biocon Park
Jigani Link Road
Bommasandra IV
Bangalore 560099
India

Tony Whitaker [4]
CoCrystal Pharma, Inc.
Tucker, GA 30084
United States

Dr. Ji Zhang [6] [17]
HEC R&D Center
Pharmaceutical Science
Process Research and Development
HEC–High-Tech Park, Dongguan
Guang Zhou, Guang-Dong Province
P. R. China

Dr. Yingjun Zhang [17]
HEC R&D Center
Pharmaceutical Science
Process Research and Development
HEC–High-Tech Park, Dongguan
Guang Zhou, Guang-Dong Province
P. R. China

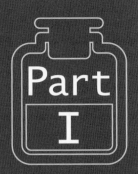

Part I

感染症治療の創薬

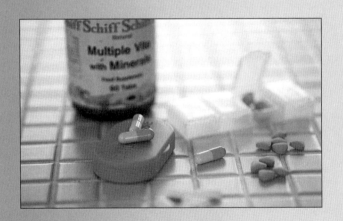

エンテカビル（Entecavir）

USAN：エンテカビル
商品名：バラクルード®
　ブリストル・マイヤーズスクイブ社
市販開始年：2005年

1　背　景

　慢性 B 型肝炎ウイルス〔chronic（hepatitis B virus：HBV）〕感染は，世界レベルで罹患率および死亡率のおもなものになっている．世界中で推定 4 億人が慢性 B 型肝炎ウイルスに感染し，肝不全や肝細胞がんのような HBV 関連の慢性肝疾患併発症で毎年50万人以上が死亡している．アメリカにおいては，1200万人が生涯のある時期に HBV に感染している．これらの感染者のうち，100万人以上が，その後，慢性 B 型肝炎感染へ進行している．これらの慢性感染者は，きわめて高い肝硬変や肝がんによる死亡リスクをかかえている．事実，毎年 5 千人以上のアメリカ人がB 型肝炎に関係した肝臓合併症で死亡している．HBV が風土病である多くのアジアおよびアフリカ諸国においても，人口の20％以上がウイルス保持者であり，ウイルスの伝染はおもに出産時前後，または幼児期の感染によって発生している．これらのある地域では，出産前後における伝染率が90％に達している[1~4]．

　最近の10年間，B 型肝炎治療は著しい進展がなされた．たとえば，FDA（アメリカ食品医薬品局）により，2 種類の生物学的薬剤（biologic）が承認された．すなわち，インターフェロン-α（IFN-α）とペグ化（ポリエチレングリコール分子を結合させた）IFN-α（PEG-IFN-α）である．さらに慢性 HBV に対する治療のために 5 種類の抗ウイルス性小分子薬剤が市場にでた．すなわち，エンテカビル（entecavir, **1**），ラミブジン（lamivudine, **2**），テルビブジン（telbivudine, **3**），アデホビルジピボキシル（adefovir dipivoxil, **4**），およびテノホビル（tenofovir, **5**）である．

　生物学的薬剤（生物製剤）として，IFN-αはある割合の患者にのみ有効であり，しばしば忍容性（p.14欄外参照）に乏しく，非経口投与を必要とし，さらには高価である．そのため，慢性 B 型肝炎に対する代わりとなる治療法が求められている．ラミブジン（**2**）は，1995年に慢性 HBV 治療のための最初の経口処方薬として導入された．このものは安全性，薬効，忍容性に優れた経口治療として利用可能となった時点で，慢性 B 型肝炎治療の新時代の先駆けとなった．このものは，ヒト免疫不

USAN：ラミブジン（3 TC）
商品名：エピビル-HBV®
販売元企業名：グラクソスミスクライン社
市販開始年：1995年

USAN：テルビブジン
商品名：ティゼカ®
販売元企業名：ノバルティス社
市販開始年：2006年

USAN：アデホビルジピボキシル
商品名：ヘプセラ®
販売元企業名：ギリアドサイエンシズ社
市販開始年：2002年

USAN：テノホビル
商品名：ビリード®
販売元企業名：ギリアドサイエンシズ社
市販開始年：2008年（HBV）
　　　　　　 2006年（HIV）

全ウイルス 1 型（human immunodeficiency virus type-1：HIV-1）および HBV の両方に対して活性な，ヌクレオシド逆転写酵素阻害剤（nucleoside reverse transcriptase inhibitor：NRTI）である．慢性 B 型肝炎治療には HIV 治療よりも少ない投与量が用いられ，e-抗原陽性の B 型肝炎のセロコンバージョン（seroconversion）*1を改善させ，また肝臓組織の改変（histology staging）を改善している．残念なことに，ラミブジン（**2**）の長期使用は耐性を獲得した HBV 突然変異体（Try-Met-Asp-Asp：YMDD）を出現させる．この事実にもかかわらず，ラミブジン（**2**）は忍容性に優れていることより，依然として広く用いられている[5]．

チミジン型ヌクレオシドの合成類縁体であるテルビブジン（**3**）は，天然型 D-チミジンの未修飾の L-エナンチオマー（光学対掌体）である．このものは，HBV ポリメラーゼ阻害剤として作用することで，HBV の DNA 合成を妨げる．肝細胞中で，テルビブジン（**3**）は宿主細胞のキナーゼによってテルビブジン-5′-三リン酸エステルへとリン酸化され，このものが HVB の DNA に取り込まれると，DNA 鎖停止となり，その結果 HBV 複製が阻害される．この意味から，多くのヌクレオチド型抗ウイルス剤と同様に，テルビブジン（**3**）はプロドラッグ（prodrug）*2である．臨床試験は，テルビブジン（**3**）はラミブジン（**2**）またはアデホビルジピボキシル（**4**）に比べて顕著により有効であり，耐性を受けにくい[6]．

アデホビルジピボキシル（**4**）は当初 HIV 治療用として開発されたが，腎毒性症状の重大さ（60 mg 投与）と多発さ（120 mg 投与）が起こることが理由で，FDA は1999年にこの化合物を薬剤として不承認とした．しかし，**4** は成人に対し10 mg 以下の投与量でウイルスの複製に対し活性があり，また血清アラニンアミノ転移酵素〔主として ALT（alanine aminotransferase）〕の継続的上昇，または組織学的活動疾

*1　セロコンバージョン：抗原陽性から抗体陽性に転換すること．HBV に感染しB型肝炎を発症すると，HBe 抗原が陽性となり，一方 HBe 抗体は陰性である．肝炎が沈静化すると，HBe 抗原は陰性となり，HBe 抗体が陽性となる．セロコンバージョンとは，HBV が除去されたのではなく，免疫機構によりその活動が抑えられている状態である．

*2　プロドラッグ：体内あるいは目標部位に到達したのち薬理活性をもつ化合物に変換され，薬効を発揮するように化学的に修飾された薬．

患(histologically active disease)も示され，慢性B型肝炎の治療に有効であった．**4**は，生体内でHBVを再生するために必須である逆転写酵素を阻害する．全体として，野生型(wild-type)およびラミブジン(**2**)耐性HBVに対する**4**の薬効，および単剤療法の場合でも耐性の出現が遅いことが，**4**の永続的な安全性および幅広い慢性B型肝炎患者で観測された薬効に寄与している[7]．

アデホビルジピボキシル(**4**)に密接に関係したヌクレオチド類縁体であるテノホビル(**5**)は，HIV感染治療としての2006年の承認に引き続き，HBV治療用として2008年に承認された．*In vitro*研究の結果，そのHBVに対する活性は**4**と同程度であることが示された．臨床試験は，HBV複製を抑制する**5**の効果を確認しており，野生型およびラミブジン(**2**)耐性HBVの両方に対して同様の効果があることも知られている．急速に拡大しているB型肝炎治療薬としての**5**の役割は，その長期間の安全性(腎臓と骨格)と野生型HBVおよびHBV変異体への薬効によるであろう．このHBV変異体は，YMDDモチーフ内でのメチオニンの置換に関係しており，またNA-ナイーブ(NA-naïve)[*3]と同様にNA-経験済み双方の患者の耐性率がきわめて低い[8~10]．ここでNAはヌクレオシ(チ)ド類縁体を指す．

ヌクレオチドおよびヌクレオシド類縁体**1**~**5**の承認は，慢性B型肝炎治療のために顕著な進展を示した．化合物**2**~**5**と比べた場合，エンテカビル(**1**)はHBVに対する強力かつ高選択的な活性と同様に低い耐性率をもった，新規な炭素環式ヌクレオシド類縁体である．本章では，エンテカビル(**1**)の薬学的プロファイルとその合成について詳述する．

2 薬理作用

急性HBV感染の特徴は，アラニンアミノ転移酵素(ALT)レベルの上昇である．事実，われわれの定期的診断では型通りにALTレベルが検査され，ATLレベルの上昇は肝機能に関する懸念のサインである．たとえば，長期間の過剰なアルコールの摂取は，ATLレベルの上昇とともに肝臓硬化の原因となる．急性HBV感染のほかの徴候は，B型肝炎のウイルス表面の抗原(hepatitis B surface antigen：HBsAg)，B型肝炎コア抗原に対するIgM抗体(IgM antibody to hepatitis B core antigen：anti-HBcAg)，およびB型肝炎e-抗原(hepatitis B e-antigen：HBeAg)の存在であるが，後者に関する血清診断は日常的には用いられていない．慢性B型肝炎は，2か月以上にわたる血清中のHBsAgもしくはほかのウイルスマーカーの存在として定義されている．

エンテカビル(**1**)は，哺乳類の細胞中(*in vitro*)で5′-三リン酸エステルに変換される．このものは，その後，HBV阻害活性を示すIC_{50}値[*4]が0.2~0.3nMでヘパドナウイルスポリメラーゼの阻害剤として作用する．**1**の三リン酸エステルのHBVポリメラーゼとの結合のK_i値[*4]は，3.2nMである．HepG2(hepatoblastoma G2 cell line)が安定に導入された細胞株2.2.15において，分泌されたHBVのDNA分析で決定された結果，**1**はHBVに対しEC_{50}(50%効果濃度)[*4]3.5nMを，またCC_{50}(50%細胞毒性濃度)[*4]はおよそ30μMを示した[11,12]．このことは，同一細胞

*3　NA-ナイーブまたはNA-経験済み患者：NA〔ヌクレオシ(チ)ド類縁体；核酸アナログ製剤〕による治療をこれまで受けていない，もしくはNAによる治療をすでに受けた経験のある患者．

*4　IC_{50}：化合物(薬物)の生物学的または生化学的阻害作用の有効度を示す値で，どの濃度で化合物(薬物)が標的としている阻害対象物の50%の働きを阻害できるかを示す．
K_i：阻害剤が酵素の基質結合部位に結合し，基質と阻害剤が結合部位を奪い合うような場合を競合阻害(拮抗阻害，competitive inhibition)とよぶ．この場合，酵素と阻害剤の結合および解離平衡を仮定し，その解離定数をK_iとする．
EC_{50}：50%効果(有効)濃度と表し，薬物や抗体などが最低値からの最大反応の50%を示す濃度のこと．
CC_{50}：薬剤などによって半数の細胞が傷害されてしまう50%細胞毒性濃度．

表1.1　HepG2.2.15（ヒト肝がん由来）細胞株中のHBV レプリカーゼ阻害のEC_{50}（50％効果濃度）に基づく，種々のヌクレオシド類縁体のHBV阻害活性

類縁体	EC_{50}（μM）	相対的効力
エンテカビル（**1**）	0.004	1
ラミブジン（**2**）	0.02	0.2
アデホビルジピボキシル（**4**）	0.11	0.04
テノホビル（**5**）	0.14	0.03

中でHBV複製を阻害するために必要な濃度よりはるかに大きい，およそ8000倍の優れた選択指数を意味している．表1.1に示すように，この細胞株でのほかのヌクレオシド類縁体との直接的比較から，**1**がHBV複製の最も強力な阻害剤である[13]．

　ウッドチャック肝炎ウイルス（woodchuck hepatitis virus：WHV）に感染したウッドチャック（*Marmota monax*, 北米産のリス科の動物）が，HBV感染モデル（*in vivo*）として用いられた．最初の4週間は，**1**は種々の投与量で与えられ，投与量にかかわらずおよそ3 log10個体/mLでHBVのDNA複製の抑制が見いだされた．12週間後，大半の動物はHBV DNA陰性となり，HBV循環が1000倍以上抑制された結果になった．アヒルを動物モデルとして用いた場合にも，**1**について同様な結果が観測された[13]．

3　構造活性相関

　エンテカビル（**1**）に関する構造活性相関が徹底的に調査され，HepG2.2.15細胞中のHBVに対して調べられた化合物群のなかで，**1**が最も活性が強いものとして見いだされた．表1.2に示すように，**1**のエナンチオマー（*ent*-**1**）は不活性であった．一方，**1**はラミブジン（**2**，エントリー3）の6.6倍の活性を示した[14]．同様に，アデニン類縁体**6**（エントリー4）は**1**より4.3倍活性が弱い．一方，チミン類縁体**7**（エントリー5）と5-ヨードウラシル類縁体**8**（エントリー6）はHepG2.2.15細胞培地でさらに弱い活性を示した．

　2004年，ブリストル・マイヤーズスクイブ社（Bristol-Myers Squibb：BMS）のRuedigerらは，炭素環式2′-デオキシグアノシンであるエンテカビル（**1**）の3′-デオキシ類縁体（**9**）を合成した[15]．残念なことに，3′-デオキシ類縁体**9**もそのエナンチオマー（*ent*-**9**）もHBVに対して不活性であった．

4　薬物動態と薬物代謝

　ラットとイヌにおけるエンテカビル（**1**）の血漿内半減期は4～9時間である．**1**はHepG2細胞により相当する一，二，および三リン酸エステルに代謝される．**1**の取り込みは1～25μM範囲内では直線的であり，マイクロモルの範囲で最も効率的に蓄積された細胞内の**1**-三リン酸エステルの細胞内半減期は15時間と決定された[11]．

　ヒトについては，健常な男性への**1**の経口投与後0.5から1.5時間の間で血漿中の濃度がピークになる．2倍の蓄積とおよそ24時間の効果的な蓄積半減期を伴い，

表1.2　HepG2.2.15細胞中の HBV に対するヌク
レオシド類縁体の活性

エントリー	化合物	EC$_{50}$(μM)
1	**1**	0.03
2	*ent-* 1	100
3	**2** (3TC)	0.2
4	**6**	0.128
5	**7**	>100
6	**8**	10.5
7	**9**	>100
8	*ent-* 9	>100

安定状態濃度は6〜10日間で達成された．化合物 **1** は，シトクロム P450がかかわる酵素系の基質，誘導物質，あるいは阻害物質ではない．したがって，薬剤–薬剤相互作用(drug–drug interaction：DDI)に対しては限定された潜在性である[13].

5　薬効と安全性

　エンテカビル(**1**)は HBV 複製の強力な阻害剤である．ラミブジン(**2**)に耐性を獲得した HBV に対しても活性である．また1日1回の投与という簡便さと好ましい安全性プロファイルを提供した．

　第Ⅲ相臨床試験(p.61欄外参照)では，1500人以上の患者が三つのおもな治験に参加した．すなわち，(1) AI463-022では，ヌクレオシド未感受性で HBeAg 陽性の慢性 B 型肝炎患者を対象にした治験薬 **1** とラミブジン **2** との比較，(2) AI463-027では，ヌクレオシド未感受性で HBeAg 陰性の慢性 B 型肝炎患者を対象にした **1** と **2** の比較，(3) AI463-026では，**2** による治療効果のない(治療抵抗性)HBeAg 陽性の慢性 B 型肝炎患者で，**1** に切り替えたか，あるいは **2** を継続使用したものが評価された．これら三つの試験において，エンテカビル(**1**)は顕著な組織学的改善を示し，48週間の時点で **2** と比べて同様な安全性プロファイルにてウイルスの量を減らしていた．**1** で治療した患者のうちの1％以下に中程度から重症でみられた共通した有害事象(adverse events)[*5]は，頭痛，疲労，下痢，および消化不良であった[13].

＊5　有害事象：薬物を投与された患者に生じたあらゆる好ましくない，あるいは意図しない徴候，症状，または病気を指し，薬物との因果関係がはっきりしないものを含める．

6 合 成

6.1 探索合成

　BMSにおけるエンテカビル（**1**）の探索合成（discovery synthesis）は，Zahlerと Slusarchykにより特許化されており[16, 17]，そのプロセス合成（process synthesis）は BMSの Bisacchi と Zahler らにより報告されている[14, 17, 18]．**1**のプロセス合成は探索合成と類似したものではあるが，収率と大量スケールにおける操作の簡便さの点で，より優れたものである．

　Bisacchi と Zahler らにより報告された**1**のプロセス合成は[14]，既知のキラルシントン**11**より始められた．すなわち，シクロペンテン**10**が市販のナトリウムシクロペンタジエニドを用いて，収率75%，96.6〜98.8%ee にて調製された[19]．シクロペンチルエポキシド**11**は VO(acac)₂ と *t*-ブチルペルオキシドを用いた**10**のエポキシ化と，続く *O*-ベンジル化で得られた．6-（ベンジルオキシ）-9*H*-プリン-2-アミン（**12**）の水素化リチウムによるリチオ化と，続くエポキシド**11**への反応は，

N-9付加体**13**を与えた．続くシクロペンチルアルコール（**13**）の酸化のために，プリン部アミノ基の保護が必要であり，これは塩化4′-モノメトキシトリチル（4′-monomethoxytrityl chloride：MMTCl）を用いて行われた．得られた**14**の酸化はDess-Martin反応剤を用いて達成され，ケトン**15**が得られた．一方，Moffattや TPAP-NMMO 酸化[*6]のようなほかの酸化法では進行しなかった．ケトン**15**のメチレン化は種々の方法で成功したが，Tebbe反応剤，Simmons-Smith反応剤，Lombardo反応剤と比較して，Nysted反応剤を用いた場合，大量スケールで最も良い結果で，オレフィン**16**を与えた．そして酸による脱保護により**17**が得られ，ついで完全脱ベンジル化にて，全11工程，総収率18%にて**1**が得られた．このルートは，20gの**1**の合成に用いられた．

* 6 TPAP-NMMO酸化：アルコールをアルデヒドまたはケトンに酸化するLeyらによって開発された反応で，TPAP（tetrapropylammonium perruthenate, 過ルテニウム酸テトラプロピルアンモニウム）および NMMO（N-methylmorpholine N-oxide, N-メチルモルホリンN-オキシド）を共（再）酸化剤として用いる．

6.2　その他の合成法

1の炭素環状骨格へのほかのアプローチとして，ラジカル環化を含むルートをZieglerが報告している[20)]．このアプローチは学術的には興味あるが，長い合成ルートであり実用性では劣る．Zieglerは，D-ジアセトングルコース（**18**）を出発物質と

した．ポリメチルヒドロシロキサン（polymethylhydrosiloxane：PMHS）存在下での Fu の触媒的 *n*-Bu₃SnH 法を用いた，**18** の Barton-McCombie デオキシ化により水酸基が除去され，**19** が得られた．**19** の側鎖アセトニド基の選択的除去の後，得られたジオール **20** は Eastwood 法により *N, O*-アセタール **21** へと変換された．**21** を 120℃にて無水酢酸で処理すると，オレフィン **22** を与えた．**22** のアセトニド基を加水分解して **23** とし，ついで弱アルカリ条件下での (MeO)₂P(O)C(N₂)C(O)Me を用いる大平法にて，アセチレンジオール **24** が高収率で得られた．**24** のビスシリル化は **25** を与え，続く *m*-CPBA（*m*-chloroperoxybenzoic acid，*m*-クロロ過安息香酸）を用いたエポキシ化は選択性なく **26** を与えた．なお，生じたキラリティーは後に消滅するので，この立体選択性は問題ではなかった．エポキシアセチレン **26** の Ti(Ⅲ) を用いた *β*-アルコキシ炭素ラジカルの生成と，続く環化，酸処理は，所望のメチレンシクロペンタン **27** を与えた．この Ziegler のアプローチはエポキシアセチレン **26** のラジカル環化が所望の **1** の炭素環状骨格を与えることを実証したが，最終的にエンテカビル（**1**，バラクルード®，Baraclude®）の工業的合成，さらには市場への早急な供給の手段には寄与しなかった．

最近，Reichardt と Meier は，ラセミ体のシクロペント-3-エン-1-イルヌクレオシド類縁体の効率良い合成を報告した[21]．その合成は，原理的にはエンテカビル（**1**）の合成に応用可能なものであった．彼らの合成は，安価なシクロペンタジエンより始まり，NaH による脱プロトン化，塩化ベンジルオキシメチルによる処理にてジエン **28** を与えた．このものは，2種類の熱力学的に安定なアルキル化されたシクロペンタジエン **29a,b** の混合物へ異性化された．この混合物 **29a,b** の位置選択的なヒドロホウ素化，続く酸化的アルカリ処理にて，鍵中間体シクロペンテノール (±)-**30** が生成した．ついで (±)-**30** と 6-クロロプリンとの縮合は，改良光延反応により達成された．この縮合体は脱ベンジル化され，得られたクロロプリン誘導体をナトリムメトキシドと 2-メルカプトエタノールで処理し，イノシンヌクレオシド (±)-**31** とした．この興味あるアプローチは，(±)-エンテカビル（**1**）の合成に適用可能と考えられる．

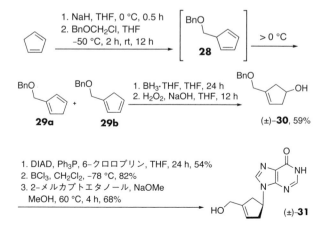

エンテカビル(**1**)の開発中, BMS の Ogan らは吸収(absorption), 分布 (distribution), 代謝(metabolism), 排泄(excretion)(それぞれの頭文字をとって, ADME とよぶ)に関する臨床試験で必要な, [^{14}C]-放射性同位元素で標識されたエンテカビルの合成を報告している[22]. 彼らの合成の鍵工程として, 同位体標識ヌクレオシド合成のために一般的に文献既知であるピリミジン**35**からプリン**36**への工程が取り入れられた. このために, キラルエポキシド**11**をアジ化ナトリウムで開環した後, 得られたアジドアルコールを Staudinger 還元し, アミノアルコール**32**を得た. **32**を4,6-ジクロロピリミジン-2-アミンと加熱して, 6-クロロ-2,4-ジアミノピリミジン**33**を得た. ついでピリミジン**33**を p-クロロアニリンより発生させたジアゾニウム塩で処理し, 輝黄色の5-ジアゾピリミジンを得た. これをカリウムメトキシドで処理したところ, 4-メトキシ-5-ジアゾピリミジン**34**が得られた. 酢酸中, 亜鉛で**34**を処理してジアゾ結合を還元的に開裂し, トリアミノピリミジ

ン**35**とした．**35**を［14C］オルトギ酸トリエチルを用いて環化し，ついで4-メトキシトリチル基で保護してグアニン**36**とした．Dess-Martin ペルヨージナン（periodinane）による**36**の酸化，続く Nysted メチレン化により，環状エキソメチレン型化合物**37**を得た[*7]．ついで**37**の完全脱保護にて，［14C］標識されたエンテカビル（**1**）の合成が完了した．

要約すると，炭素環式グアノシンヌクレオシド類縁体であるエンテカビル（**1**）は，上市された最も強力な HBV 複製阻害薬である．このものはラミブジン（**2**）に耐性である HBV に対しても活性であり，1日1回の投与という簡便さと優れた安全性プロファイルを提供している．本章では，プロセス合成，学術的（大学での）合成アプローチ，そして［14C］放射性同位元素標識されたエンテカビル（**1**）の合成が要約されている．炭素環式ヌクレオシドとして，エンテカビル（**1**）はグラクソスミスクライン社（GlaxoSmithKline's）が開発した HIV 用創薬アバカビル（abacavir）（**38**，ザイアジェン®，Ziagen®）を多分に連想させる．エンテカビル（**1**）およびアバカビル（**38**）ともに，フラノース環を炭素環に置換したものであり，通常のヌクレオシド類に存在するグリコシド結合がホスホリラーゼ（リン酸加水分解酵素）により加水分解されるのに対し，ホスホリラーゼによる加水分解に対し**1**および**38**を安定にしている．

[*7] 化合物**36**および**37**の構造に関して，プリン骨格の2位アミノ基は4-メトキシトリチル基（4-OMeC6H4)-Ph2C-で保護されている．

38, アバカビル

参考文献

1) Ayoub, W. S.; Keeffe, E. B. *Alimentary Pharmacol. Ther.* **2008**, *28*, 167–177.
2) Papatheodoridis, G. V.; Manolakopoulos, S.; Dusheiko, G.; Archimandritis, A. J. Lancet *Infect.* **2008**, *8*, 167–178.
3) Pardo, M.; Bartolome, J.; Carreno, V. *Arch. Med. Res.* **2007**, *38*, 661–677.
4) Rivkina, A.; Rybalov, S. *Pharmacother.* **2002**, *22*, 721–737.
5) Jarvis, B.; Faulds, D. *Drugs* **1999**, *58*, 101–141.
6) Keam, S. J. *Drugs* **2007**, *58*, 1917–1929.
7) Delaney, W. E., IV. *J. Antimicrob. Chemother.* **2007**, *59*, 827–832.
8) Reijnders, J. G. P.; Janssen, H. L. A. *J. Hepatol.* **2008**, *48*, 383–386.
9) Gallant, J. E.; Deresinski, S. *Clin. Infect. Diseases* **2003**, 37, 944–950.
10) Wong, S. N.; Lok, A. S. F. *Hepatol.* **2006**, *44*, 309–313.
11) Billich, A. *Cur. Opin. Invest. Drugs* **2001**, *2*, 617–621.
12) Honkoop, P.; de Man, R. A. *Exp. Opin. Invest. Drugs* **2003**, *12*, 683–688.
13) Rivkin, A. *Drugs Today* **2007**, *43*, 201–220.
14) Bisacchi, G. S.; Chao, S. T.; Bachand, C.; Daris, J. P.; Innaimo, S.; Jacobs, O.; Kocy, G. A.; Lapointe, P.; Martel, A.; Merchant, Z.; Slusarchyk, W. A.; Sundeen, J. E. ; Young, M. G.; Colonno, R.; Zahler, R. *Bioorg. Med. Chem. Lett.* **1997**, *7*, 127–132.
15) Ruediger, E.; Martel, A.; Meanwell, N.; Solomon, C.; Turmel, B. *Tetrahedron Lett.* **2004**, 45, 739–742.
16) Zahler, R.; Slusarchyk, W. A. EP 481754 (1991).
17) Graul, A.; Castaner, J. *Drugs Fut.* **1999**, *24*, 1173–1177.
18) Bisacchi, G. S.; Sundeen, J. E. WO 9809964 (1998).
19) Altmann, K.-H.; Kesselring, R. *Synlett* **1994**, 853–856.
20) Ziegler, F. E.; Sarpong, M. A. *Tetrahedron* **2003**, *59*, 9013–9018.
21) Reichardt, B.; Meier, C. *Nucleosides Nucleotides Nucleic Acids* **2007**, *26*, 935–937.
22) Ogan, M. D.; Kucera, D. J.; Pendri, Y. R.; Rinehart, J. K. *J. Label. Compd. Radiopharm.* **2005**, *48*, 645–655.

ボセプレビル（Boceprevir），テラプレビル（Telaprevir）

USAN：ボセプレビル
商品名：ビクトレリス®
メルク社
市販開始年：2011年

USAN：テラプレビル
商品名：インシベック®
バーテックス社
市販開始年：2011年

1 背 景

C型肝炎は肝臓疾患で，血液が運ぶC型肝炎ウイルス（hepatitis C virus：HCV）により引き起こされる．使い捨て型シリンジの使用，輸血用の血液のスクリーニングを含む予防策で，近年新規のC型肝炎ウイルスへの感染頻度は減少している．しかし，適切な疾病予防策が実施されていない医療現場では，病気の伝染が依然として発生している[1]．このウイルスはまた，汚染された注射薬，ピアス，入れ墨用の用具の使用や，無防備の性行為を通じて，医療現場ではないところでも拡散している．世界中で1億3千万から1億5千万人が慢性C型肝炎ウイルスに感染し，毎年35万から50万人が肝硬変や肝がん，およびHCVに関係した肝臓疾患で死亡していると，世界保健機構（World Health Organization：WHO）は推測している[2]．この感染はしばしば数年間「臨床的に休止状態」であり，大概の感染患者は感染の事実を知らない．さらには，高額の費用とHCV医薬の重い副作用などにより，HCVを保持していると診断された多くの患者は治療を完了していない[1]．

HIVあるいはB型肝炎と異なり，HCVは治療可能な疾患であり，過去20年間でHCVの治癒率は劇的に改善された[1]．治癒とは，治療が完了してから6か月間ウイルスが根絶され，また検出されうるHCVのRNAも存在せず「持続的ウイルス学的著効達成」（sustained virological response：SVR）*1が維持されること，と定義されている[3]．最近の新規創薬の承認以前は，慢性C型肝炎患者への標準的治療は，ポリエチレングリコール分子を結合させた（ペグ化された）インターフェロン-α

*1 SVR（sustained virological response），持続的ウイルス学的著効達成，すなわちウイルスが体内から排除されて血液検査の結果が陰性（−）になること．

（pegylated interferon-α：PEG-IFN-α）の１週間ごとの注射投与と，毎日のリバビリン（ribavirin：RBV）の経口投与の組合せであった[3]．PEG-IFN-αに関係した最も顕著な副作用は，疲労感，鬱状態と流感様の症状である．加えて，リバビリンは溶血性貧血の原因とも考えられている．多くの場合，これらの副作用の深刻さは完治する以前に患者が治療を止める原因になっている[3]．また，この治療の成功率は，遺伝子型依存である．全HCV感染のおよそ75%である遺伝子型１HCV感染患者は，PEG-IFN-α/RBV（PR）組合せ治療では高々40〜50%の治癒率である[4]．一方，遺伝子２および３型HCV感染患者は，より短時間の治療においても60〜70%の治癒率という良好な応答を示している[5]．

2 薬理作用

＊2 忍容性（認容性）：薬物によって生じる有害作用（副作用）を，患者（被験者）がどれだけ耐えうるか，その程度を示したもの．

PEG-IFN-α/RBV（PR）組合せ療法の限界のため，研究者らは改善された薬効と忍容性（tolerability）＊2をもつ新規な抗HCV薬を探求した．ヒトにおけるウイルス複製に必要ないくつかの酵素の一つは，NS3/4Aセリンプロテアーゼである[6〜8]．成功したHIVプロテアーゼ阻害剤の革新的発見は，新規な経口抗HCV薬の設計のためにはNS3/4Aプロテアーゼが有望な標的であることを示唆した．合成されたNS4A補因子ペプチド（NS4A cofactor peptide）とHCV NS3プロテアーゼドメインとの複合体のX線結晶構造は，この標的タンパク質の立体構造情報に基づく薬剤設計（structure-based drug design：SBDD）の開始をあと押しした[9]．しかし，この結晶構造は以下のことも明らかにした．すなわち，奥行きが深く，新薬開発につながるようなHIVプロテアーゼの基質結合ポケットとは異なり，HCV NS3/4Aの基質結合部位は，浅く溶媒に対して露出している溝である[9,10]．立体構造情報に基づく薬剤設計の見地から，NS3/4Aプロテアーゼはこの標的に対する選択的かつ強力な小分子阻害剤設計へ創薬化学者の挑戦を促した．バーテックス社（Vertex）の化学者が，この標的タンパク質が提出した難題を攻略した．すなわち，HCVプロテアーゼ標的との結合部位へ阻害剤を届けることは，平らですべすべしたひっかかりのないピッツアのかけらに，飛行機を着地させるようなものである[11]．

このHCV NS3/4Aの挑戦的な基質結合部位に立ち向かうために，多くの研究チームが可逆的な共有結合型阻害剤の探索を開始した[12]．他のプロテアーゼ阻害剤の薬剤候補を見いだすことになったこの戦略は，求電子的なトラップ（わな）あるいは弾頭（warhead）を，基質となる阻害剤に組み込むことを含んでいる[13]．NS3プロテアーゼ触媒部位であるセリンを，求電子的弾頭基へ可逆的に求核付加させることで，強力かつ選択的な優位性を阻害剤へ付与することができ，魅力的な薬物動態（pharmacokinetic：PK）を示す小分子創薬候補を設計することを可能とする．

創薬化学チームが新規なNS3プロテアーゼ阻害剤の設計，そして合成を始めた後，機能的な生化学的酵素アッセイ（functional biochemical enzyme assay）を用いて，阻害剤の力量の暫定的評価が達成された[14]．細胞を基盤としたHCVレプリコンアッセイ（cell-based replicon assay）[15]による最終的な進展は，より生理学的細胞

環境における新規阻害剤の評価を可能にし，この標的の発見への努力に大いなる進展をもたらした.

3　構造活性相関

3.1　ボセプレビル

　ボセプレビルの発見につながった構造活性相関(SAR)研究の詳細が，シェリング – プラウ社(Schering-Plough)(現メルク社，Merck)より報告されている[16]. ここではいくつかの鍵となるこれらの構造活性相関研究のハイライトを示す(図2.1). 中程度の分子量と活性を示したヘプタペプチド**3**[17]（分子量796, K_i=43nM）が，鍵となるリード化合物となった. 段階的な構造変換には次のものが含まれた. すなわち，二つの極性グルタミン酸残基と一つのバリン残基(P4-P6)の除去，P3バリン残基のシクロヘキシルグリシンへの変換，そしてP1′部位へのフェニルグリシ

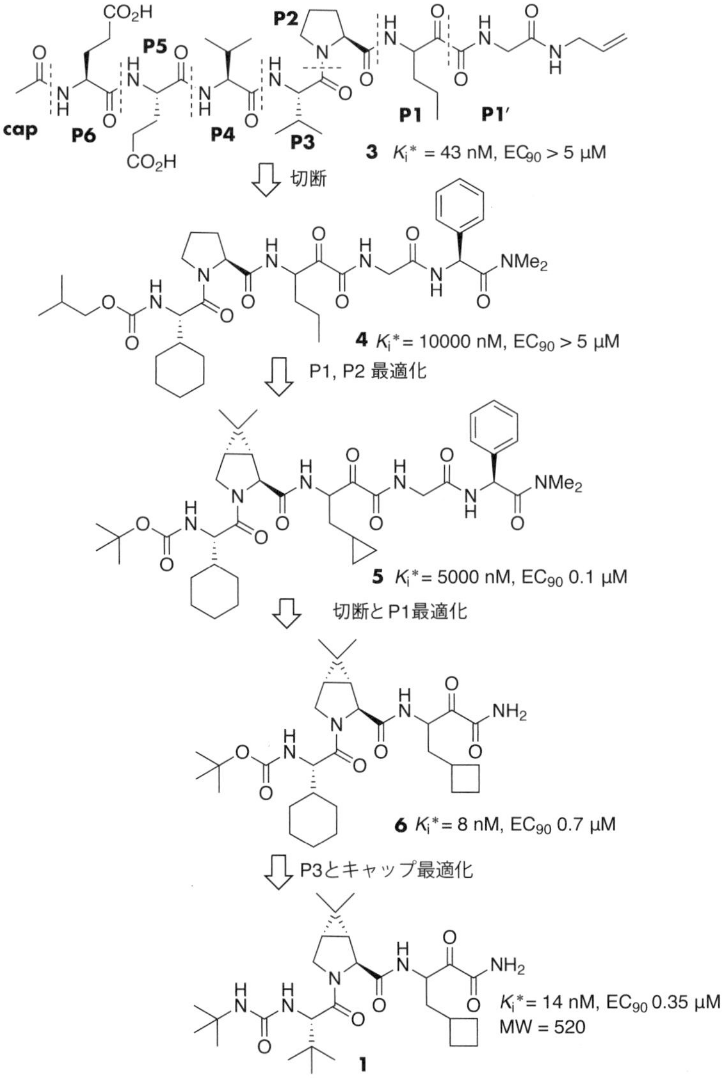

図2.1　ボセプレビル(**1**)に至る構造活性相関

ンジメチルアミド基の導入である．その結果得られたペンタペプチド **4** は不活性
であったが，P 1 部位（シクロプロピルメチル基へ）および P 2 部位（*gem*-ジメチル
シクロプロピルプロリン構造へ）の修飾は，ペンタペプチド **5**（分子量 725）として
活性を復活させた．HCV プロテアーゼに結合した **5** の X 線結晶構造解析は，P 2
部位ジメチルシクロプロピル基が Arg-155および Ala-156と好ましい相互作用をし
ていることを示している[16]．しかし，薬物動態プロファイルの改良にはさらなる分
子量の減少が必要と考えられた．

　最終的に，構造の右側部位（P 1′）の短縮化が顕著に薬効が改良された **6** をもた
らした．シクロヘキシルグリシン部を *t*-ブチルグリシンに置換すること，および
P 3 末端をカルバマートからウレア構造に変換する最終的な P 3 部位の最適化で，
臨床用に最適化された化合物であるボセプレビル（**1**）が導かれた．構造的に緊密
に関係しているプロテアーゼであるヒト好中球エラスターゼ（human neutrophil
elastase：HNE）を含むほかのプロテアーゼに優先する HCV NS3 への **1** の選択性
の高さが，この化合物のさらなる鍵となる特徴であり，臨床用候補として選択され
ることになった[16]．

3.2　テラプレビル

　ボセプレビル発見研究と時を同じくして，イーライリリー社（Eli Lilly）とバーテッ
クス社との共同研究は，テラプレビルの発見に至った[11]．すでに述べられていたよ
うに，立体構造情報に基づく薬剤設計原理は創薬化学の戦略および構造活性相関に
指針的な役割を果たした[10]．ここでは構造活性相関のハイライトを示す．ボセプレ
ビルと同様に，経口薬としての全般的な性状の改良を目的として，テラプレビルに
至る設計として早期に開発されたリード化合物からの部分的ペプチドの除去，およ
び分子量の削減に焦点が当てられた．同様に，ケトアミド弾頭の導入が可逆的かつ
共有結合性阻害剤へのアプローチの一つであった．広範囲にわたる予備研究の後，
ヘキサペプチド **7**（図2.2）が優れた活性（$K_i = 4$ nM）をもつ鍵リード化合物として
同定された．P 6 部位のグルタミン酸を短縮化，および P 5 部のグルタミン酸残基
のピラジン末端基への置換が効果を示した．このピラジン部は，その後の構造活性
相関研究を通じて保持された．さらに，より固定された 3-エチルプロリンへの
P 2 部ロイシン部の置換は重要な疎水性相互作用を付与し，短縮化された類縁体 **8**
に有用な活性を与えた．ボセプレビルの構造活性相関と類似して，さらなる薬効と
性状の改良は P 1′，P 3，および P 4 部の最適化で行われ，ケトアミド **9** へ到達し
た．最後に，P 2 部の溝への結合は[3.3.0]ビシクロプロリン模倣構造を組み込むこ
とで最適化され，テラプレビル（**2**）として最終構造となった．

4　薬物動態と薬物代謝
4.1　ボセプレビル

　ボセプレビルの非臨床薬物動態プロファイルが，いくつかの生物種で評価された
（表2.1）[16]．経口生物学的利用能（oral bioavailability）[*3]はラットとイヌでは許容で

＊3　生物学的利用能：服用
した薬物が，全身循環に到達
する割合を表す定数．

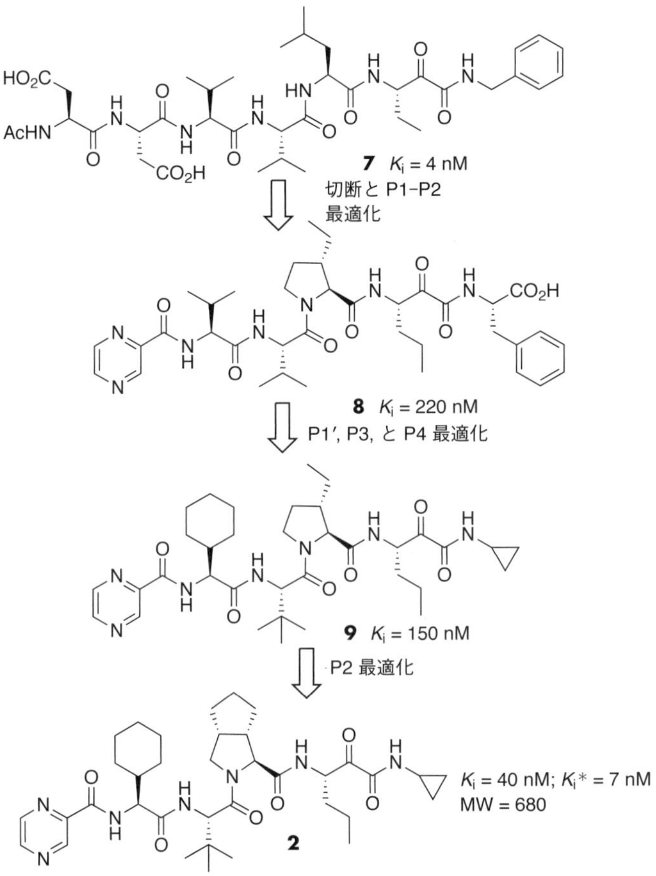

図2.2　テラプレビル(**2**)に至る構造活性相関(**7**のK_i値は原書通り)

きるものであったが(それぞれ26%, 30%), サルにおいてはきわめて低かった(4%). ラットにおける経口投与後6時間の標的臓器分析(target organ analysis)は, ボセプレビルは肝臓/血漿の濃度比30：1で高濃度に肝臓中に濃縮されたことを示した. この分布は, 目的の作用部位が肝臓であるHCVのような疾患の治療薬として好ましいものであろう.

　ボセプレビルのサルへの経口生物学的利用能の低さにもかかわらず, この化合物はヒトへの臨床試験へと進められた. 一方で, 開発チームはサルに対する顕著に改良された曝露をもつ第二世代化合物の設計を継続した[16]. 健常人のボランティアに

表2.1　ボセプレビルの非臨床における薬物動態プロファイル

種	ラット	イヌ	サル
投与量(mg/kg)	10	3	3
静脈内投与 AUC[b)](μM・h)	5.9	5.8[a)]	2.9
経口投与 AUC(μM・h)	1.5	3.1	0.12
生物学的利用能(%)	26	30	4

a) イヌの静脈内投与量は1.7mg/kg.
b) AUC：定量の薬物を非静脈内投与した場合に, 算出される血中薬剤濃度-時間曲線下面積.

よる研究（800 mg 経口投与）では，ボセプレビルは 2 時間および3.4時間の中央値で，それぞれ T_{max}（最高血中濃度到達時間）と血漿内半減期（plasma half-life, $t_{1/2}$）を示した[18]．ボセプレビルは，おもにアルドケトリダクターゼ（アルドケト還元酵素）により代謝される．この薬剤はまた部分的には CYP3A4/5 a によっても代謝され，そして CYP3A4/5 の強力な阻害剤である．そのため，この酵素の強力な誘導物質またはその排泄がこの酵素に大きく依存している薬剤とボセプレビルとの使用は禁忌である[18]．

4.2　テラプレビル

　ラットとイヌに対するテラプレビルの非臨床薬物動態のデータが報告されている（表2.2）[19]．受容可能な経口生物学的利用能が，ラットの場合は25%，イヌの場合は40% で達成された．この報告ではサルの薬物動態は含まれていなかった．肝臓中の薬物曝露（drug exposure）が経口投与されたラットによる実験で評価され，8時間経過の間，肝臓/血漿中の平均濃度は35：1であった．このデータは，ヒトにおいて適切な薬物曝露が達成されたことを示唆した．テラプレビルが CYP3A（薬物代謝関連酵素，シトクロム P450の一種）の基質であり，またこの肝酵素の強力な阻害剤でもあることから，CYP3A の強力な誘導物質またはその排泄がこの酵素に大きく依存している薬剤とのテラプレビルの使用は禁忌である．

表2.2　テラプレビルの非臨床薬物動態プロファイル

種	ラット	イヌ
投与量（mg/kg）	40	9.6
静脈内投与 AUC[c]（μg·h/mL）	0.30±0.02[a]	1.47± 0.44[b]
経口投与 AUC（μg·h/mL）	3.34±0.35	1.64± 0.89
生物学的利用能（%）	25.0 ±2.55	40.7 ±22.1

a）ラットの静脈内投与量は，0.95 mg/kg.
b）イヌの静脈内投与量は，0.35 mg/kg.
c）表2.1の欄外参照.

5　薬効と安全性
5.1　ボセプレビル

　慢性 C 型肝炎感染（遺伝子 1 型）治療薬としてのボセプレビルの薬効は，およそ1500人の成人患者を対象とした第Ⅲ相試験で評価された[18, 20]．SPRINT-2 試験では，治療未経験（未治療）の患者に対しボセプレビルを評価することが計画された．一方，RESPOND-2 試験では，過去に標準治療 PEG-IFN-α/RBV（PR）療法（インターフェロン療法）で効果がなかった患者に対し，ボセプレビルを評価することが計画された．
　SPRINT-2 試験において，患者は次の三つの治療群のどれか一つに割当てられた．
　・48週間の PEG-IFN-α/RBV（PR）治療（PR48）
　・4 週間の PEG-IFN-α/RBV（PR）治療，その後24週間のボセプレビル（800 mg，3 回/日）と PEG-IFN-α/RBV（PR）によるトリプル療法[21]
　・4 週間の PEG-IFN-α/RBV（PR）治療，その後44週間のボセプレビル（800 mg，

3回/日)と PEG-IFN-α/RBV(PR)によるトリプル療法

　SPRINT-2 試験は，PR のみの場合(PR48)と比べてポセピルビルを用いた場合は，顕著に SVR(持続的ウイルス学的著効達成；治療終了後も HCV-RNA 陰性が維持されている割合%)が増大することを示していた〔ボセプレビルと PEG-IFN-α/RBV(PR)によるトリプル療法は63 ～ 66%，PEG-IFN-α/RBV(PR)のみによる治療は38%〕．24週間と44週間のポセピルビル投与を比べた場合は，顕著な SVR の違いは観測されなかった．

　RESPOND-2 試験において，患者は次の三つの治療群のどれか一つに割当てられた．

・48週間の PEG-IFN-α/RBV(PR)治療(PR48)
・4 週間の PEG-IFN-α/RBV(PR)治療，その後32週間のボセプレビル(800 mg，3回 / 日)と PEG-IFN-α/RBV(PR)によるトリプル療法
・4 週間の PEG-IFN-α/RBV(PR)治療，その後44週間のボセプレビル(800 mg，3回 / 日)と PEG-IFN-α/RBV(PR)によるトリプル療法

　RESPOND-2 試験は，PR のみ場合(PR48)と比べてポセピルビルを用いた場合は，顕著に SVR が増大することを示していた〔ボセプレビルと PEG-IFN-α/RBV(PR)によるトリプル療法は59～66%，PEG-IFN-α/RBV(PR)のみによる治療は23%〕．

　臨床治療でボセプレビルを使用された患者の，最も一般的に報告された有害事象は(被験者の35% 以上，トリプル治療の一環として)，疲労，貧血，吐き気，頭痛と味覚不全である[18]．PR 療法へのボセプレビルの添加は，PR のみと比べヘモグロビンを減少させること(貧血)と関係し，そして好中球減少症(neutropenia)の悪化にもなるであろう[18]．

　肝硬変を含む肝疾患に罹患している成人に対する遺伝子1型慢性 C 型肝炎感染の治療を目的とした PR との併用で，ボセプレビルは FDA から2011年5月13日に承認された．これらの患者はこれまで未治療であったか，あるいは過去の療法で効果がなかった．ボセプレビルは，メルク社によりビクトレリス®(Victrelis®)として上市された．

5.2　テラプレビル

　テラプレビルの薬効が複数の臨床試験で評価された．第Ⅲ相試験のなかで，ADVANCE 試験は未治療の患者を評価し，REALIZE 試験は治療経験をもつ患者を評価した[22]．SVR の改良に加え，テラピレビル・プログラムは全治療期間の最短化も目的とした．PR 治療が多くの顕著な有害事象に関係していることから，投与計画の全体的な短縮化は患者に大きな利益をもたらす[11]．

　ADVANCE 試験では，治療継続期間効果が次の三つの試験で評価された．

・48週間の PR 治療(PR48)
・8 週間の PR とテラピレビル治療(750 mg，3回/日)(T8PR)
・12週間の PR とテラピレビル治療(750 mg，3回/日)(T12PR)

対象群（PR48）の46％がSVRに達した一方，テラピレビル併用投与群の79％（T12PR）と72％（T8PR）がSVRに達した．野生型および耐性ウイルス変異株の出現が，T8PR治療においてより優勢であったことより，12週間のトリプル治療が最適であることが示された．

REALIZE試験では，先行PR治療からの再発者（prior PR relapser），部分応答者，および非応答者を含む過去に治療経験のある患者に対する，テラピレビルの安全性と薬効が評価された．この試験では，48週間のPR治療との組合せ，テラピレビルを加える以前の4週間のPR導入相（lead-in phase）の有り無しについての，テラピレビルの12週間投与後のSVRを比較した．遅れたテラピレビルの投与は，顕著な効果をもたらさなかった．総合的にPR対照群と比較して，テラピレビル治療は顕著にSVRを改良した．すなわち，先行PR再発者の場合86％対22％，先行PR部分応答者の場合59％対15％，そしてPR非応答者の場合32％対5％[11]であった．これらのデータはテラピレビルの顕著な効果を示す一方で，治療耐性な患者には新規な代替治療法が必要なことも示している．

テラピレビルの臨床治験について報告されている（PR対照試験と比べてトリプル治療では，少なくも5％より高い頻度で起こる）最も一般的な有害事象は，発疹，疲労，掻痒，吐き気，貧血，下痢，嘔吐，痔，肛門の不快感，肛門掻痒，および味覚不全である[22]．深刻な，時として死に至るStevens-Johnson症候群（Stevens-Johnson syndrome，皮膚や粘膜の過敏症）を含む皮膚反応により，2012年12月にブラックボックス警告（black box warning，黒枠で囲まれた警告文）[*4]がテラプレビルのラベルに加えられた．

＊4　ブラックボックス警告：ラベルに記載される医薬品のリスクの可能性に関する警告文で，医学的に深刻な，場合によっては生命にもおよぶ副作用のリスクを伴うことを示す．警告文面が黒枠で囲まれることから，こう表現される．

これまで治療経験がないかあるいは過去の治療に失敗した，肝硬変を含む代償型肝疾患（compensated liver disease）に罹患している成人に対する，遺伝子1型慢性C型肝炎の治療のための，PRとの組合せによるテラプレビルの使用がFDAにより2011年5月23日に承認された．テラプレビルは，アメリカのバーテックス社からインシベック®（Incivek®）の商品名で市販されている．

6　合　成

6.1　ボセプレビル

ボセピレビル（**1**）の逆合成解析はトリペプチド構造を明らかにしており，P3-P1領域（**10**～**12**，スキーム2.1）で表示された三つの鍵となるα-アミノ酸誘導体を結合させることで得られる．ボセピレビル合成の主たる挑戦は，三つのキラル中心を含んだ非天然型*gem*-ジメチルシクロプロピルプロリンP2領域（**11**）への効率的なアプローチの開発であった．さらに特記すべきことは，ボセプレビルはP1領域α位の立体化学に関するエピマーのジアステレオマー混合物である．それぞれのジアステレオマーを注意深く分離し各々を評価したところ，探索チームは（*S*)-配置をもつ化合物が活性成分であることを証明していた．しかし，この立体中心は塩基性もしくは生理的条件で迅速にエピメリ化される．その結果，ボセプレビルはジアステレオマー混合物としてのみ開発可能であった．

スキーム2.1 ボセプレビルの逆合成解析

スキーム2.2 ボセプレビルの P1 フラグメントの創薬化学合成

　ボセプレビルの P1 領域の，創薬化学合成ルートがスキーム2.2に示されている[23]．市販のジフェニルイミンとして保護されたグリシンエチルエステル（13）は，カリウム t-ブトキシドと（ブロムメチル）シクロブタンでアルキル化され，14 が得られた．14 の保護基の付け替えは，塩酸によるイミン部の加水分解，続く Boc（t-ブトキシカルボニル）無水物による処理にて達成され，N-Boc で保護されたアミノエステル15 が得られた．エステル15 のアルデヒド17 への還元は，3 工程反応で達成された．すなわち，LiOH を用いたエステルの加水分解，得られたカルボン酸のWeinreb アミド16 への変換，ついで LiAH₄ による還元である．アルデヒド（17）は，アセトンシアノヒドリンとトリエチルアミンによる処理でシアノヒドリン18 へ変換された．塩基性過酸化水素水溶液を用いたニトリル基の第一級アミドへの加水分解，続く塩酸/ジオキサンによる Boc 基の脱保護によって，α-ヒドロキシアミド

19とした．**19**はボセプレビルの P1 領域に相当する．

　ボセプレビルの P2 フラグメントの創薬合成は，ピログルタミン酸誘導体**20**より開始した（スキーム 2.3)[23]．**20**のα-フェニルセレニル化，続く過酸化水素酸化と脱離はα, β-不飽和ラクタム**21**を与えた．シクロプロパン化は，Madalengoitia らの報告した方法が採用され[24]，iso-プロピルホスホニウムイリドを用いて達成された．オリジナルの創薬合成ルートでは**22**への変換についての収率，立体選択性ともに明記されていなかった[23]．LiAlH₄を用いたラクタムの還元，ベンジル基の加水素分解，続くアミノ基の再保護によって，N-Boc で保護されたプロリノール誘導体**23**が得られた．**23**の一級アルコールは Jones 酸化，続くトリメチルシリルジアゾメタンでエステル化され，メチルエステルに変換された．最後に，カルバマート保護基（Boc 基）の塩酸を用いた加水分解で，ボセプレビルの P2 フラグメントに相当するジメチルシクロプロピルプロリン誘導体**24**が得られた．

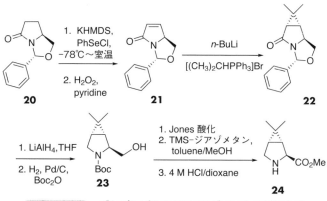

スキーム 2.3　ボセプレビルの P2 フラグメントの創薬合成

　ボセプレビルの第一世代創薬合成は，P2 と P3 のカップリング，続く P1 フラグメントの結合が必要であった（スキーム 2.4)[23]．まず P2 フラグメント**24**は，（ベンゾトリアゾール-1-イルオキシ）トリス（ジメチルアミノ）ホスホニウムヘキサフルオロホスフェート〔BOP〕と N-メチルモルホリン（N-methylmorpholine：NMM）を用い，N-Boc 基保護 tert-ロイシン（**25**）と連結された．その後，塩酸を用いた Boc 基の除去で一級アミン**26**とし，このものはイソシアン酸 t-ブチルと処理して，t-ブチルウレアへと変換した．水酸化リチウムによるメチルエステルのけん化は，カルボン酸**27**を与えた．この**27**はボセプレビルの P2-P3 領域である．ボセプレビル合成の完成には，まず 1-エチル-3-（3-ジメチルアミノプロピル）カルボジイミド塩酸塩（EDCI・HCl），1-ヒドロキシベンゾトリアゾール（1-hydroxybenzotriazole：HOBt），それに NMM を用いたカルボン酸**27**と P1 アミン**19**との連結で，α-ヒドロキシアミド**28**とした．最終工程は，ヒドロキシアミド**28**の酸化であり，EDCI，ジクロロ酢酸とジメチルスルホキシド（DMSO）を用いる改良 Moffatt 法にて達成された．このオリジナル創薬アプローチで，ボセプレビル（**1**）は，ピログルタミン酸中間体**20**より，全 23 工程，最長リニアールート 14 工程で合成された[23]．

BOP：(benzotriazol-1-yloxy)tris(dimethylamino)phosphonium hexafluorophosphate

EDCI・HCl：1-ethyl-3-(3-dimethylaminopropyl)carbodiimide hydrochloride

スキーム2.4　創薬合成：フラグメント連結によるボセプレビル合成の完成

　オリジナルの創薬合成ルートは，少量スケールのボセプレビルおよび関連類似体合成には適したが，ボセプレビルの安全かつ効率良い大量合成を可能にするプロセスへの改善が求められた．ボセプレビル合成の効率化に向けてのいくつかの努力は，P2フラグメント**24**の合成の改善に焦点が当てられた．菊酸エチルエステル〔ethyl chrysanthemate, 2,2-ジメチル-3-（2-メチル-1-プロペニル）シクロプロパンカルボン酸エチル，**29**〕から3工程，大量スケール（>100 g）で製造されるカロン酸無水物（caronic anhydride, **30**）が，**24**の大量合成の鍵出発物質とされた（スキーム2.5）．第一世代プロセス合成においては，アキラルなカロン酸無水物（**30**）を，キナ（*Cinchona*）属の樹皮から産生されるアルカロイド，キニジン（quinidine）の存在下にアリルアルコールと反応させて，まず脱対称化させた[25]．この脱対称化で得られたアリルエステル**31**のエナンチオ過剰率（ee）を向上させるため，（*R*）-(+)-α-メチルベンジルアミンを用いた結晶化による古典的な光学分割を行った．こうして得られた**31**の炭酸水素アンモニウムと二炭酸ジ-*t*-ブチル（Boc₂O）との処理で，第一級アミド**32**を得た．**32**のエステルとアミドをLiAlH₄で還元し，アミノアルコール**33**を収率80％で得た．第一級アミンのベンジルカルバマート（**34**）での保護，続くプロセスに優しいTEMPO条件による第一級アルコールの酸化でアルデヒド**35**へ変換された．エトキシピロリジン**36**を得るための環化は，エタノール中で酢酸を

TEMPO：2,2,6,6-tetramethyl-piperidine 1-oxyl

スキーム2.5 P2 フラグメント**24**の第一世代プロセス合成

用いて達成された．続くジアステレオ特異的なシアノ化は，三フッ化ホウ素エーテル錯体（BF$_3$・Et$_2$O）の存在下，トリメチルシリルシアニド（trimethylsilyl cyanide：TMSCN）で進行し，シアノピロリジン**37**を与えた．ニトリル基はメタノール中，ナトリウムメトキシドによる処理と続く塩酸を用いた加水分解の2工程で，**38**を経由してメチルエステル（**39**）に変換された．最後に**39**の Pd/C を用いる加水素分解によるベンジルカルバマート保護基の除去を経て，鍵となる P2 中間体**24**を与えた．

　この第一世代プロセスルートは，P2 中間体**24**を改良不斉アプローチにて与えた．しかし，この多少長い合成アプローチは，最初の脱対称化以降さらなるリニアーな9工程を必要とした．またこのルートの開発者は，最終工程の脱保護が70％という中程度の収率であったことの説明をしていない．あるいはシクロプロパン環の水素添加による開裂が競合し，この工程を最適な収率としていないのかもしれない．そのため，後半の水素化を避けるさらに短縮したルートが効率の改良になるであろう．

　第二世代のプロセスルートが，第一世代ルートの改良として開発された（スキーム2.6）[26〜28]．この単純化されたプロセスアプローチにおいては，出発物質カロン酸無水物の分子対称性が可能な限り後半まで維持された．Dean-Stark 脱水条件下，水酸化アンモニウムまたはホルムアミドを DMAP〔4-（ジメチルアミノ）ピリジン〕

30

NH$_4$OH, DMAP
or
1. BnNH$_2$,
TBME, 170 ℃
2. Pd/C/H$_2$

40

LiAlH$_4$, THF
88%

41

K$_2$S$_2$O$_8$, AgNO$_3$
CH$_3$CN/H$_2$O
65～75%

(±)-**42**

KCN, HCl
MeOH

(±)-**43** CN

HCl,
MeOH
82%

(±)-**24** CO$_2$Me

D-DTTA
40%～42%

24 ·DTTA CO$_2$Me
>95～97%ee

TolCO$_2$　CO$_2$H
OC(O)Tol
CO$_2$H
D-DTTA

スキーム2.6　P2 中間体**24**の第二世代プロセス合成

と加熱することで，カロン酸無水物（**30**）は直接イミド**40**に変換された．別法として，**30**をベンジルアミンと加熱し中間体ベンジルイミドとした後，触媒的な水素化条件で脱保護し**40**を2工程で得るルートもある．イミド**40**のLiAlH$_4$による還元は**41**を与え，続く酸化条件で脱対称化されラセミ体としてイミン**42**が得られた．ジアステレオ選択的なシアノ化は*trans*-**43**を優先し，ついでPinner条件でメタノリシスされた．最後に，得られたラセミ体**24**の(+)-ジ-*p*-トルオイルオキシ-D-酒石酸（D-DTTA）を用いた結晶化による古典的な光学分割にて，95%ee以上で**24**をD-DTTA塩として得た．

D-DTTA：2,3-di-(4-methylphenylcarbonyloxy)-D-tartaric acid または2,3-di-*p*-toluoyloxy-D-tartaric acid

　それまでの創薬合成もしくは第一世代プロセス合成と比べて，第二世代プロセス合成は著しく短工程となったが，最終段階での古典的な光学分割の信頼性は，物質処理能力（material throughput）に大きな影響を与える．メルク社のプロセス研究者はボセプレビルの工業生産プロセスを計画し始めていたので，この中間体を得るさらなる効率的なルートが要求された．

　24の合成における改良効率は，最終的に酵素を用いる脱対称化アプローチにて達成された（スキーム2.7）[29]．このルートの鍵工程において，酵素雰囲気下でのモノアミンオキシダーゼ-N（monoamine oxidase-N：MAON，酸化酵素）で促進されるアキラルなアミン**41**の不斉酸化が，中間体**42**を与えた．この効率化されたプロセスでは，酵素により酸化混合物をスルホン酸塩**44**へ効率よく直接変換するために，亜硫酸水素ナトリウムが加えられた．**44**のシアン化ナトリウムによる処理は，*trans*-ニトリル体**43**をピロリジン**41**よりおよそ収率90％，単一のジアステレオマーとして与えた．第二世代のプロセス合成と同様に，ニトリル基はPinner条件（塩酸/メタノール）にてメチルエステルに変換された．この工業的プロセスにおいて，

スキーム2.7　中間体**24**の酵素を用いる工業生産プロセス

表2.3　**24**のスケールアップのためのグリーン化学の測定基準

パラメータ	第二世代プロセス (kg/kg **24**)	酵素プロセス (kg/kg **24**)	減少率(%)
使用された原材料	2.44	0.98	59.8
E-ファクター	191	70.3	63.1

　この生成物はNaOHで遊離塩基へと加水分解され，*iso*-プロパノールとメチル*t*-ブチルエーテル（methy *t*-butyl ether：MTBE）から**24**塩酸塩として結晶化された．ボセプレビルの工業生産のためのこの酵素を用いたプロセスは，通算収率56%，99%以上のeeにて中間体**24**を供給した．

　24の第二世代プロセス合成と酵素的光学分割プロセス合成に関する全体的な効率の比較が，表2.3に要約されている[29]．必要とされた原材料（raw material）の量（1 kgの**24**を生産するためのkg単位の原材料）は，酵素的光学分割法において59.8%減少された．同様に，E-ファクターも〔副生成物量（産業廃棄物量）/目的生成物量，1 kgの**24**を生産する際に発生するプロセス廃棄物の量〕，酵素的光学分割法では63.1%減少され，グリーンケミストリーの見地から画期的な改良を意味している．

6.2　テラプレビル

　テラプレビル（**2**）のテトラペプチド部への全体的な合成戦略は，五つの鍵アミノ酸構成単位（**45 ～ 49**，スキーム2.8）を必要とし，それぞれを通常のペプチドカップリング法で連結することが可能である．ボセプレビル合成と同様に，P2領域（**48**）はビシクロプロリン類似構造を含んでおり，それは，とくに商業化に向けての大量生産ルートの観点から，合成上最も挑戦的なフラグメントである．同様に，創薬合成からプロセス合成へ移行するうえで，P1ケトアミド領域（**49**）の合成も大きな改良と最適化を必要としていた．

　テラプレビルのP1領域について最初に公表された合成は，*N*-Bocで保護された(*S*)-ʟ-ノルバリン（**50**）より開始され，Weinrebアミドへ変換され，ついでLiAlH₄でアルデヒド**51**へ還元された（スキーム2.9）[30]．このアルデヒド**51**へのKCNの付加はシアノヒドリン中間体を与え，ニトリル基の加水分解にて同時にBoc基の除

スキーム2.8 テラプレビルの合成戦略

スキーム2.9 テラプレビルのP1フラグメントの創薬合成

去も進行し，α-ヒドロキシ-β-アミノ酸**52**を生じた．第一級アミノ基は（ベンジルオキシカルボニルオキシ）コハク酸イミドを用いて再保護され，N-Cbz（N-benzyloxycarbonyl）中間体**53**を与えた．この段階での保護基交換を避けるため，この中間体**53**への創薬合成の別法の出発物質としてN-Cbz保護されたノルバリンも用いられた[31]．カルボン酸**53**とシクロプロピルアミンとのカップリングはアミド**54**を与えた．最後にCbz保護基の加水素分解によりアミン**55**が得られ，このものはテラプレビルのP1領域に相当する．

テラプレビルのP2領域についての初期の創薬合成では，ビシクロプロリン誘導体**56**が用いられた（スキーム2.10）[30, 31]．**56**は，MonnとValliの報告に従い[32]，2-シクロペンテノンより出発して4工程，2ポット反応でラセミ体として調製された．このアプローチでは，純粋なエナンチオマー**56**がキラルHPLC（高速液体クロマトグラフィー）による分離で得られた．**56**のケトン部の還元は第二級アルコール**57**を与え，さらにBarton-McCombieデオキシ化条件にて**58**へ還元された．

スキーム2.10　テラプレビルの P2 領域（フラグメント）の創薬合成

P2 フラグメント**59**の合成は，**58**のベンジルカルバマートの加水素分解にて達成された．

　容易に入手可能なシクロヘキシルグリシン-*tert*-ロイシンジペプチド**60**より始めて，直接的なアミド化の繰返しが初期のテラプレビルの創薬合成に用いられた（スキーム2.11）[30, 31]．まず，標準的条件による 2-ピラジンカルボン酸（**61**）とジペプチド（**60**）との縮合（*N*-アシル化），続くメチルエステル部のけん化はカルボン酸**62**を与えた．次に，カルボン酸**62**と P2 フラグメントであるアミン**59**との縮合，続くエチルエステル部の加水分解により，P2-P4 フラグメント**63**が得られた．最後に，

スキーム2.11　創薬合成：テラプレビルの合成

P1 フラグメント(**55**)がペプチドカップリングで連結され，α-ヒドロキシアミド **64**を与えた．この**64**を Dess–Martin ペルヨージナン酸化し，テラプレビル(**2**)を得た．

　テラプレビルを目的とした初期の創薬合成ルートは，予備的 *in vitro* および *in vivo* 研究のために十分なスケールでテラプレビルおよび関連類縁体を供給した．しかし，さらなる非臨床および臨床試験には，より大量にバッチでテラプレビルを生産する合成ルートへの改良が求められた．おもに P1 および P2 領域の大量合成へのプロセス改良に焦点が当てられた．この目的のため，P1 領域**55**合成についての数多くの別法が，バーテックス社のプロセス化学チームによって探索された[33]．**55**の初期の創薬合成ルート(スキーム2.9)の効率と安全性の評価において，プロセス化学者は次のことを追求した．すなわち，全体のアトムエコノミー改良のため，保護基の使用を避けるか，最小限に留める，保存時のラセミ化の可能性を考慮し，α-キラルアルデヒド(**51**)を避ける，および高毒性の KCN の使用を避ける．これらの課題が解決された改良プロセス合成においては，(*E*)-ヘキサ-2-エノ酸〔(*E*)-hex-2-enoic acid，**65**〕がシクロプロピルアミド**66**に変換された(スキーム2.12)．尿素-過酸化水素と無水トリフルオロ酢酸を用いた**66**の二重結合へのエポキシ化は，ラセミ体として**67**を与えた．アジ化ナトリウムによる**67**のエポキシ環開裂，ついで導入したアジド基を水素還元し，ラセミ体として1,2-アミノアルコール**55**を得た．**55**のデオキシコール酸(deoxycholic acid)による結晶化を経る，古典的光学分割法でエナンチオマー過剰(94%ee)の**55**が得られた．塩酸で対イオンを交換し，*iso*-プロパノールから再結晶し99% 以上の ee で**55**塩酸塩が得られた．合成の後半で古典的光学分割を必要とするにもかかわらず，このプロセス合成は初期の創薬合成と比べ，全体の効率と大量供給に関する改良をもたらした．

　テラプレビルの大量合成を可能にするには，P2 領域の改良ルートも必須であっ

スキーム2.12　テラプレビルの P1 フラグメントのプロセス合成

た．創薬合成での主要な関心は，純粋なエナンチオマーとしての中間体**56**を供給するキラル HPLC の信頼性である．不斉合成または古典的光学分割が，この中間体の改良入手法を提供するであろう．加えて，高毒性の反応剤を用いアトムエコノミーにも欠ける Barton-McCombie デオキシ化工程も（**57**から**58**，スキーム2.10），この中間体のプロセス（大量）合成において回避されることが求められた．Beak の先駆的研究に啓発され[34]，この目的のために**68**のエナンチオ選択的リチオ化/カルボニル化が検討された．広範囲な最適化検討の後，P2 領域**74**の立体選択的合成のために新規な大量スケール可能なプロセスが見いだされた（スキーム2.13）[35, 36]．*N*-Boc で保護されたビシクロピロリジン**68**のジアステレオ選択的なリチオ化が，*sec*-ブチルリチウムと DPBP リガンド（配位子，**69**）を用いて達成され，続く得られたアルキルリチウム種の二酸化炭素による低温（−75 〜 −70℃）でのカルボキシ化は，**70**をジアステレオマー比95：5にて与えた．純粋なエナンチオマーであるテトラヒドロナフチルアミン（tetrahydronaphthyl amine：THNA，**71**）との結晶化による**70**の古典的光学分割は，およそ90%ee で**72**のテトラヒドロナフチルアンモニウム塩を与えた．この塩の酢酸エチル/*iso*-プロパノールによる再結晶は，98%ee かつ単一のジアステレオマー（*dr* 100：0）として**72**を与えた．P2 中間体の合成を完了させるため，カルボキシレート**72**は Boc 無水物（Boc₂O）にて *t*-ブチルエステル**73**へ変換された．メタンスルホン酸を用いた**73**の Boc 基除去，ついでシュウ酸によりシュウ酸塩（**74**）へ変換された．この**74**を得るプロセス合成の全効率は，テラプレビルの市場化に求められる大量スケール（＞100kg）での生産を可能にした．

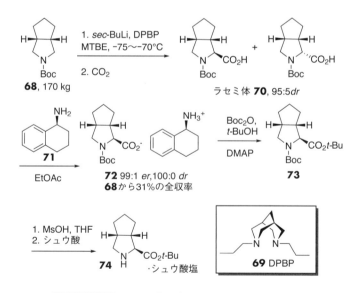

スキーム2.13　テラプレビルの P2 領域のプロセス合成

テラプレビルのスケールアップ合成の最適化の大半は P1 および P2 領域合成の改良に焦点が絞られたが，これらのフラグメント連結に関しその順番および反応剤の選択に，いくつかのさらなる変更が加えられた．たとえば，創薬合成においてピ

CbzHN CO₂H **74** **76** H₂, Pd(OH)₂/C
75 EDC, HOBt CbzHN

1. CbzHN CO₂H **78**
2. H₂, Pd(OH)₂/C
77 **79**

1. N CO₂H
CDI
2. HCl, HCO₂H **63** **55** EDC, HOBt **64** Dess–Martin ペルヨージナン酸化 or TEMPO, NaOCl **2**

スキーム2.14 プロセス合成：テラプレビル合成の完成

ラジンを末端にもつ P 2-P 4 領域を得るために，アミン**59**がカルボン酸**62**と連結
された（スキーム2.11）．よりリニアーなプロセス合成ルートにおいては，アミン
74が同一の P2-P4 領域中間体**63**へ，3 連続のアミドカップリング（縮合）/脱保護
の操作を経て変換された（スキーム2.14）[37]．プロセス合成の最終段階である中間体
63と P 1 アミン**55**とのカップリングは創薬合成ルートと類似であるが，大量合成
には EDC（ethylene dichloride）と HOBt（1 - hydroxybenzotriazole）が用いられた．
同様にテラプレビル大量合成の最終工程は，グリーンでよりプロセスに優しい方法
として，TEMPO で促進される酸化が Dess-Martin 酸化に置き換えられた．

最近，3 成分連結（カップリング）反応によるテラプレビル合成が，Ruijter ら（Vrije
Universiteit, Amsterdam）により報告された（スキーム2.15）[38]．このアプローチに

62 + **80** + **81** 3成分カップリング
CH₂Cl₂

82 1. K₂CO₃, MeOH
2. Dess-Martin酸化 **2**

スキーム2.15 テラプレビルへの 3 成分連結

おいて，カルボン酸**62**とビシクロイミン**80**がイソシアニド**81**とともに Ugi 反応で連結され，この反応はジクロロメタン溶媒中，室温で進行した．得られた化合物**82**のアセチル基の除去，続く Dess-Martin 酸化はジアステレオマー比83：13：4でテラプレビル（**2**）を与えた．副生したジアステレオマーの一つは，Ugi 反応の立体選択性の不完全さに由来し，もう一つはイミン**80**中に少量混在したもう一方のエナンチオマーから派生したものであった．このアプローチでは保護基の使用が最小に抑えられ，テラプレビルまで11工程であった．シクロヘキシルグリシンメチルエステルより出発し全収率45% で最長リニアールートにてテラプレビルが得られた．

7　結　論

　成功裏にボセプレビルおよびテラプレビルの承認にまで導いた創薬研究およびその後の開発への努力は，世界中の HCV 患者へ明白な恩恵をもたらした．ボセプレビルおよびテラプレビルの薬効と安全性を比較するためのメタ分析（meta-analysis，多くの研究結果を統合し，より高い見地から分析すること，またはその手法や統計解析）が報告されている[39, 40]．Cooper と共同研究者らは，SVR（持続的ウイルス学的著効達成），再発，標準的なまたはレスポンスガイドセラピー（response-guided therapy：治療の応答に合わせて治療期間を変更する治療法）期間中の患者の治療中断のいずれに関しても，ボセプレビルおよびテラプレビルはほぼ同様であると，結論づけた．独立した分析において，Sitole と共同研究者らは遺伝子 1 型 HCV 感染に対するボセプレビルまたはテラプレビルのいずれかを用いたトリプル治療でより多くの患者が SVR に達する一方で，薬剤に関連した有害事象もより多くなる，と結論づけている．加えて，この研究では疾患に基づく治療行為の有効性を評価する基準（disease-oriented end point）を用いる，ボセプレビルもしくはテラプレビルの短期間治療の効果は堅牢なものである．しかし，ボセプレビルもしくはテラプレビルが肝細胞がんについて長期間リスクを減少するかに関しては，ほとんど知られていないとも結論づけている．

　ボセプレビルとテラプレビルの優れた薬効を受けて，WHO は新治療ガイダンスを2014年 4 月に発行した．それによれば，遺伝子 1 型慢性 HCV 感染に対しては，PR 単独よりもトリプル治療（ボセプレビル，テラプレビルのどちらかと PR の組合せ）を推奨している．この両医薬の市場は，ほかの新規医薬の承認により影響を受け続けている．シメプレビル（simeprevir）は，1 日 1 回経口投与の NS 3/4A プロテアーゼ阻害薬として2013年11月に FDA より承認を受け，アメリカではオリシオ®（Olysio®）の商品名でジョンソン＆ジョンソン社（Johnson & Johnson）より市販されている．ソホスブビル（sofosbuvir）は，RNA ポリメラーゼ阻害薬として2013年12月に FDA より承認され，ソバルディ®（Sovaldi®）の商品名でギリアド社（Gilead）より市販されている．ソホスブビルは RBV との共投与が必要であるが，PEG-IFN-αは用いても用いなくても処方が可能であることより，インターフェロン使用による顕著な有害事象を経験した患者にとって大きな恩恵をもたらしている．激しい変

動にある HCV 医薬市場における経済的局面に呼応して，バーテックス社はアメリ
カでのインシベック®(Incivek®)(テラプレビル)の販売と流通を，2014年10月に停
止すると発表している[41].

参考文献

1) http://apps.who.int/iris/bitstream/10665/111747/1/9789241548755_eng.pdf?ua=1&ua=1 (Accessed June 14, 2015).

2) http://www.who.int/mediacentre/factsheets/fs164/en/ (Accessed June 14, 2015).

3) Ghany, M. G.; Strader, D. B.; Thomas, D. L.; Seeff, L. B. *Hepatology* **2009**, *49*, 1335-1374.

4) Schiff, E. R. *Am. J. Manag. Care* **2011**, *17* Suppl 4, S108-115.

5) Gentile, I.; Buonomo, A. R.; Zappulo, E.; Borgia, G. *Expert Rev. Anti-Infect. Ther.* **2014**, *12*, 763-773.

6) Kolykhalov, A. A.; Mihalik, K.; Feinstone, S. M.; Rice, C. M. *J. Virol.* **2000**, *74*, 2046-2051.

7) Foy, E.; Li, K.; Wang, C.; Sumpter, R.; Ikeda, M.; Lemon, S. M.; Gale, M. *Science* **2003**, *300*, 1145-1148.

8) Li, X.-D.; Sun, L.; Seth, R. B.; Pineda, G.; Chen, Z. J. *PNAS* **2005**, *102*, 17717-17722.

9) Kim, J. L.; Morgenstern, K. A.; Lin, C.; Fox, T.; Dwyer, M. D.; Landro, J. A.; Chambers, S. P.; Markland, W.; Lepre, C. A.; O'Malley, E. T.; Harbeson, S. L.; Rice, C. M.; Murcko, M. A.; Caron, P. R.; Thomson, J. A. *Cell* **1996**, *87*, 343-355.

10) Lin, C.; Kwong, A. D.; Perni, R. B. *Infect. Disord. Drug Targets* **2006**, *6*, 3-16.

11) Kwong, A. D.; Kauffman, R. S.; Hurter, P.; Mueller, P. *Nat. Biotechnol.* **2011**, *29*, 993-1003.

12) Leung, D.; Abbenante, G.; Fairlie, D. P. *J. Med. Chem.* **2000**, *43*, 305-341.

13) Turk, B. *Nat. Rev. Drug Disc.* **2006**, *5*, 785-799.

14) Zhang, R.; Beyer, B. M.; Durkin, J.; Ingram, R.; Njoroge, F. G.; Windsor, W. T.; Malcolm, B. A. *Anal. Biochem.* **1999**, *270*, 268-275.

15) Lohmann, V.; Korner, F.; Koch, J.-O.; Herian, U.; Theilmann, L.; Bartenschlager, R. *Science* **1999**, *285*, 110-113.

16) Chen, K. X.; Njoroge, F. G. Discovery of Boceprevir and Narlaprevir: The First and Second Generation of HCV NS3 Protease Inhibitors. In *Case Studies in Modern Drug Discovery and Development;* Huang, X.; Aslanian, R. G., Eds.; Wiley: Hoboken, NJ, USA, 2012; pp. 296-335.

17) 緩やかな結合(slow binding)プロファイルを示す共有結合的阻害剤(covalent inhibitor)の薬効を正確に比較するために，プログレス(反応の進行)曲線解析(progress curve analysis)を用いて決定した平衡結合定数(equilibrium binding constant)を K_i^* として示した.

18) http://www.merck.com/product/usa/pi_circulars/v/victrelis/victrelis_pi.pdf (Accessed June 14, 2015)

19) Perni, R. B.; Almquist, S. J.; Byrn, R. A.; Chandorkar, G.; Chaturvedi, P. R.; Courtney, L. F.; Decker, C. J.; Dinehart, K.; Gates, C. A.; Harbeson, S. L.; Heiser, A.; Kalkeri, G.; Kolaczkowski, E.; Lin, K.; Luong, Y.-P.; Rao, B. G.; Taylor, W. P.; Thomson, J. A.; Tung, R. D.; Wei, Y.; Kwong, A. D.; Lin, C. *Antimicrob. Agents Chemother.* **2006**, *50*, 899-909.

20) Lisker-Melman, M. *Hot Topics in Viral Hepatitis* **2011**, *7*, 7-15.

21) この治療群(treatment arms)において，患者は治療期間8～24週時における応答(response)を基にして異なるレジメン(regimen，用量や用法，治療期間を明記した治療計画)に分類された．この治療群のすべての患者は，ボセプレビルを用いた最長24週の治療を限度とされた．8週間の治療時に HCV-RNA 未検出で(早期応答者，early responder)で，治療24週間の時点でも HCV 未検出を維持している被験者は治療を中止した．8週の時点で，あるいはさらに長く HCV-RNA が検出され，24週の時点で完治が達成された被験者(後期応答者, late responder)は，28週の時点でプラセボ(偽薬)に変えられ(情報を伏せて，blinded)，さらに20週(全体で48週の治療)PEG-INF-α/RBV による治療を受けた.

22) http://pi.vrtx.com/files/uspi_telaprevir.pdf (Accessed June 14, 2015).

23) Venkatraman, S.; Bogen, S. L.; Arasappan, A.; Bennett, F.; Chen, K.; Jao, E.; Liu, Y.-T.; Lovey, R.; Hendrata, S.; Huang, Y.; Pan, W.; Parekh, T.; Pinto, P.; Popov, V.; Pike, R.; Ruan, S.; Santhanam, B.; Vibulbhan, B.; Wu, W.; Yang, W.; Kong, J.; Liang, X.; Wong, J.; Liu, R.; Butkiewicz, N.; Chase, R.; Hart, A.; Agrawal, S.; Ingravallo, P.; Pichardo, J.; Kong, R.; Baroudy, B.; Malcolm, B.; Guo, Z.; Prongay, A.; Madison, V.; Broske, L.; Cui, X.; Cheng, K.-C.; Hsieh, Y.; Brisson, J.-M.; Prelusky, D.; Korfmacher, W.; White, R.; Bogdanowich-Knipp, S.; Pavlovsky, A.; Bradley, P.; Saksena, A. K.; Ganguly, A.; Piwinski, J.; Girijavallabhan, V.; Njoroge, F. G. *J. Med. Chem.* **2006**, *49*, 6074-6086.

24) Zhang, R.; Mamai, A.; Madalengoitia, J. S. *J. Org. Chem.* **1999**, *64*, 547–555.

25) Chen, M.; Jeon, I.; Kwok, D.-I.; Park, J.; Raghavan, R. R.; Sudhakar, A.; Tamarez, M.; Tong, W.; Vater, E. J.; Weber, J.; Wong, G. S.; Yang, X. WO2004113295 A1, December 29, **2004**.

26) Wu, G.; Chen, F. X.; Rashatasakhon, P.; Eckert, J. M.; Wong, G. S.; Lee, H.-C.; Erickson, N. C.; Vance, J. A.; Nirchio, P. C.; Weber, J.; Tsai, D. J.-S.; Nanfei, Z. WO2007075790 A1, July 5 , **2007**.

27) Berranger, T.; Demonchaux, P. WO2008082508 A3, September 18, **2008**.

28) Kwok, D.-L.; Lee, H.-C.; Zavialov, I. A. WO2009073380 A1, June 11, **2009**.

29) Li, T.; Liang, J.; Ambrogelly, A.; Brennan, T.; Gloor, G.; Huisman, G.; Lalonde, J.; Lekhal, A.; Mijts, B.; Muley, S.; Newman, L.; Tobin, M.; Wong, G.; Zaks, A.; Zhang, X. *J. Am. Chem. Soc.* **2012**, *134*, 6467–6472.

30) Babine, R. E.; Chen, S. H.; Lamar, J. E.; Snyder, N. J.; Sun, X. D.; Tebbe, M. J.; Victor, F.; Wang, Q. M.; Yip, Y. Y. M.; Collado, I.; Garcia-Paredes, C.; Iii, R. S. P.; Jin, L.; Guo, D.; Glass, J. I. WO2002018369 A3, August 15, **2002**.

31) Yip, Y.; Victor, F.; Lamar, J.; Johnson, R.; Wang, Q. M.; Barket, D.; Glass, J.; Jin, L.; Liu, L.; Venable, D.; Wakulchik, M.; Xie, C.; Heinz, B.; Villarreal, E.; Colacino, J.; Yumibe, N.; Tebbe, M.; Munroe, J.; Chen, S.-H. *Bioorg. Med. Chem. Lett.* **2004**, *14*, 251–256.

32) Monn, J. A.; Valli, M. J. *J. Org. Chem.* **1994**, *59*, 2773–2778.

33) Tanoury, G. J.; Chen, M.; Jung, Y. C.; Forslund, R. E. WO2007109023 A1, September 27, **2007**.

34) Kerrick, S. T.; Beak, P. *J. Am. Chem. Soc.* **1991**, *113*, 9708–9710.

35) Tanoury, G. J.; Chen, M.; Dong, Y.; Forslund, R.; Jurkauskas, V.; Jones, A. D.; Belmont, D. *Org. Process Res. Dev.* **2014**.

36) Tanoury, G. J. WO2012158515 A1, November 22, **2012**.

37) Tanoury, G. J.; Chen, M.; Cochran, J. E. WO2007022459 A3, February 28, **2008**.

38) Znabet, A.; Polak, M. M.; Janssen, E.; de Kanter, F. J. J.; Turner, N. J.; Orru, R. V. A.; Ruijter, E. *Chem. Comm.* **2010**, *46*, 7918.

39) Cooper, C. L.; Druyts, E.; Thorlund, K.; Nachega, J. B.; El Khoury, A. C.; O'Regan, C.; Mills, E. J. *Ther. Clin. Risk Manag.* **2012**, *8* , 105–130.

40) Sitole, M.; Silva, M.; Spooner, L.; Comee, M. K.; Malloy, M. *Clinical Therapeutics* **2013**, *35*, 190–197.

41) http://www.empr.com/hepatitis-c-drug-incivek-to-be-discontinued/article/366206/ （Accessed June 14, 2015）.

Chapter 3 ● ファースト・イン・クラス*1のHCV NS5A複製複合体阻害剤

ダクラタスビル（Daclatasvir）

1 (2HCl)

USAN：ダクラタスビル
商品名：ダクルインザ®
ブリストル・マイヤーズスクイブ社
市販開始年：2014年

1　背　景

　世界中で1億7500万人以上の慢性的感染者がいると推定されているC型肝炎ウイルス（hepatitis C virus：HCV）は，20〜30年間にわたる肝臓の組織と機能の深刻な損傷の原因となっており，これらの症例の一部は徐々に臓器不全へと進行する．1970年代早期まで開業医には，HCV感染は非Aおよび非B型の血液媒介肝臓疾患として知られていたが，1980年末までは原因となるウイルス媒介物（viral agent）の単離もクローン化もされていなかった[1]．その後，数年間でのこのウイルスの鍵タンパク質の特定と，1999年の強力なレプリコン*2に基づくアッセイ系（replicon-based assay system）の開発が，効果的HCV治療に対する優れた医薬品の発見の努力を医薬品業界とアカデミア（学術機関）に促した[2]．一方で，幅広いスペクトルをもつ抗ウイルス薬リバビリン（ribavirin：RBV）で補強されたインターフェロンを基本とした投薬計画（regimen）が，標準治療法〔standard of care（SOC）therapy〕として最適化された．しかし，この薬剤投与療法は乏しい忍容性と次善の薬効（suboptimal efficacy）であることから十分なものではなかった．10年に及ぶHCVに直接作用する効果的な抗ウイルス薬（direct-acting antiviral agents：DAAs）の探索は，最終的に2011年の2種類の非構造性（nonstructural）*3 3/4A（NS3/4A）プロテアーゼ阻害薬の承認で実を結び始めた．すなわち当初添加薬（add-on）として，後にインターフェロンを基本としたSOC薬となったボセプレビル〔メルク社（Merck）〕とテラプレビル〔バーテックス社（Vertex）〕の承認である[1b, 3]．2014年には，それまでのSOCと比較しより優れた治癒率，忍容性，それにより短期間の治療コースを示す，インターフェロンを用いないDAA組合せHCV療法薬剤の販売が承認された[4]．

　世界中でこれまで6種類のHCV遺伝子型（genotype：GT）と100以上のサブタイ

---

*1　ファースト・イン・クラス医薬：とくに新規性と有用性が高く，化学構造に関して基本骨格が従来の医薬品と大きく異なり，それまでの治療法を大きく変えるような医薬品を指す．

*2　レプリコン：DNA複製は，DNA上の特定の塩基配列である複製起点（replication origin）から開始されるが，一つの複製起点により巻き戻しがおよぶ範囲をDNA複製単位，レプリコン（replicon）とよぶ．

*3　非構造性（nonstructural：NS）タンパク質：ウイルス粒子の構造には関与せずに，複製に関与するタンパク質．

プが同定されている．なかでも GT-1a と GT-1b が支配的である．HCV に関連した遺伝的異質性（genetic heterogeneity）がために，ウイルス複製サイクルのさまざまな段階を途絶する，機構的に別々に働く薬剤の組合せ（a combination of mechanistically orthogonal agents）に，効果的な治療は依拠するであろうと多くの研究者は予想していた．薬剤標的として入手可能であったウイルスタンパク質についての初期の限定された共同利用対象物のなかで，NS3/4A プロテアーゼと NS5B ポリメラーゼは完全に特徴づけられた最初のもので，生化学アッセイの確立を基盤として探究された[2b, e]．しかしこの努力を補強する目的で，ブリストル・マイヤーズスクイブ社（Bristol-Myers Squibb：BMS）の研究者やほかの研究機関は，HCV ウイルスの残りのタンパク質に強力にかかわることのできる機構的に新規なリード化合物の探索のために，GT-1b レプリコンアッセイを用いた高処理表現型スクリーニング（high-throughput phenotypic screening）を実施した[5]．そうして BMS で実施された研究の一つから，チアゾリジノン **2** が出現した．カウンタースクリーン（counterscreen）[*4]研究は **2** が HCV の選択的阻害剤であることを示した一方，薬剤耐性表現型-遺伝子型マッピング（resistance mapping）研究は，**2** が HCV の NS5A タンパク質（膜結合型リン酸タンパク質で，56 kDa の基礎リン酸化型と 58 kDa の超リン酸化型の二つの形態をとる）と相互作用している可能性を示唆した．このタンパク質は，多機能をもつが，古典的な定義としての活性には欠けている[6]．従来より薬剤と一致すると考えられている化学空間領域における，分子的性状をもつケモタイプ（化学型）[*5]の展開を含んだ広範な創薬化学の最適化研究の後，BMS の科学者は高い活性をもちファースト・イン・クラスである NS5A 複製複合体阻害薬（NA5A replication complex inhibitor）ダクラタスビル（DCV, **1**）を発見し

＊4　カウンタースクリーン（ニング）：同様なアッセイを標的タンパク質を用いないか，機能をもたない標的タンパク質を用いて実施すること．

＊5　ケモタイプ〔化学種（型）〕：二次代謝産物の組成が異なる，植物や微生物に存在する化学的に明確な実在物．

	GT-1b EC$_{50}$(μM)
2 (R = OCH$_2$Ph)	0.57
3 (R = CH$_2$Ph)	0.005

4

5

た．標的としたウイルス学とADME[*6]の性状を確かなものとするためのリード化合物の最適化が，しばしば予期せぬ結果を伴い中断されたことから，この医薬の発見に至る奮闘はとくに挑戦的であった．ダクラタスビルは，GT-1(genotype-1, 遺伝子型1)からGT-6ウイルスに対する強力な阻害薬であり，ほかのDAAs(ウイルスの酵素活性化に働く直接作用型抗ウイルス薬)とを組み合わせて使用する目的で，最近日本とEUで市販されている[7]．1回1mgのわずかな投与量での前例のない迅速かつ強力な抗ウイルス効果を明らかにした研究をとおして，ダクラタスビルによるNS5A複製複合体阻害の臨床的実証はこの標的タンパク質への少なからぬ興味を刺激した．さらに2種類のNS5A阻害薬である，レジパスビル(ledipasvir, **4**)とオムビタスビル(ombitasvir, **5**)が，ほかのDAAsとの併用で市販を承認されている[8]．本章では，作用機序研究におけるハイライトとともに，ダクラタスビルを見いだすに至った発見と展開に関する鍵となった局面を記述する．

2 探索創薬化学

チアゾリジノン**2**はレプリコンアッセイで中程度の阻害活性(GT-1bに対し$EC_{50} = 0.57\,\mu M$)を示し，その大きな分子構造と全体的な物理化学的性質(分子量 = 587, $ClogP$[*7] > 5.0.$ClogP$はコンピュータで計算された物質の疎水性の程度を表す指標)は，**2**の最適化の開始を支持するにはあまりにも理想からかけ離れていたけれども，その新規な作用機構は**2**をさらなる探求のための説得力あるリード化合物とした．**2**の外周部について検討された初期の構造活性相関(SAR)研究は，アミノ酸部は(S)-キラリティーが好ましく，そして化合物**3**のごとく**2**のベンジルカルバマート基をフェニルアセトアミドに置換するだけで，活性が100倍改良されることを明らかにした[9a]．一方，チアゾリジノン部の構造活性相関は，比較的相関性に乏しいものであった．アミノ酸領域が重要なファーマコフォア[*8]要素であるという勇気づけられる初期の構造活性相関の発見にもかかわらず，予期せぬ展開もあった．とくに，**3**のような類縁体はDMSO(dimethyl sulfoxide)溶液として保存した際に酸化的転位を受けやすく，有意な阻害活性をもたないヒダントイン誘導体を与えた[9b]．さらに，**3**のレプリコンアッセイ培地での培養では**3**が著しく分解することを明らかにし，驚くべきことにレプリコンを加える前のアッセイ培地の前培養段階での**3**の分解の程度は，観測された活性に対し顕著には影響しなかった．細心かつ詳細ないくつかの科学的探究の後，未決定の異性体関係にある2種類の活性二量体が単離され，それらはGT-1bレプリコンに対しそれぞれ$EC_{50} = 43$および0.6nMで強力な阻害活性を示した．より活性の強い異性体をアセトニトリル中で加熱すると，活性の弱い異性体を与え，その化合物の構造は**8**と一致した．チオヒダントイン**7**と二量体**8**の生成は，**3**からの分子状酸素によるベンジル位水素原子の引き抜きにより生成する捕獲型ラジカル**6**が介在して進行していると仮定された[10]．この活性二量体の単離は，混乱していた科学にいくつかの明解さを提供したが，二量体**8**の分子構造の複雑さ(分子量 = 1139, $ClogP$ > 7)は安定性の点から明らかに望ましいものではなかった．しかし，**2**より集められた暫定的な構

*6 ADME：薬物動態学および薬理学で用いられる，吸収(absorption)，分布(distribution)，代謝(metabolism)，排泄(excretion)の英語表記の頭文字からなる略語で，生体において薬物が処理される過程を示す用語．

*7 clog p(もしくはClogP)：化合物の疎水性，脂溶性を規定する無次元数の指標で，分配係数ともよばれる．logPは実験値であるのに対し，ClogPは計算で求められた予測値を表す．経口吸収性に優れた構造特性としてlogP ≤ 5が，通常の薬物設計においてはlogP = 1～3程度が推奨されることが多い．

*8 ファーマコフォア：リガンドの分子認識に必要な分子の構造的特徴(種々の官能基とそれらの相対的立体配置)に関する薬理学的概念．

造活性相関の結論を基に，チアゾリジノン部を除去することで二量体の分子組成を簡略にする点が示唆され，周辺領域のさらなる修飾の後，最終的に GT-1b レプリコンを EC_{50} = 86 pM で阻害する，高度に強力なスチルベンケモタイプ**9**の発見に至った.

　スチルベン型リード化合物**9**をダクラタスビル（**1**）へ誘導するには，かなり大きな構造の展開が必要であった[11]. たとえば，**9**の HCV GT-1b に対する強力な活性にもかかわらず，アメリカとヨーロッパでの臨床上重要な遺伝子型である HCV GT-1a に対する**9**の活性は EC_{50}>10 μM であった．**9**のスチルベン骨格の潜在的なシス-トランス異性化の受けやすさに関しても懸念があった．さらに，実際には**9**のアニリド部分は遺伝毒性[*9]の傾向に関係し，その部分が開裂された遊離のアニリンは in vivo で代謝経路により活性化される．このスチルベン型リード化合物の抗ウイルススペクトルを拡張する一方，これらの構造の傾向に焦点を当てることが，最適化の次のステップへの主たる駆動力となった．**9**のピロリジン先端の外周領域へのフェニルカルバマート部分の導入と，中心骨格の等配電子および幾何構造的な修飾（isosteric and topological survey）を組み合わせた結果，高度に活性なビアリールイミダゾールケモタイプ**12**の発見に至った[11e]．先端の修飾の結果 GT-1a ウイルスに対する強化された活性が達成できたことと，コア骨格の構造上の不安定さにもかかわらず，この活性が維持できたことは特筆に値する．しかし，GT-1a と GT-1b レプリコンの双方に対する EC_{50} < 30 pM という高い本質的な活性が最終的に化合物**12**で確保され，この活性の強さは HCV の研究領域で活性の基準となった．残念なことに**12**のような初期の類縁体は，ラットを用いた薬物動態（pharmacokinetic：PK）試験において乏しい経口生物学的利用能（oral bioavailability），すなわち非最適な吸収と乏しい薬理的性状の双方に由来する観測

＊9　遺伝毒性：放射線や化学物質が，生物の遺伝子に障害を与える性質をもつこと.

	GT-1a/ -1bEC$_{50}$(nM)
9	>10,000 / 0.086
10	26 / 0.013
11	108 / 0.055
12	0.028 / 0.0067

結果を示した．そのため，最適化研究の最終段階は薬物動態の性状の強化に力が注がれた．

　原型（prototype）リード化合物**12**の全体のサイズおよび（あるいは）芳香族成分のサイズの減少が，薬物動態の性状を強化するいくつかの戦略の一つであった．数多くの努力の繰り返しの後，予期せぬ立体化学的構造活性相関の発見から最終的解決が得られた[11f]．とくに，**13**で示すように(*R*)-キラリティーを保持したままの**12**のフェニル基の短縮化（イソプロピル基による置き換え）は顕著な活性の損失が見られた一方，その立体化学を反転して得た**1**は，その当時入手可能なすべての HCV 遺伝子型レプリコンやハイブリッドレプリコンに対しピコモル濃度で阻害活性を示した．さらには，非臨床試験において**1**は ADME（経口生物学的利用能，38から>100% の範囲）および安全性を示し，臨床試験への展開が支持された[12]．

	12	**13**	**1**
GT-1a/ -1bEC$_{50}$(nM)	0.028 / 0.0067	1240 / 1.22	0.050 / 0.009

3　作用機序

　HCV NS5A は，ウイルスの複製過程で異なった機能を発揮する三つの領域よりなる447個のアミノ酸で構成されるタンパク質である．生産的な感染の確立を可能

にするため，これらの機能はゲノム複製や微粒子凝集の促進から，宿主との相互作用や刺激に対する反応の調節にまでおよんでいる．酵素機能が未知の単一タンパク質が，いかにしてこうした多様な役割を正確に演じられるのかは，科学的な謎として残っている．

　HCV NS5A 領域-1（アミノ酸残基 1〜213）は，三つの領域のなかでもより組織化されている．膜アンカー部分の欠損したそのペプチドの N 末端部について得られた X 線結晶解析は，そのタンパク質が二量体として結晶化していることを明らかにし，関連したタンパク質構成物について行われた研究は，異なる二量化共通領域を明らかにした[13a〜c]．これら二量体状態のいずれもの生理学的関連性は確固たるものとして確立されてはいないが，いくつかの生化学研究は NS5A も二量体もしくは多量体構造として存在しているであろうことを指摘していた[13d, e]．強力な NS5A 阻害剤を特徴づける二量体構造のファーマコフォアの視点から，耐性遺伝子のマッピングおよび NMR 解析から集められたさらなる構造情報とあわせて，X 線構造解析データが NS5A 結合モデルの構築に用いられた[8, 14]．しかし，これらの結合モデルは，多くの構造活性相関の微細な点に関して，またすでに明らかにされていた異なった GT-1a/1b 構造活性相関に関して，満足のゆく説明を提供していないことは明記されるべきである．今日まで，NS5A と NS5A 阻害剤の共結晶の X 線結晶解析は明らかにされていない．

　NS5A タンパク質がダクラタスビルに関連したケモタイプの抗ウイルス機構の格好な標的であろうことを支持する初期のデータは，領域1の N 末端部分へ耐性を付与する変異の選択とマッピングより明らかになった．阻害剤と標的分子の相互作用を支持するさらなる証拠が，いくつもの他の研究から明らかになった．最初に，ビオチン-タグつき化合物のジアステレオマー対を用いたプルダウン実験(a pull down experiment，タンパク質相互作用解析法)[*10]では，GT-1b に対し一方は活性でもう一方は不活性であり，HCV GT-1b レプリコン中での培養後，活性異性体のみが NS5A を破壊することができた．なお，この化合物は HCV NS3プロテアーゼ，HCV NS5B ポリメラーゼ，フラビウイルス(flavivirus)，ウシウイルス性下痢ウイルス(bovine viral diarrhea virus)の NS5A タンパク質のいずれをも，破壊することができなかった[12]．二番目として，光親和性標識を備えた類似のビオチン-タグ化された化合物を用いた実験から，NS5A 領域-1の N 末端部にあり，さらに確立された変異場所と部分的に重複しているクロスリンクした小ペプチド断片がタンパク質処理後のレプリコンから単離された[15]．三番目は，蛍光色素分子(フルオロフォア)とアルキン部分の双方をもつプローブを用いたクリックケミストリー[*11]を通じて，アジド基含有 NS5A 阻害剤がレプリコン細胞に存在する NS5A タンパク質と共存することが示された[16]．最後に，長い間得難いものとして残されていた，溶液中での細胞フリーの NS5A タンパク質とダクラタスビルとの直接的結合の実証が最近達成された[17]．特筆すべきことは，その結合が確立された耐性を付与された NS5A 変異体と RNA の存在の双方に影響されることである．同じ研究で，ダクラタスビルが RNA に対する NS5A の親和性を減少させることも証明された．

　ダクラタスビルのピコモルオーダーのEC_{50}値において，レプリコン内のNS5A分子とダクラタスビルの比は1000以上である．この興味ある観測結果は，阻害の増幅をもたらす分裂を伴いながら，NS5Aの多量体構造がダクラタスビル様分子に対する機能的標的になりうるという仮説を導いた[12, 15]．ダクラタスビル単独投与による臨床試験にて観測された，迅速かつ顕著な抗ウイルス応答を理解するために実施されたモデリングや*in vitro*研究は，NS5A阻害剤がRNA複製と微粒子結合の双方に作用しているであろうことを示唆していた．後者の機構は，この阻害剤をNS3/4AおよびNS5B阻害剤から区別している抗ウイルス効果の迅速な開始を説明するために考えられている[18, 19]．興味深いことに，ダクラタスビルもダクラタスビル類似分子も，すでに形成されたものに顕著な影響を与えることなく，複製複合体の新規な合成を阻害することが観測された[19]．さらに，NS5Aの細胞レベル内分布とHCVにより誘導された小葉体膜様の膜構造物[*12]の形態に関して，個別の変化も観測されたことが報告されている．なお，小葉体膜様の膜構造物は，ウイルスの複製に必須であると考えられている[20, 21]．しかし，これらの発見を通じてNS5A分野へのわれわれの理解の進展がなされた一方で，NS5Aの機能およびダクラタスビル様阻害剤がNS5Aの機能を破壊する分子機構に関する明確かつ総合的な説明はいまだ明らかにされていない．

＊12　小葉体膜様の膜構造物（membranous web）：HCVのレプリコン細胞や感染細胞中に現れる小葉体膜様の構造物で，ウイルスのゲノム複製の場所と考えられている．

4　薬物動態と薬物代謝

　ダクラタスビルの初期の臨床試験は，血漿中への曝露の計量と安全性プロファイルの確立のために，標準的な健常なボランティアへ施行された単回投与用量漸増試験[*13]による第Ｉ相試験（single ascending dose study）（p.61欄外参照）であった[12]．33.3%の純シロップおよび66.6%クエン酸塩よりなる経口用溶液として，それぞれ投与量1, 10, 25, 50, 100, 200 mgが6名の健常な男性もしくは女性被験者へ施された．同時に2名の被験者には同量のプラセボ（placebo，偽薬）が投与された．ダクラタスビルはただちに吸収され，血漿中の薬剤濃度は投与量に比例して増大し，全被験者において24時間後のトラフ濃度（trough drug concentration）[*14]は，レプリコン内のGT-1aとGT-1b双方に対し決定されたタンパク質結合調整EC_{90}値（the protein binding-adjusted EC_{90}）を超えていた．GT-1感染被験者へのダクラタスビルの複数回投与用量漸増試験は，投与量がQD（quaque die，1日1回）1, 10, 30, 60, 100 mgおよびBID（bis in die，1日2回）30 mgが14日間施された．その間，薬物動態パラメータは1日目および14日目に決定された[22]．この試験では，ダクラタスビルの血漿中への曝露は投与後1〜2時間の間にピークを迎え，3〜4日後に定常状態になった．1〜60 mgの投与の場合，血漿内値は投与量に比例して増加し，10〜100 mg投与を受けたすべての被験者における24時間後の血中薬剤濃度（C_{24}）は，感受性の劣るGT-1aタンパク質結合調整EC_{50}よりも10倍以上高いものであった．一方，投与14日後の薬物蓄積は中程度であった．

　ダクラタスビルは10〜12時間の半減期，および67%の経口生物学的利用能をもち，同程度の曝露が健常およびHCV感染被験者で観測された．高脂肪食餌または減酸

＊13　単回投与試験：薬剤を1回（単回）投与後，体内の血中濃度や尿中濃度がどのように変化するか，尿中排泄率はどの程度かなどを観察する．漸増試験は，投与量を徐々に増しながら結果を評価する試験．

＊14　トラフ濃度：薬剤を経口投与すると血中濃度は吸収により増加し，その後代謝や排泄によって減少する．薬剤を反復して投与すると，血中濃度は増減を繰り返し徐々に上昇し，最終的に一定の範囲内で増減を繰り返すようになる（定常状態）．この定常状態における血中濃度の最高値と最低値を，ピーク値（濃度）およびトラフ値（濃度）とよぶ．

薬（acid-reducing agent）とともに施すと，その曝露はそれぞれ25％から17％に低下した[23]．[14]C-標識実験において，親医薬（parent drug，グクラタスビル）がおもな循環物質であった一方，親医薬およびCYP3A4（シトクロム系酵素）が介在する代謝により産生される関連代謝物のおもな排泄経路としては，胆管と腸からの分泌が考えられる．

5　薬効と安全性

　HCV NS5A 阻害剤の機構の概念実証（proof of concept）の試みであるダクラタスビルを用いた初期の臨床試験において，GT-1 HCV 感染被験者は 1, 10, 100 mg の単回投与を実施され，血漿内ウイルス量（ウイルス負荷量，viral load）が 7 日間にわたり追跡された．すべての投与量において，迅速かつ顕著なウイルス血症（viremia）[*15]の減少が観測され，ウイルス量の平均減少値（mean decline in viral load）は，1, 10, 100 mg 投与量に対して，それぞれ$1.8, 3.2, 3.3 \log_{10}$であった．最も興味深いことは，最大投与を受けた被験者は 7 日間のモニタリング期間を通じて，持続した抗ウイルス効果を体験したことである．この試験は臨床上重要な機構として，HCV NS5A 阻害を決定づけた．GT-1 ウイルスに感染した被験者に施行された単剤療法（monotherapy）は，投与量が毎日 1 回（QD）1, 10, 30, 60, 100 mg および 1 日 2 回（BID）30 mg で14日間行われた[22]．すべての投与量の場合において，ウイルス量の初期減少が観測されたが〔平均最大減少値（the mean maximal decline）は 1 mg 投与群で$2.8 \log_{10}$，1 日 2 回30 mg 投与群で$4.1 \log_{10}$〕，大半の被験者はウイルス血症への逆戻りを体験し，この逆戻りは NS5A 遺伝子生成物中の耐性変異体の淘汰に関係している．この結果は，耐性ウイルス変異体の淘汰を誘導する HCV 複製の速度と正確さについての最近の理解と一致している．

5.1　薬剤の組合せ研究

　単剤療法で観測されたウイルス量のリバウンド（再び上昇する症状）は，次のことを予想させた．すなわち，ペグ化インターフェロン-α（PEG-IFN-α）とリバビリン（RBV）の組合せに，作用と耐性プロファイルの機構（メカニズム）が相補的な関係にある直接作用型抗ウイルス薬（DAAs）を加えた組合せが，ウイルス複製の効果的な制御には必須であることである．そこで両方の方法が検討された．PEG-IFN-αとリバビリンの48週間投与の間，ダクラタスビルを 3 回投与した第Ⅱa 相試験（p.61欄外参照）において，毎日 1 回10 mg と60 mg 投与された患者の83％は治療終了後24週間（SVR_{24}）検出できないレベルのウイルス量を示し，このことは機能治癒（あるいは機能回復）（functional cure）と考えられる．3 mg 投与の患者の場合のSVR_{24}は42％であり，効果がより低いことを示した一方，PEG-IFN-αと RBV のみの投与被験者の場合は25％であった[24, 25]．PEG-IFN-αおよび RBV を同時に投与された20 mg および60 mg のダクラタスビル投与を受けた HCV GT-1 および GT-4 感染者に実施されたプラセボ対照である第Ⅱb 相試験において，GT-1 感染者の一群（投与量20 mg, 60 mg とも）のSVR_{24}は59％であり，プラセボ治験者のそれは38％であった．GT-4

感染者の一群の場合は，20 mg および60 mg ダクラタスビル投与では SVR_{24} はそれぞれ67% および100% であった．一方，プラセボ対照の場合は50% の SVR_{24} であった．定性的には，同様な結果が日本人の GT-1 感染患者の一群において観測された[26, 27]．

　治療が最も難しい一つと考えられている PEG-IFN-α と RBV に対して治療効果を示さなかった GT-1感染患者に対し，PEG-IFN-α と RBV の有り無しの両方にダクラタスビルと HCV NS3/4A プロテアーゼ阻害薬 アスナプレビル（asunaprevir：ASV，**14**）を組み合わせた場合に，さらに衝撃的な結果が観測された[28, 29]．2種類の直接作用型抗ウイルス薬（DCV と ASV）の感染治癒能力を確立するためにとくにデザインされたこの試験において，PEG-IFN-α と RBV を用いた場合に効果がなかった GT-1 感染者に24週間，毎日1回60 mg のダクラタスビルの投与，および1日2回600 mg のアスナプレビルを投与した．さらに11人の被験者には2種類の直接作用型抗ウイルス薬を，10人には4種類の薬剤療法（PEG-IFN-α と RBV，ダクラタスビル，アスナプレビル）を投与した．4種類の薬剤療法に登録された全被験者が SVR_{12}（12週間後），また SVR_{24}（24週間後）に90% に達した一方，2種類の直接作用型抗ウイルス薬を投与した一群のうち4人の患者が SVR_{12} および SVR_{24} に達した．この一群（2種類の直接作用型抗ウイルス薬を投与した一群）は，9人の GT-1a および2人の GT-1b 感染者よりなり，GT-1b 感染の2人と9人の GT-1a 感染者のうちの2人が，SVR_{24} に達した．これらの経験された進展であるウイルス感染の決定（sequencing of the virus infecting those experiencing breakthrough）は，観測されたウイルス血症への逆戻りへの説明を与える NS3 および NS5A 両タンパク質の耐性（獲得）変異を明らかにした[28]．HCV 感染が PEG-IFN-α と RBV 無しでも直接作用型抗ウイルス薬（DAAs）で治癒できることを，この臨床試験ははじめて示した[30]．しかし，この結果はまた，もしダクラタスビルとアスナプレビルの組合せが GT-1a 感染患者に対して有効であるとしても，第三の薬剤の必要も強調した．そして，アロステリック*16HCV NS5B ポリメラーゼ阻害薬，ベクラブビル（**15**）を含んだ3種類の薬剤の組合せの予備的臨床結果が報告された[31]．

　日本における HCV の流行は，おもに GT-1b 感染（63～75%）によるものであり，GT-2a 感染をはるかに凌駕する一方，GT-1a の蔓延は低い[32～35]．GT-1b 感染者へのダクラタスビルとアスナプレビルの組合せの薬効プロファイルが，PEG-IFN-α と RBV を用いた場合にも効果がなかった日本の GT-1b 感染者，および限られた治療法の選択しかない患者に対する研究を促進させた[36, 37]．PEG-IFN-α と RBV 治療で効果がなかった GT-1 b 感染被験者10人に対する第 II a 相試験では，24週間2種類の直接作用型抗ウイルス薬を投与した場合，90% が SVR_{24} に達した．この結果は，第二回目の試験でも確認された．さらに，PEG-IFN-α を基準にした治療を受けつけないか，あるいは不適切な被験者の63.6% が SVR_{24} に達した[36, 37]．これらの結果は，第 III 相の臨床試験の基盤を提供し，222人の患者にダクラタスビル（毎日60 mg）とアスナプレビル（毎日2回100 mg）が投与された[38]．この研究では，全体として85.1%（189/222）の SVR_{24} が達成された．すなわち，PEG-IFN-α と RBV 治療で効果がなかった被験者の80.5%，また PEG-IFN-α に基づく治療を受けつけないかあるい

*16　アロステリック：タンパク質の機能がほかの化合物（制御物質やエフェクター）によって調節されること．

アスナプレビル（**14**）　　　　ベクラブビル（**15**）

ソホスブビル（**16**）

は不適切な被験者の87.4% であった．同様な薬効が肝硬変（cirrhotic）および非肝硬変患者にも見いだされた[38]．これらの結果は他の国ぐにににおける試験でも確認されており，GT-1b 感染の治療用としてダクラタスビルとアスナプレビルの組合せは，2014年 7 月 4 日に日本の厚労省で承認され，この組合せ医薬は 9 月に市販された[39,40]．

　治療未経験あるいは過去に治療を受けた HCV GT-1，GT-2，GT-3 の慢性感染対象者の治療用として，ダクラタスビルとヌクレオチド型 NS5B ポリメラーゼ阻害薬ソホスブビル（sofosbuvir：SFV，**16**）との組合せが研究された[41]．最初の終点は，12週間または24週間治療後の SVR_{12} である．治療未経験の患者群についてはより短期間の治療で調べられた．GT-1 感染被験者の間では，126人の未治療患者の98% が，そしてこれまで治療に失敗した41人の被験者の98% が SVR_{12} に達した．一方，26人の GT-2 感染患者のうちの92%，18人の GT-3 感染患者のうちの89% が SVR_{12} に達した[41]．成人の慢性 HCV 治療用として，ほかの薬剤との組合せでのダクラタスビル使用の市販承認が，欧州委員会（European Commission）で2014年 8 月27日になされた．胆汁うっ滞（あるいは胆汁分泌停止，cholestasis）の徴候や肝代償不全（liver decompensation）[*17]後の治療開始では効果に乏しいものではあるが，ダクラタスビルとソホスブビルもまた，肝臓移植後の HCV 感染の治療のための効果的な組合せであることが実証された[42,43]．

*17　肝代償不全：肝臓は肝細胞が障害を受けた場合でも，残った肝細胞でその機能を代償する機能をもっているが，その機能が損なわれた場合は肝硬変などが発症する．

6　合　成

　ダクラタスビル（**1**）は，六つの環と四つのキラル中心，そして二つの Moc（methoxycarbonyl，メトキシカルボニル基）で保護されたバリンを含む C_2 対称分子であり，そのキラル中心は二つの天然型アミノ酸である L-バリンと L-プロリンに由来している．スキーム3.1に概略した **1** の最初の合成ルートは，構造の多様化に焦点が当てられた．また中心骨格ビアリール部の連結に鈴木カップリングを利用する合成戦術であった．この合成デザインは構造活性相関への展開を目的とし，中

Boc-L-Proline
HATU/DIEA

NH$_4$OAc/Xylenes
140℃

17 (.HCl)

18 Boc

19 (R = Br)
20 (R = Pinacolato-borane)

21

1

スキーム3.1　ダクラタスビル(**1**)の最初の合成

22 + **23** → **24**

NH$_4$OAc

25

スキーム3.2　イミダゾール生成機構

心ならびに周辺領域の対称および非対称誘導体の探索を可能にするものである．このルートの鍵工程は，ケトアミド**18**を中間体とするアミン**17**からのイミダゾール型前駆体**19**の構築であり，66％ という中程度の単離収率で達成された．**19**は光学純度の損失はみられなかったが，容易に分離できる少量のオキサゾール型不純物が得られた[12, 44]．残された工程，ブロミド**19**とそのボロン酸誘導体**20**とのパラジウムで促進される鈴木カップリング，生成物**21**の脱保護，得られた生成物と Moc で保護されたバリンとの HATU 条件によるカップリングはすべて問題なく進行した．

　分子 **1** の商業用製造を考慮した標的を特定した逆合成は，構造的に単純化された変換であるより強力なイミダゾール生成反応に依存した．この変換の前駆体は単純化されたケトエステル**24**であり，このものはα-ハロ芳香族ケトン**22**とプロリン誘導体**23**より誘導される（スキーム3.2）．一見取るに足らないアミドからケトエステルへの変換は以下に述べるように，より単純化された出発物質となるばかりでなくイミダゾール環形成が著しく改良された．したがって，この変換はダクラタスビルへの効果的ルートの根本原理と立証された．ケトエステル**24**のイミダゾール**25**への変換はいくつかの中間体を経て進行し，また高温条件を含む[45, 46]．その結果，この変換過程には著しい数の不純物が生成した．これらの不純物が医薬品中へ運ばれる可能性を最小にするために，この反応は可能な限り合成の序盤で行われること

HATU：1-[bis(dimethylamino)methylene]-1H-1,2,3-triazolo[4,5-b]pyridinium 3-oxide hexafluorophosphate

スキーム3.3 逆合成解析，経路Aおよび経路B

が必要であった．そして，種々の不純物を除去することが可能となる精製計画が必要であると思われた．

　イミダゾール環に加えて，**1**の*a–b–c*環もこの鍵反応にて形成され，*a–b*または*b–c*間の切断が不要になった（スキーム3.3）．ダクラタスビル分子のさらなる位相幾何学的な分析は，環*a′*と*a*間，および環*c*(*c′*)とバリンカルボニル間での戦略的切断を示唆し，これらが**1**の最初の合成に反映された．スキーム3.3と3.4で概略するように，鍵となる変換とこれらの切断が組み込まれた連続反応は，標的分子の対称性を利用した四つの異なる合成経路に帰結された．

　スキーム3.3に詳細が記されたダクラタスビル（**1**）の逆合成において，経路Aおよび経路Bはスキーム3.4に示したほかの二つの選択肢，すなわち経路Cおよび経路Dと比べよりコンバージェントである．経路Aおよび経路Bの共通の主題は，Moc基で保護されたバリンプロリン型ジペプチドの使用である．経路Aおよび経路Bがともに研究されたが，両者ともイミダゾール形成工程の段階で観測された顕著なエピメリ化のために中断された．この問題は生成物を結晶として単離できないことで一層問題となった．経路Aでは，イミダゾール形成のあとに得られるすべてを備えた分子，たとえば化合物**26**はカラムクロマトグラフィー精製後でさえも結晶性ではなかった．経路Bでは，イミダゾール形成を最終段階で行っているが製造過程での純度は80〜85％で，反応混合物からダクラタスビルを結晶化させることはできなかった．

　経路Cおよび経路Dによる逆合成解析（スキーム3.4）で概略するように，合成初期でのイミダゾール部分の構築は比較的良い結果を生むものであった．最終的に経路Cを探究して実現した第一世代合成において，イミダゾール**20**は市販のBoc基

スキーム3.4　逆合成解析，経路 C および経路 D

スキーム3.5　第一世代合成ルート

で保護された L-プロリンと2,4′-ジブロモアセトフェノン（**27**）から構築された（スキーム3.5）．プロリンのアルキル化は，アセトニトリル中，DIPEA（*N,N*-ジイソプロピルエチルアミン）を塩基として達成された．粗製エステル**36**はついでトルエン中，酢酸アンモニウムとともに加熱還流され，イミダゾール**19**が得られた．ボロン酸エステル**20**への変換と続く**19**との鈴木カップリングは，Boc 基で保護された六環性中心骨格**21**を与えた．酸による Boc 基の脱保護，続く Moc 基保護バリンと

DIPEA：*N,N*-diisopropyl-ethylamine

のカップリング，塩酸処理で所望の医薬品ダクラタスビル（**1**）が塩酸塩として得られ，全（通算）収率は34％であった．最長リニアールートは6工程で，五つの単離工程を含んだ．このルートはいくつかの望ましい特徴をもつが〔合成初期での鍵となるイミダゾール形成，良好な全収率，各工程＞83％，結晶性の六環性中間体，単純な最後から二番目およびAPI（active pharmaceutical ingredient，原薬または医薬品有効成分*18）工程〕，いくつかの重大な欠点も存在した（無定形固体状の初期中間体，すべての中間体のクロマトグラフィー精製，鈴木カップリング工程でのエピメリ化，合成終盤でのパラジウムおよびホウ素の使用と除去）．これらの欠点は，このルートが長期間の工業化プロセスのための本格的な候補になることを妨げた．

これまで考察してきたアプローチより集めた情報を基にして，実行可能な商業ルートへの展開を優先させることを考慮して，以下の目標が設定された．すなわち，（ⅰ）イミダゾール形成工程後，結晶性の中間体を得る，（ⅱ）イミダゾール形成反応に関し，効果的かつ堅牢な精製法を開発する，（ⅲ）鈴木カップリング反応の必要性を除去する，および（ⅳ）第一世代ルートの最終2工程は維持する，というものである．

スキーム3.6に概略した商業用ルートにて，これらのゴールのすべてが達成された．パラジウムとホウ素の除去という問題を伴う鈴木カップリングは，市販で入手可能なビスアセトフェノン**32**を用いることで回避された．ジクロロメタン中でのこの出発物質の液体臭素を用いたブロモ化は迅速に進行し，製造工程で純度50～75％を与えた．ついでHBrを液体中に保持するためにアセトニトリルを加え，種々のブロモ化化合物間での平衡を促進させ，75～85％の単離収率にて所望のジブロモ体**31**を得た[47, 48]．最後の四つの化学変換は，第一世代ルートとほぼ同様である．ビス-ケトエステル**38**は無定形固体であったが，ただちにイミダゾール生成工程へ用いるのに十分な不純物を含まないものであった．二重イミダゾール形成は，トル

*18　医薬品有効成分（API）：医薬品有効成分は原薬と表記されることもある．

スキーム3.6　商業用ルート

エン溶液にて加熱下で酢酸アンモニウムを用いて達成された．系内で発生する酢酸
を緩衝するためにイミダゾールが添加され，その結果全体的にエピメリ化とオキサ
ゾール型副生成物が抑制され，より低い反応温度，より早い変換が可能になった．
メタノールを加えることで結晶性のBoc基で保護された六環性中心構造**21**が収率
75〜80%，>99%の化学純度，>99.5%の光学純度で単離された．**21**のBoc基を除
去するために塩酸が用いられ，最後のMoc基で保護されたバリンとのペプチドカッ
プリングはEDACとHOPO(2-hydroxypyridine-*N*-oxide)を用いて達成された．最
後にダクラタスビル二塩酸塩を得るため無水塩化水素が用いられ，メタノール/ア
セトンから単離され，ビスアセトフェノン**32**からの通算収率は43〜58%であった．
市販の物質から所望の生成物を得るために，全五つの化学変換と全4回の単離が必
要であった．

　要約すると，われわれは世界的にみられるHCV疾患という重大な問題の対処の
ための，類をみない時期に存在する．ウイルス疾患の原因となる病原体(viral
causative agent)の特定以来四半世紀，高い治癒率を達成し，かつ旧来のPEG-
IFN-α/RBVを基準にした処方に由来する深刻な副作用のない，多剤直接作用型抗
ウイルス薬の組合せが承認されている．この組合せ療法および現在開発終盤にきて
いる他に重要なものは，HCV NS5Aレプリコン複合体を標的としている分子群で
ある．ダクラタスビルは，NS5Aタンパク質に対する臨床的概念実証(the clinical
proof of concept)を提供しただけではなく，アスナプレビルとの組合せでPEG-
IFN-α無しの治療法が，慢性HCV感染に対し機能的治療として作用することを明
らかにした．加えて，ダクラタスビルおよびダクラタスビル様分子は，HCV複製サ
イクルに関するわれわれの理解を明確なものとすること，そしてより重要なことは，
HCV分野で残された謎の一つであるNS5Aタンパク質の複雑な機能を解析するた
めの手助けをすることに対する鍵となる役割を果たしていることである．表現型の
探索から出発したダクラタスビル発見への旅は，その最適化の途上で遭遇した多く
の難題があったがために最適化にはほど遠いものであったが，最後は容易に入手可
能なアミノ酸から出発する効率良いかつ堅牢な工業規模での合成への展開を可能に
した幾何学的に対称構造をもつ先駆的かつ強力な分子を得たことで成就された．

EDAC・HCl：1-ethyl-3-
(3-dimethylaminopropyl)
carbodiimide hydrochloride

参考文献

1) (a) Kwong, A. D. *ACS Med. Chem. Lett.* **2014**, *5*, 214-220. (b) Kwong, A. D.; Kauffman, R. S.;
Hurter, P.; Mueller, P. *Nature Biotech.* **2011**, *29*, 993-1003. (c) Choo, Q.-L.; Kuo, G.; Weiner, A. J.;
Overby, L. R.; Bradley, D. W.; Houghton, M. *Science* **1989**, *244*, 359-362.

2) (a) Bartenschlager, R. *Nature Rev. Drug Discov.* **2002**, *1*, 911-916. (b) Kim, J. L.;
Morgenstern, K. A.; Lin, C.; Fox, T.; Dwyer, M. D.; Landro, J. A.; Chambers, S. P.; Markland, W.;
Lepre, C. A.; O'Malley, E. T.; Harbeson, S. L.; Rice, C. M.; Murcko, M. A.; Caron, P. R.; Thomson,
J. A. *Cell* **1996**, *87*, 343-355. (c) Lesburg, C. A.; Cable, M. B.; Ferrari, E.; Hong, Z.; Mannarino, A.
F.; Weber, P. C. *Nature Struct. Biol.* **1999**, *6*, 937-943.

3) (a) Sheridan, C. *Nature Biotech.* **2011**, *29*, 553-554. (b) Venkatraman, S. *Trends Pharmacol.
Sci.* **2012**, *33*, 289-294. (c) Manns, M. P.; von Hahn, T. *Nature Rev. Drug Discov.* **2013**, *12*, 595-
610.

4) (a) Kumar, S.; Jacobson, I. M. *J. Hepatol.* **2014**, *61*, S91-S97. (b) Welzel, T. M.; Dultz, G.;
Zeuzem, S. *J. Hepatol.* **2014**, *61*, S98-S107.

5) Swinney, D. C.; Anthony, J. *Nature Rev. Drug Discov.* **2011**, *10*, 507-519.

6) (a) O'Boyle, D. R., II; Nower, P. T.; Lemm, J. A.; Valera, L.; Sun, J.-H.; Rigat, K.; Colonno, R.; Gao, M. *Antimicrob. Agents Chemother.* **2005**, *49*, 1346-1353. (b) Lemm, J. A.; O'Boyle, D. R., II; Liu, M.; Nower, P. T.; Colonno, R.; Deshpande, M. S.; Snyder, L. B.; Martin, S. W.; St. Laurent, D. R.; Serrano-Wu, M. H.; Romine, J. L.; Meanwell, N. A.; Gao, M. *J. Virol.* **2010**, *84*, 482-491. (c) 注：ほかの研究グループが実施した同様な表現型探索（phenolype screening）により，まったく異なるケモタイプもまた HCV NS5A タンパク質の機能を阻害することが仮定されている．さらなる詳細は文献 8 を参照．

7) Belema, M.; Meanwell, N. A. *J. Med. Chem.* **2014**, *57*, 5057-5071.

8) Belema, M.; Lopez, O. D.; Bender, J. A.; Romine, J. L.; St. Laurent, D. R.; Langley, D. R.; Lemm, J. A.; O'Boyle, D. R., II; Sun, J.-H.; Wang, C.; Fridell, R. A.; Meanwell, N. A. *J. Med. Chem.* **2014**, *57*, 1643-72, and references cited therein.

9) (a) Romine, J. L.; St. Laurent, D. R.; Leet, J. E.; Martin, S. W.; Serrano-Wu, M. H.; Yang, F.; Gao, M.; O'Boyle, D. R., II; Lemm, J. A.; Sun, J.-H.; Nower, P. T.; Huang, X.; Deshpande, M. S.; Meanwell, N. A.; Snyder, L. B. *ACS Med. Chem. Lett.* **2011**, *2*, 224-229. (b) Lemm, J. A.; Leet, J. E.; O'Boyle, D. R., II; Romine, J. L.; Huang, X. S.; Schroeder, D. R.; Alberts, J.; Cantone, J. L.; Sun, J.-H.; Nower, P. T.; Martin, S. W.; Serrano-Wu, M. H.; Meanwell, N. A.; Snyder, L. B.; Gao. M. *Antimicrob. Agents Chemother.* **2011**, *55*, 3795-3802.

10) Viehe, H. G.; Janousek, Z.; Merenyi, R. *Acc. Chem. Res.* **1985**, *18*, 148-154.

11) (a) St. Laurent, D. R.; Belema, M; Gao, M; Goodrich, J.; Kakarla, R.; Knipe, J. O.; Lemm, J. A.; Liu, M.; Lopez, O. D.; Nguyen, V. N.; Nower, P. T.; O'Boyle, D. R., II; Qiu, Y.; Romine, J. L.; Serrano-Wu, M. H.; Sun, J.-H.; Valera, L.; Yang, F.; Yang, X.; Meanwell, N. A.; Snyder, L. B. *Bioorg. Med. Chem. Lett.* **2012**, *22*, 6063-6066. (b) Lopez, O. D.; Nguyen, V. N.; St. Laurent, D. R.; Belema, M.; Serrano-Wu, M. H.; Goodrich, J. T.; Yang, F.; Qiu, Y.; Ripka, A. S.; Nower, P. T.; Valera, L.; Liu, M.; O'Boyle, D. R., II; Sun, J.-H.; Fridell, R. A.; Lemm, J. A.; Gao, M.; Good, A. C.; Meanwell, N. A.; Snyder, L. B. *Bioorg. Med. Chem. Lett.* **2013**, *23*, 779-784. (c) St. Laurent, D. R.; Serrano-Wu, M. H.; Belema, M.; Ding, M.; Fang, H.; Gao, M.; Goodrich, J. T.; Krause, R. G.; Lemm, J. A.; Liu. M.; Lopez, O. D.; Nguyen, V. N.; Nower, P. T.; O'Boyle, D. R., II; Pearce, B. C.; Romine, J. L.; Valera, L.; Sun, J.-H.; Wang, Y.-K.; Yang, F.; Yang, X.; Meanwell, N. A.; Snyder, L. B. *J. Med. Chem.* **2014**, *57*, 1976-1994. (d) Belema, M.; Nguyen, V. N.; St. Laurent, D. R.; Lopez, O. D.; Qiu, Y.; Good, A. C.; Nower, P. T.; Valera, L.; O'Boyle, D. R., II; Sun, J.-H.; Fridell, R. A.; Lemm, J. A.; Gao, M.; Knipe, J. O.; Meanwell, N. A.; Snyder, L.B. *Bioorg. Med. Chem. Lett.* **2013**, *23*, 4428-4435. (e) Belema, M; Nguyen, V. N.; Romine, J. L.; St. Laurent, D. R.; Lopez, O. D.; Goodrich, J.; Nower, P. T.; O'Boyle, D. R., II; Lemm, J. A.; Fridell, R. A.; Gao, M.; Fang, H.; Krause, R. G.; Wang, Y.-K.; Oliver, A. J.; Good, A. C.; Knipe, J. O.; Meanwell, N. A.; Snyder, L. B. *J. Med. Chem.* **2014**, *57*, 1995-2012. (f) Belema, M.; Nguyen, V. N.; Bachand, C.; Deon, D. H.; Goodrich, J. T.; Lavoie, R.; James, C. A.; Lopez, O. D.; Martel, A.; Romine, J. L.; Ruediger, E. H.; Snyder, L. B.; St. Laurent, D. R.; Good, A. C.; Langley, D. R.; Adams, S. P.; Cantor, G. H.; Chimalakonda, A.; Fura, A.; Knipe, J. O.; Nower, P. T.; O'Boyle, D. R., II; Lemm, J. A.; Fridell, R. A.; Colonno, R. J.; Gao, M.; Meanwell, N. A.; Hamann, L. G. *J. Med. Chem.* **2014**, *57*, 2013-2032.

12) Gao, M.; Nettles, R. E.; Belema, M.; Snyder, L. B.; Nguyen, V. N.; Fridell, R. A.; Serrano-Wu, M. H.; Langley, D. R.; Sun, J.-H.; O'Boyle, D. R., II; Lemm, J. A.; Wang, C.; Knipe, J. O.; Chien, C.; Colonno, R. J.; Grasela, D. M.; Meanwell, N. A.; Hamann, L. G. *Nature* **2010**, *465*, 96-100.

13) (a) Tellinghuisen, T. L.; Marcotrigiano, J.; Rice, C. M. *Nature* **2005**, *435*, 374-379. (b) Love, R. A.; Brodsky, O.; Hickey, M. J.; Wells, P. A.; Cronin, C. N. *J. Virol.* **2009**, *83*, 4395-4403. (c) Lambert, S. M.; Langley, D. R.; Garnett, J. A.; Angell, R.; Hedgethorne, K.; Meanwell, N. A.; Matthews, S. J. *Protein Sci.* **2014**, *23*, 723-734. (d) Hwang, J.; Huang. L.; Cordek, D. G.; Vaughan, R.; Reynolds, S. L.; Kihara, G.; Raney, K. D.; Kao, C. C.; Cameron, C. E. *J. Virol.* **2010**, *84*, 12480-12491. (e) Lim, P. J.; Chatterji, U.; Cordek, D.; Sharma, S. D.; Garcia-Rivera, J. A.; Cameron, C. E.; Lin, K.; Targett-Adams, P.; Gallay, P. A. *J. Biol. Chem.* **2012**, *287*, 30861-30873.

14) Penin, F.; Brass, V.; Appel, N.; Ramboarina, S.; Montserret, R.; Ficheux, D.; Blum, H. E.; Bartenschlager, R. *J. Biol. Chem.* **2004**, *279*, 40835-40843.

15) O'Boyle, D. R., II; Sun, J.-H.; Nower, P.; Lemm, J.; Fridell, R.; Wang, C.; Romine, J. L.; Belema, M.; Nguyen, V.; St. Laurent, D. R.; Serrano-Wu, M.; Snyder, L. B.; Meanwell, N. A.; Langley, D. R.; Gao, M. *Virology* **2013**, *444*, 343-354.

16) (a) Jones, L. H.; Beal, D.; Selby, M. D.; Everson, O.; Burslem, G. M.; Dodd, P.; Millbank, J.; Tran, T.-D.; Wakenhut, F.; Graham, E. J. S.; Targett-Adams, P. *J. Chem. Biol.* **2011**, *4*, 49-53. (b) Ghosh, B.; Jones L. H. *Med. Chem. Comm.* **2014**, *5*, 247-254.

17) Ascher, D. B.; Wielens, J.; Nero, T. L.; Doughty, L.; Morton, C. J.; Parker, M. W. *Sci. Rep.* **2014**,

4, 4765, DOI: 10.1038/srep04765.

18) Guedj, J.; Dahari, H.; Rong, L.; Sansone, N. D.; Nettles, R. E.; Cotler, S. J.; Layden, T. J.; Uprichard, S. L.; Perelson, A. S. *Proc. Natl. Acad. Sci. USA* **2013**, *110*, 3991-3996.

19) (a) McGivern, D. R.; Masaki, T.; Williford, S.; Ingravallo, P.; Feng, Z.; Lahser, F.; Asante-Appiah, E.; Neddermann, P.; De Francesco, R.; Howe, A. Y.; Lemon, S. M. *Gastroenterology* **2014**, *147*, 453-462. (b) Elazar, M.; Glenn, J. S. *Gastroenterology* **2014**, *147*, 273-277.

20) (a) Berger, C.; Romero-Brey, I.; Radujkovic, D.; Terreux, R.; Zayas, M.; Paul, D.; Harak, C.; Hoppe, S.; Gao, M.; Penin, F.; Lohmann, V.; Bartenschlager, R. *Gastroenterology* **2014**, *147*, 1094-1105. (b) Eyre, N. S.; Beard, M. R. *Gastroenterology* **2014**, *147*, 959-961.

21) (a) Targett-Adams, P.; Graham, E. J. S.; Middleton, J.; Palmer, A.; Shaw, S. M.; Lavender, H.; Brain, P.; Tran, T. D.; Jones, L. H.; Wakenhut, F.; Stammen, B.; Pryde, D.; Pickford, C.; Westby, M. *J. Virol.* **2011**, *85*, 6353-6368. (b) Lee, C.; Ma, H.; Hang, J. Q.; Leveque, V.; Sklan, E. H.; Elazar, M.; Klumpp, K.; Glenn, J. S. *Virology* **2011**, *414*, 10-18.

22) Nettles, R. E.; Gao, M.; Bifano, M.; Chung, E.; Persson, A.; Marbury, T. C.; Goldwater, R.; DeMicco, M. P.; Rodriguez-Torres, M.; Vutikullird, A.; Fuentes, E.; Lawitz, E.; Lopez-Talavera, J. C.; Grasela, D. M. *Hepatology* **2011**, *54*, 1956-1965.

23) European Medicines Agency assessment report on Daklinza, 26 June, **2014**.

24) Pol, S.; Ghalib, R. H.; Rustgi, V. K.; Martorell, C.; Everson, G. T.; Tatum, H. A.; Hézode, C.; Lim, J. K.; Bronowicki, J.-P.; Abrams, G. A.; Bräu, N.; Morris, D. W.; Thuluvath, P. J.; Reindollar, R. W.; Yin, P. D.; Diva, U.; Hindes, R.; McPhee, F.; Hernandez, D.; Wind-Rotolo, M.; Hughes, E.; Schnittman, S. *Lancet Infect. Dis.* **2012**, *12*, 671-677.

25) Hézode, C.; Hirschfield, G. M.; Ghesquiere, W.; Sievert, W.; Rodriguez-Torres, M.; Shafran, S. D.; Thuluvath, P. J.; Tatum, H. A.; Waked, I.; Esmat, G. E.; Lawitz, E.; Rustgi, V. K.; Pol, S.; Weis, N.; Pockros, P. J.; Bourlière, M.; Serfaty, L.; Vierling, J. M.; Fried, M. W.; Weiland, O.; Brunetto, M. R.; Everson, G. T.; Zeuzem, S.; Kwo, P. Y.; Sulkowski, M.; Bräu, N.; Hernandez, D.; McPhee, F.; Wind-Rotolo, M.; Liu, Z.; Noviello, S.; Hughes, E. A.; Yin, P. D.; Schnittman, S. *Gut* **2014**, DOI: 10.1136/gutjnl-2014-307498.

26) Suzuki, F.; Toyota, J.; ikeda, K.; Chayama, K.; Mochida, S.; Hayashi, N.; Ishikawa, H.; Miyagoshi, H.; Hu, W.; McPhee, F.; Hughes, E. A.; Kumada, H. *Antiviral Ther.* **2014**, *19*, 491-499.

27) Izumi, N.; Yokosuka, O.; Kawada, N.; Osaki, Y.; Yamamoto, K.; Sata, M.; Ishikawa, H.; Ueki, T.; Hu, W.; McPhee, F.; Hughes, E. A.; Kumada, H. *Antiviral Ther.* **2014**, *19*, 501-510.

28) Lok, A. S.; Gardiner, D. F.; Lawitz, E.; Martorell, C.; Everson, G. T.; Ghalib, R.; Reindollar, R.; Rustgi, V.; McPhee, F.; Wind-Rotolo, M.; Persson, A.; Zhu, K.; Dimitrova, D. I.; Eley, T.; Guo, T.; Grasela, D. M.; Pasquinelli, C. *New Engl. J. Med.* **2012**, *366*, 216-224.

29) Lok, A. S.; Gardiner, D. F.; Hézode, C.; Lawitz, E. J.; Bourlière, M.; Everson, G. T.; Marcellin, P.; Rodriguez-Torres, M.; Pol, S.; Serfaty, L.; Eley, T.; Huang, S.-P.; Li, J.; Wind-Rotolo, M.; Yu, F.; McPhee, F.; Grasela, D. M.; Pasquinelli, C. *J. Hepatol.* **2014**, *60*, 490-499.

30) Chung, R. T. *New Engl. J. Med.* **2012**, *366*, 273-275.

31) Everson, G.T.; Sims, K.D.; Rodriguez-Torres, M.; Hézode, C.; Lawitz, E.; Bourlière, M.; Loustaud-Ratti, V.; Rustgi, V.; Schwartz, H.; Tatum, H.; Marcellin, P.; Pol, S.; Thuluvath, P. J.; Eley, T.; Wang, X.; Huang, S.-P.; McPhee, F.; Wind-Rotolo, M.; Chung, E.; Pasquinelli, C.; Grasela, D. M.; Gardiner, D. F. *Gastroenterology* **2014**, *146*, 420-429.

32) Sievert, W.; Altraif, I.; Razavi, H. A.; Abdo, A.; Ali Ahmed, E.; AlOmair, A.; Amarapurkar, D.; Chen, C.-H.; Dou, X.; El Khayat, H.; Elshazly, M.; Esmat, G.; Guan, R.; Han, K.-H.; Koike, K.; Largen, A.; McCaughan, G.; Mogawer, S.; Monis, A.; Nawaz, A.; Piratvisuth, T.; Sanai, F. M.; Sharara, A. I.; Sibbel, S.; Sood, A.; Suh, D. J.; Wallace, C.; Young, K.; Negro, F. *Liver Int.* **2011**, *31*, 61-80.

33) Hayashi, K.; Katano, Y.; Kuzuya, T.; Tachi, Y.; Honda, T.; Ishigami, M.; Itoh, A.; Hirooka, Y.; Ishikawa, T.; Nakano, I.; Urano, F.; Yoshioka, K.; Toyoda, H.; Kumada, T.; Goto, H. *J. Med. Virol.* **2012**, *84*, 438-444.

34) Takada, N.; Takase, S.; Takada, A.; Date, T. *J. Hepatol.* **1993**, *17*, 277-283.

35) Zein, N. N. *Clin. Microbiol. Rev.* **2000**, *13*, 223-235.

36) Chayama, K.; Takahashi, S.; Toyota, J.; Karino, Y.; Ikeda, K.; Ishikawa, H.; Watanabe, H.; McPhee, F.; Hughes, E.; Kumada, H. *Hepatology* **2012**, *55*, 742-748.

37) Suzuki, Y.; Ikeda, K.; Suzuki, F.; Toyota, J.; Karino, Y.; Chayama, K.; Kawakami, Y.; Ishikawa, H.; Watanabe, J.; Hu, W.; Eley, T.; McPhee, F.; Hughes, E.; Kumada, H. *J. Hepatol.* **2013**, *58*, 655-662.

38) Kumada, H.; Suzuki, Y.; Ikeda, K.; Suzuki, F.; Toyota, J.; Karino, Y.; Chayama, K.; Kawakami, Y.; Ido, A.; Yamamoto, K.; Takaguchi, K.; Izumi, N.; Koike, K.; Takehara, T.; Kawada, N.; Sata, M.;

Miyagoshi, H.; Eley, T.; McPhee, F.; Damokosh, A.; Ishikawa, H.; Hughes, E. *Hepatology* **2014**, *59*, 2083-2091.

39) Manns, M.; Pol, S.; Jacobson, I. M.; Marcellin, P.; Gordon. S. C.; Peng, C.-Y.; Chang, T.-T.; Everson, G. T.; Heo, J.; Gerken, G.; Yoffe, B.; Towner, W. J.; Bourliere, M.; Metivier, S.; Chu, C.-J.; Sievert, W.; Bronowicki, J.-P.; Thabut, D.; Lee, Y.-J.; Kao, J.-H.; McPhee, F.; Kopit, J.; Mendez, P.; Linaberry, M.; Hughes, E.; Noviello, S. *Lancet Infect. Dis.* **2014**, *384*, 1597-1605.

40) Poole, R. M. *Drugs* **2014**, *74*, 1559-1571.

41) Sulkowski, M. S.; Gardiner, D. F.; Rodriguez-Torres, M.; Reddy, K. R.; Hassanein, T.; Jacobson, I.; Lawitz, E.; Lok, A. S.; Hinestrosa, F.; Thuluvath, P. J.; Schwartz, H.; Nelson, D. R.; Everson, G. T.; Eley, T.; Wind-Rotolo, M.; Huang, S.-P.; Gao, M.; Hernandez, D.; McPhee, F.; Sherman, D.; Hindes, R.; Symonds, W.; Pasquinelli, C.; Grasela, D. M. *New Engl. J. Med.* **2014**, *370*, 211-221.

42) Fontana, R. J.; Hughes, E. A.; Bifano, M.; Appelman, H.; Dimitrova, D.; Hindes, R.; Symonds, W. T. *Am. J. Transplant.* **2013**, *13*, 1601-1605.

43) Pellicelli, A. M.; Lionetti, R.; Durand, C.; Ferenci, P.; D'Offizi, G.; Knop, V.; Telese, A.; Lenci, I.; Andreoli, A.; Zeuzem, S.; Angelico, M. *Dig. Liver Dis.* **2014**, *46*, 923-927.

44) Poitout, L.; Roubert, P.; Contour-Galcera, M.-O.; Moinet, C.; Lannoy, J.; Pommier, J.; Plas, P.; Bigg, D.; Thurieau, C. *J. Med. Chem.* **2001**, *44*, 2990-3000.

45) Strzybny, P. P. E.; van Es, T.; Backeberg, O. G. *J. Org. Chem.* **1963**, *28*, 3381-3383.

46) Davidson, D.; Weiss, M.; Jelling, M. *J. Org. Chem.* **1937**, *2*, 328-334.

47) Allenstein, E.; Schmidt, A. *Spectrochimica Acta* **1964**, *20*, 1451-1459.

48) Herzberg, G.; Travis, D. N. *Can. J. Phys.* **1964**, *42*, 1658-1675.

ソホスブビル(Sofosbuvir)

USAN：ソホスブビル
商品名：ソバルディ®
ギリアドサイエンシズ社
市販開始年：2013年

1 背 景

慢性 C 型肝炎ウイルス〔chronic (hepatitis C virus：HCV)〕感染は，世界中でおよそ 1 億 7 千万人に影響を与えている世界規模での健康問題である[1]．アメリカにおいては，推定270万人が慢性 HCV 感染者である[2]．慢性 C 型肝炎(chronic hepatitis C：CHC)の経験者のうち，およそ25% は肝硬変や肝細胞がんのような合併疾患へ進行すると推定されている[3]．そのため，肝臓移植の40% が，慢性 C 型肝炎が原因である[4]．HCV の治療は近年急速に発展している．最近まで，とくに遺伝子 1 型(1 型遺伝子)の患者に対してはペグ化インターフェロン-α(PEG-IFN-α)とリバビリン(ribavirin：RBV)が，組合せ治療の成分として必要とされた．PEG-IFN-αと RBV は顕著な副作用に関係しているので，より強力な汎遺伝子型およびより良い忍容性をもつ経口直接作用型抗ウイルス薬(oral direct-acting antiviral agents：DAAs)が開発された．

最近，三つのカテゴリーの抗 HCV DAAs が承認された．それらの名称はウイルス機能を阻害するか，もしくは作用するかを基本にしている．それらのカテゴリーは，NS3/NS4A プロテアーゼ阻害剤〔PI，たとえばボセプレビル(boceprevir, 2)，テラプレビル(telaprevir, 3)およびシメプレビル(simeprevir, 4)〕，NS5A タンパク質阻害剤〔たとえばレジパスビル(ledipasvir, 5)〕，および NS5B RNA-依存 RNA ポリメラーゼ(RNA-dependent RNA polymerase：RdRp)阻害剤〔たとえばソホスブビル(sofosbuvir, 1)〕である．最後のカテゴリーはさらに次の二つのサブクラスに分類される．すなわち，ヌクレオシド/ヌクレオチドポリメラーゼ阻害剤(nucleoside/nucleotide polymerase inhibitor：NPI)と非ヌクレオシドポリメラーゼ阻害剤(nonnucleoside polymerase inhibitor：NNPI)である．

1989年に，HCV はそれまで非 A，非 B 型ウイルス肝炎(non-A, non-B viral hepatitis：NANBH)とよばれた作用物質と同一なものとして認識されかつ証明された．1991年に，インターフェロンが最初の抗 HCV 治療法として FDA(アメリカ食品医薬品局)から承認され，その後20年間 HCV 治療の重要要素として種々の形で残存した[5]．1998年のリバビリンとインターフェロンとの(2001年には PEG-

USAN：ボセプレビル（BOC）
商品名：ビクトレリス®
　　メルク社
市販開始年：2011年

USAN：テラピレビル（TVR）
商品名：インシベック®
　　バーテックス・ファーマシュー
　　ティカルズ社
市販開始年：2011年

USAN：シメプレビル（SMV）
商品名：オリシオ®
　　ジョンソン＆ジョンソン社
市販開始年：2013年

USAN：レジパスビル（LDV）
　　ギリアドサイエンシズ社
市販開始年：2014年

IFN-α との）組合せ使用の承認により薬効は改善されたが，さらなる副作用が加わることとなった[6]．

　2011年，PEG-IFN-α/RBV のみの治療よりも改善した薬効が認められたため，HCV 治療のための最初の直接作用型抗ウイルス薬（DAAs）であるテラプレビルおよびボセプレビルが，PEG-IFN-α/RBV との組合せ使用で FDA から承認された．これらの第一世代の NS3/4A プロテアーゼ阻害剤は GT-1 に効果的である一方，汎遺伝子型（pan-genotypic）には効果がなく，耐性遺伝子変異を受けやすいものであった．さらに，インターフェロン/リバビリン治療においてすでに知られていた，新規な副作用が確認された[7]．より良い薬効と遺伝子耐性に対する高い障壁をもち，副作用のより少ない第二世代の汎遺伝子型阻害剤シメプレビル（4）が2013年11月に承認された[8]．2013年12月には，次世代の直接作用型抗ウイルス薬でファースト・イン・クラスのヌクレオシド/ヌクレオチド RdRp 阻害剤であるソホスブビル（1）が FDA から承認された[9]．2014年10月には，ハルボニ（Harvoni）が遺伝子1型肝炎の治療用として FDA より承認された．ハルボニは，FDA より NS5A 阻害剤とし

て承認されたレジパスビル（**5**）とソホスブビル（**1**）との組合せ剤で，1錠固定量
の投与薬であり，PEG-IFN-αもしくはリバビリン無しの遺伝子1型治療薬として
承認された最初のものである[10]．2014年11月現在，アメリカ肝疾患（肝臓病）学会
（American Association for the Study of Liver Diseases：AASLD）／アメリカ感染
症学会（Infectious Diseases Society of America：IDSA）は，どの遺伝子型について
もこれまで治療経験がないかあるいは過去に再発した患者への治療指針として，遺
伝子型に依存する治療とソホスブビルの組合せを推奨した，そして重要な点として，
インターフェロンを用いない治療が遺伝子型GT1〜3について現在推奨されてい
る[11]．本章では，ソホスブビル（**1**）の薬学的プロファイルと化学合成を詳細に記
述する．

2　薬理作用

　HCVは肝細胞に特異的に感染し，細胞内取り込み現象（エンドサイトーシス，
endocytosis）しながら細胞内へ侵入していく[12]．侵入後，9.6キロバイトのウイル
ス遺伝情報は単一のポリペプチドへ細胞質転写が進行し，生成するポリペプチドは
その後10種類のウイルスタンパク質へと切断される．すなわち，3種類の構造およ
び7種類の非構造タンパク質である[13]．RNA複製は小胞体（endoplasmic
reticulum）上で起こり，プラス鎖RNAは通常マイナス鎖RNA[*1]中間体を合成する．
その中間体は，その後新たなウイルス粒子（ポリタンパク質と同様）のプラスRNA
鎖のテンプレート（鋳型）として振舞う．ウイルス粒子はゴルジ体中で成熟し，低密
度リポタンパク質を排出するのと同じ機構で肝細胞から外部へ移送される．潜在的
に，ウイルスのライフサイクルの各ステップは医薬開発の標的である．しかし，現
代においてNS3/4Aプロテアーゼ，NS5A複製複合体，そしてNS5B RNA-依存
RNAポリメラーゼが最も効果的な薬剤開発の標的として明らかにされている．

　HCV NS5B RNA依存RNAポリメラーゼ（RdRp）は，鋳型と基質ヌクレオチド
三リン酸を必要とする *de novo* RNA合成の触媒として働き，（翻訳）校正機能
（proofreading function）は含んでいない[14]．ヌクレオシド/ヌクレオチドポリメラー
ゼ阻害剤は，その酵素に対する天然型基質を模倣し，RNA鎖に取り込まれ直接的
な連鎖停止の原因となる[15]．

　ひとたび5′-三リン酸エステルへと代謝されたソホスブビルは，HCV NS5B
RNA-依存RNAポリメラーゼの阻害剤となる．β-D-2′-デオキシ-2′-フルオロ-
2′-C-メチルウリジン一リン酸エステルのプロドラッグであり，薬理学上活性なウ
リジン類縁体の三リン酸エステル（GS-461203）を形成するために細胞内代謝へ移行
する．この三リン酸エステルはUTP（uridine triphosphate，ウリジン三リン酸）の
条件的連鎖停止類縁体（nonobligate chain-terminating analog）であり，HCV NS5B
ポリメラーゼ活性部位への取り込みを競合する．このリン酸化された代謝物の
HCV RdRpによる発生期のウイルスRNAへの侵入の結果，ウイルスRNA合成は
阻害される[16]．ある生化学試験において，GS-461203は0.7〜2.6μMの範囲のIC$_{50}$
値でHCV遺伝子型1b，2a，3a，および4aから作製された遺伝子組換えNS5Bの

*1　プラス鎖およびマイナ
ス鎖RNA：ウイルスがもつ
RNAはそのままタンパク質
として翻訳され，これをプラ
ス鎖という．一方，RNAが
一度二本鎖に変換され，その
後タンパク質として翻訳され
る場合をマイナス鎖という．

ポリメラーゼ活性を阻害した[17].　GS-461203は，ヒトのDNAまたはRNAポリメラーゼの阻害剤ではなく，ミトコンドリアRNAポリメラーゼ阻害剤でもない．ソホスブビルは，顕著な細胞毒性を示すことなくすべてのHCV遺伝子型に対し強力な抗ウイルス活性を，GT1～6型レプリコンに対しても同様な *in vitro* 活性（EC_{50}は14～110nM）をもつ[18].

3　構造活性相関

　イデニックスファーマシューティカルズ社（Idenix Pharmaceuticals，現メルク社）による最初のHCV NS5Bヌクレオシドポリメラーゼ阻害剤NM-107（**6**）[19]の発見と，ファーマセット社（Pharmasset）研究チームが発見した2′-デオキシ-2′-フルオロシチジン（**7**）[19b, 20]との組合せで，PSI-6130（**8**）へ誘導された（図4.1）[19b].　PSI-6130の代謝研究は，PSI-6130が活性な三リン酸エステルPSI-6130-TP（TP＝triphosphate，三リン酸エステル，**9**）と2種類のほかの代謝物，PSI-6206（**10**，RO2433, GS-331007）とPSI-6206-TP（**11**，PSI-7409, GS-461203）へ同化されたことを示した[16b, 17, 21].　生物学的評価は，PSI-6206の三リン酸エステル（**11**）がHCV NS5Bポリメラーゼの強力かつ選択的な阻害剤であることを示し（IC_{90}＝0.52μM），一方でPSI-6206はHCVレプリコンアッセイには不活性であった（EC_{90}＞100μM）[16, 17, 19b, 21].　続くヒトの初代培養肝細胞（primary hepatocyte）を用いた安定性試験は，PSI-6206-TP（**11**，PSI-7409）が類似のシチジン誘導体PSI-6130-TP **9**（$t_{1/2}$＝6時間）と比べ，顕著に長い半減期（$t_{1/2}$＝38時間）をもつことを明らかにした[21].　さらなる薬理学研究は，細胞培養においてPSI-6206（**10**）が一リン酸エステル体へのリン酸化をほとんど受けないことを示しており，このことで抗HCV活性が欠如していることが説明された[21].　この最初のリン酸化の障壁を克服するために，ファーマセッ

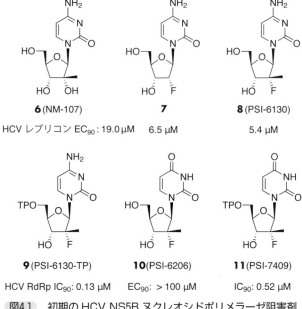

6(NM-107)　　　　　　　**7**　　　　　　　**8**(PSI-6130)

HCVレプリコン EC_{90}：19.0μM　　6.5μM　　　　5.4μM

9(PSI-6130-TP)　　　　**10**(PSI-6206)　　　**11**(PSI-7409)

HCV RdRp IC_{90}: 0.13μM　　EC_{90}: ＞100μM　　IC_{90}: 0.52μM

図4.1　初期のHCV NS5Bヌクレオシドポリメラーゼ阻害剤

ト社の化学者および生物学者により，アリールオキシホスホロアミダートプロドラッグ手法（aryloxy-phosphoramidate prodrug technology）を用いた，PSI-6206の一リン酸プロドラッグが研究された．この戦術は，細胞内にヌクレオシド一リン酸エステルの放出を可能にし，したがって困難な一リン酸化工程を迂回させることになる[22]．PSI-6206由来のアリールオキシホスホロアミダートプロドラッグの構造活性相関についての研究は，最終的にソホスブビル（**1**，PSI-7977, GS-7977）の発見につながった[23]．

PSI-6206のホスホロアミダートプロドラッグに関する構造活性相関は，アリールオキシホスホロアミダート側鎖に焦点が当てられた．共通したアリールオキシホスホロアミダートプロドラッグとの比較のため，PSI-6206ホスホロアミダートのアミノ酸のエステル部，アリールリン酸エステル部，そしてアミノ酸α位側鎖の修飾が行われた．29種類の修飾化合物を調べた結果，アミノ酸エステル部については小さく単純なアルキル基および分岐アルキル基が，リン酸エステル部についてはフェニル基およびハロゲン化アリール基が，アミノ酸側鎖についてはα-メチル基が，より良い抗ウイルス活性と最少の細胞毒性を示した．アミノ酸エステル部（R^2）は，メチル基，エチル基，イソプロピル基，そしてシクロヘキシル基が選ばれ，アリールリン酸エステル部（R^3）は，フェニル基およびp-ハロゲン化フェニル基が選ばれ，そしてアミノ酸α位側鎖の置換基としてはα-メチル基（L-アラニン）に固定さ

表4.1 カルボン酸エステル部およびリン酸エステル部双方が修飾された16種類のホスホロアミダートプロドラッグ類の HCV レプリコン活性

化合物	R^2	R^3	EC$_{90}$クローン A（μM）	50μMでの rRNA の阻害（%）
12	Me	Ph	1.62	0
13	Me	4-F-Ph	0.69	16.8
14	Me	4-Cl-Ph	0.58	62.8
15	Me	4-Br-Ph	2.11	30.8
16	Et	Ph	0.98	36.9
17	Et	4-F-Ph	0.76	55.3
18	Et	4-Cl-Ph	0.39	0
19	Et	4-Br-Ph	0.36	80.5
20	i-Pr	Ph	0.52	25.9
21	i-Pr	4-F-Ph	0.77	0
22	i-Pr	4-Cl-Ph	0.42	0
23	i-Pr	4-Br-Ph	0.57	0
24	c-Hex	Ph	0.25	61.1
25	c-Hex	4-F-Ph	0.04	52.1
26	c-Hex	4-Cl-Ph	0.054	66.9
27	c-Hex	4-Br-Ph	0.039	91.5

表4.2　7種類のホスホロアミダートプロドラッグ50 mg/kg を経口
投与後のラット肝臓内の 2′-デオキシ-2′-フルオロ-2′-C-
メチルウリジン三リン酸エステル（**11**）の薬物動態パラメータ

化合物	C_{max} (ng/g)[a]	t_{max}	AUC (0–t)[b] (ng・h/g)	AUC (inf) (ng・h/g)
12	1985	6	14,206	18,968
20	1934	4	16,796	18,080
24	557	2	6,487	8,831
17	291	4	4,191	5,423
21	519	6	6,140	7,375
22	339	1	5,143	8,468
25	716	4	8,937	9,888

a）C_{max}：薬物投与後の血中濃度の極大値.
b）AUC：血中薬剤濃度-時間曲線下面積.　area under the blood concentration-
　　time curve の略.

れた. これらの修飾の組合せにより, 16種類の化合物が（**12～27**, 表4.1）さらな
る評価対象となった.

　HCV レプリコン活性, 細胞毒性, そして構造の多様性に基づき, 7種類の化合
物がさらなる薬理学的評価のため選ばれた（表4.2）. 模造の胃液（simulated gastric
fluid：SGF）, 模造の腸液（simulated intestinal fluid：SIF）を用いた胃腸内での安定
性試験, およびヒト血漿とヒト肝臓S9断片内での安定性試験において, 7種類の
化合物のすべてが安定性試験を通過した. すなわち, SGF 内の長い半減期 $t_{1/2}$（16
～20時間以上）, SIF（20時間以上）, ヒト血漿（8時間以上, 24時間以下）, および
ヒト肝臓S9断片内では短い半減期 $t_{1/2}$（0.81～1.4時間）であった. これらのデータ
は, 7種類の化合物が胃腸内では安定ではあるが, 肝臓内でヌクレオシドモノリン
酸エステルへと開裂されることを示唆した. これらのうちの3種類の化合物（**12**,
20および**25**）は, ラットへの経口投与の後, より高い量のウリジン三リン酸エス
テル誘導体（**11**）の産生（より大きな C_{max} と AUC 値）を明らかにした（表4.2）.

　これら3種類の化合物（**12**, **20**および**25**）はさらに, イヌおよびカニクイザル
（cynomolgus monkey）を用いて評価された. これらの研究において, 化合物**20**が
両動物種の血漿および肝臓でより高いプロドラッグ濃度を, また両動物種とも肝臓

表4.3　3種類の 2′-デオキシ-2′-フルオロ-2′-C-メチルウリジンのホスホロア
ミダートプロドラッグ類50 mg/kg を経口投与後の, イヌおよびサルの血
漿および肝臓の薬物動態プロファイル

| 化合物 | 血漿（プロドラッグ） | | | | 肝臓 | |
	C_{max} (ng/mL)	T_{max} (h)	AUC (ng・h/mL)	AUC (0–t) (ng・h/mL)	プロドラッグ (ng/g)	TP (ng/g)
12	317[a]	1.00[a]	420[a]	418[a]	5.24[a]	4,960[a]
20	6197[a]	0.50[a]	6,903[a]	6,894[a]	612[a]	10,560[a]
25	36[a]	0.25[a]	62[a]	54[a]	8.72[a]	476[a]
12	19[b]	0.25[b]	34[b]	27	4.66[b]	26[b]
20	33[b]	1.00[b]	170[b]	86[b]	177[b]	57[b]
25	1.8[b]	6.00[b]	—	—	13[b]	—

a）イヌからのデータ. b）カニクイザルからのデータ.

において2′-デオキシ-2′-フルオロ-2′-C-メチルウリジン三リン酸エステル(**11**)が高濃度であった(表4.3).

　これら3種類の化合物については，ヒト，サル，イヌおよびラットのHCVレプリコンと初代培養肝細胞における2′-デオキシ-2′-フルオロ-2′-C-メチルウリジン5′-三リン酸エステルレベルが in vitro で評価された．ヒトの初代培養肝細胞では，化合物**20**が最も高いウリジン三リン酸エステル濃度を示した(ほかの2種類の化合物の3倍).　一方，レプリコン細胞とイヌの初代培養肝細胞では，化合物**12**がより高い濃度を示した.　ラットの初代培養肝細胞では，三つの化合物は同様であったが，サルの初代培養肝細胞では**12**と**20**のヌクレオシド三リン酸エステルレベルが**25**のそれよりも高かった.　2種類のヒト肝細胞株 Huh 7 と HepG2，さらにヒト膵臓細胞株 BxBC3，ヒト T リンパ芽球細胞株(human T lymphoblast cell line)と，標準的な細胞毒性としてミトコンドリア毒性(ミトコンドリア DNA の阻害)に対する HepG2 細胞，骨髄毒性に対するヒト赤血球系(赤芽細胞)および骨髄系前駆(始原)細胞，これらに関して三つの化合物の細胞毒性が評価された.　3種類の化合物のすべてが100μM で細胞毒性を示さず，50μM でもミトコンドリア毒性も示さなかった.　また化合物**12**と**20**は，50μM まで骨髄毒性を示さず，一方**25**は赤血球系および骨髄系前駆細胞に対し，それぞれ37と30μM の IC_{50} 値を示した.　各化合物の in vivo での急性毒性が，ラットへの14日間の経口単回投与により評価された.　1800mg/kg 投与までどの化合物も急性毒性(体重，顕微鏡による病理学)は観測されなかった.　とくに in vitro での肝細胞内三リン酸エステルレベル，in vivo での薬物動態プロファイル，そして骨髄毒性を考慮した生物学的および薬理学的データに基づき，化合物**20**(PSI-7851, GS-9851)がさらなる展開のために選ばれた[16a].

　化合物**20**はリン原子に基づく1:1のジアステレオマー混合物である.　二つのジアステレオマーは HPLC にて分離され，その立体配置は X 線結晶構造解析により決定され，一つの異性体(**1**)が Sp(p:リン原子に基づく絶対立体配置 S，同様に Rp は R)，もう一つの異性体(**28**)が Rp であった.　この二つの異性体は HCV レプリコンアッセイで抗 HCV 活性が，さらに既知のヌクレオチド耐性変異体(S282T，S96T)を含むレプリコンを用いた抗 HCV 活性が各々評価された.　Sp ジアステレオマー(**1**)は，野生型およびヌクレオチド耐性変異体を生じるレプリコンのいずれにもより強力な活性を示し，EC_{50} は**1**および**28**に対し各々 0.42と7.5μM であった.　二つのジアステレオマーのそれぞれをレプリコン細胞およびヒト初代培養肝細胞と処理した後，細胞内の2′-デオキシ-2′-フルオロ-2′-C-メチルウリジン三リン酸エステルレベルが測定された.　ジアステレオマー**1**は**28**と比べ，レプリコン細胞中で29.3μM vs. 2.7μM およびヒト初代培養肝細胞中で45.0μM vs. 39.5μM でより高濃度の細胞内三リン酸エステル(**11**)を産生した.　細胞毒性はどの細胞株に対しても観測されなかった.　二つのジアステレオマーは，CEM(ヒトのリンパ芽球)細胞中のミトコンドリア毒性を100μM まで示さなかった.　一方，**1**は HepG2 細胞内のミトコンドリア DNA およびリボソーム DNA 阻害を，それぞれ IC_{90} 72.1および68.6μM にて示した.　この抗 HCV 活性と高い細

内三リン酸エステルの産生能力に基づき，*Sp* ジアステレオマー **1** がさらなる非臨床および臨床研究のための適切な候補として選ばれた．

4　薬物動態と薬物代謝

　ソホスブビルの経口生物学的利用能（oral bioavailability）は，イヌにおいて10%と見積もられている．ソホスブビルのイヌに対する経口 T_{max}（最高血中濃度到達時間）値は，およそ0.3時間から3時間と変動したが，ソホスブビルの血液中での不安定性のために，ネズミやラットでは測定できなかった．GS-9851（PSI-7851）は模造（simulated）胃液および腸液，イヌとサルの全血液，ヒトの全血液および血漿では安定であった一方，ラットとネズミの血液中（$t_{1/2}<0.25$時間）およびヒトの肝臓中（$t_{1/2}<0.4$時間）では不安定であった[24]．

　ヒトの場合，単回400mg投与後ソホスブビルの薬物動態は t_{max}0.5時間の迅速な循環とおよそ0.5時間という短い半減期を示した[24]．この薬剤に関係した生物学的利用能は，中程度から高いものであり，少なくも50%であった[24, 25]．投与量の研究は，HCV複製阻害の最適量は1日1回400mgの投与であることを明らかにした[26]．

　ソホスブビルは肝臓内で広範囲に代謝され，薬理学的に活性なヌクレオシド類縁体の三リン酸エステル（**11**，GS-461203）が生成される[24, 25]．提唱されている代謝活性化経路には，ヒトのカテプシン A（cathepsin A：CatA）またはカルボキシルエステラーゼ1（CES1）により触媒活性化されたカルボキシルエステル部の連続的な加水分解と，続くアラニルリン酸エステル代謝物 GS-566500となる自発的なフェノールの除去が含まれる．ついでヒスチジントリアッドヌクレオチド結合タンパク質1（histidine triad nucleotide-binding protein 1：HINT1）の作用によるホスホロアミダートの切断が達成され，5′-一リン酸エステル，GS-606965が得られる．最後にピリミジンヌクレオチド生合成経路（UMP-CMPキナーゼとヌクレオシド二リン酸エステルキナーゼ）によるリン酸化で，活性な三リン酸エステル**11**，GS-461203に導かれる．5′-一リン酸エステル GS-606965の HINT1による脱リン酸化は，結果としてヌクレオシド代謝物**10**，GS-331007（PSI-6206）を生成する．ラット，イヌ，サルまたはヒトの肝細胞とともに培養すると，化合物**20**（GS-9851）は三リン酸エステル**11**，GS-461203へ転換された．

　ヌクレオシド GS-331007（**10**）はヒトや動物中に最も多く存在する循環代謝物であり，一般に放射活性な循環血漿中の75%以上を占める[24]．ヒトと動物中では，**10**はまた尿および大便中に最も多い代謝物である．ヒトへの単回400mgの経口投与後，投与されたソホスブビルの大部分は尿中で**10**として回収された（78%）．一方ソホスブビルも3.5%回収された．ソホスブビルおよび**10**の最終半減期の中央値（median terminal half-life）は，それぞれ0.4時間および27時間である．腎臓からの排出が GS-331007（**10**）のおもな除去経路である．

　ソホスブビルは，酸化還元酵素シトクロム P450（CYP450）の基質，阻害剤，または誘導剤のいずれでもない．したがって，薬剤-薬剤相互作用のおもな要因としては除外される．しかし，ソホスブビルは P-グリコプロテイン（糖タンパク質）およ

び乳がん耐性タンパク質の基質であるが阻害剤ではない．このことはソホスブビル
の吸収はこれらトランスポーターの誘導剤あるいは阻害剤との共投与により影響を
受けるかもしれない[24]．

5　薬効と安全性

　HCV は七つの遺伝子型(GT1-7)で存在する．すなわち，GT1-4 は最も一般的に
臨床上直面するもので，GT 7 はきわめて稀である[27]．これらの遺伝子型ウイルス
は67のサブタイプに細分される．臨床上重要なおもなサブタイプは，GT1a と
GT1b である．先進国においては，GT 1 HCV 感染が HCV 問題の主要な原因である．
GT1a はアメリカで，GT1b はヨーロッパで支配的である．HCV 治療における最も
重要な予後指標(prognostic indicator)は，ウイルス負荷(viral load，感染者が保持
しているウイルスの量)である．治療の終点は，古くは治療終了後24週間 HCV の
RNA が確認できないことと定義されたように，ウイルス学的著効達成(持続性ウイ
ルス陰性化，sustained virological response)を達成させることである．このことは
HCV 再活性化の危険の少ないこと，肝硬変および肝細胞がん(hepatocellular
carcinoma：HCC)への進行のリスクの軽減と関連している．一方低いレベルでは
あるが，肝硬変の罹患者が増えれば肝細胞がんへのリスクは依然残る[28]．治療完了
後12週間目に HCV RNA が検出されないことは，24週間目の時点での持続性ウイ
ルス陰性化を大いに予見させるものであり，大半の規制機関(regulatory bodies)に
より主要エンドポイント*2として現在受け入れられている[29]．

　ソホスブビル(sofosbuvir：SOF)は，上市された最初の HCV NS5B ポリメラー
ゼ特異的阻害薬である．2013年12月6日に，FDA は HCV 遺伝型 1，2，3 および
4 治療のための抗ウイルス剤組合せ処方の一成分としてソホスブビルを承認した．
ついでカナダとヨーロッパ連合(EU)にて承認された．この治療はまた，SOF とリ
バビリン(RBV)を用いることで HIV-1(ヒト免疫不全ウイルス)にも感染している
HCV 患者にも承認された．EU において，さらに遺伝子型 5 および 6 に対し，
PEG-IFN-α/RBV とともに SOF を12週間処方することが承認された．

　ソホスブビルの薬効と安全性が5種類の第Ⅲ相試験*3(NEUTRINO，FISSION，
POSITRON，FUSION，および VALENCE)〔以下を含む：全体で1724名の HCV
のみに感染した遺伝子型 1〜6 の慢性 C 型肝炎被験者，および223名の遺伝子型 1，
2 型または 3 型慢性 C 型肝炎患者で HCV/HIV-1 双方に感染した被験者への1種
類の第Ⅲ相試験(PHOTON-1)〕で評価された．これらの試験に関し，主要エンドポ
イントは治療完了後12週目のウイルス学的著効達成(sustained virological response，
SVR_{12})である．

　NEUTRINO 試験[30]は，これまで未治療で遺伝子型 1，4，5，または 6 型 HCV に
感染した成人で，平均年齢が54歳の327名の被験者への，SOF，PEG-IFN-α およ
び RBV(リバビリン)による12週間の治療により評価した．12週間後の SVR は，全
体では90%(295/327)で，遺伝子 1 b 型感染者では82%(54/66)，遺伝子 1 a 型感染
者では92%(206/225)，遺伝子 4 型感染者では96%(27/28)，そして遺伝子 5 型また

*2　エンドポイント：臨床試験において，薬効や安全性を評価するための指標または評価項目．

*3　第Ⅰ相(臨床)試験[Phase 1 (clinical) trial]：第Ⅰ相試験とは，少数の健常な成人を対象としたはじめてヒトに薬剤を投与する臨床試験で，第Ⅰ相試験ではおもに安全性を確認し，一般的には治療効果をみることを目的としない．さらに薬剤のADME(吸収・分布・代謝・排泄)に関する情報を収集する．
第Ⅱ相(臨床)試験[Phase 2 (clinical) trial]：第Ⅰ相試験で安全性が確認された用量の範囲内で比較的少数の患者に対し薬剤を投与し，その安全性と薬効，薬物動態，および最適な用法(たとえば投与回数，投与期間，投与間隔など)，用量(最適な投与量)などに関する情報を収集する．早期第Ⅱ相試験(phase IIa trial)と後期第Ⅱ相試験(phase IIb trial)とに分けて実施する場合もある．
第Ⅲ相(臨床)試験[Phase 3 (clinical) trial]：第Ⅱ相試験で得られた結果(最適用法および用量)に沿って，多数の患者に対し薬剤を投与し，その薬効と安全性，適応疾患における用法や用量，副作用，および他剤との相互作用などを，標準療法と比較し評価する．

は 6 型感染者では100%（7/7）であった.

FISSION 試験[30]は，これまで未治療で遺伝子 2 型または 3 型 HCV に感染した成人で，平均年齢が50歳の499名の被験者への12週間の SOF および RBV による治療と，24週間の PEG-IFN-αと RBV による治療の比較で評価した. SOF/RBV グループの12週後の SVR は，全体で67%（171/256）であり，遺伝子 2 型感染者では95%（69/73），遺伝子 3 型感染者では56%（102/183）であった. 一方，対照試験グループ（PEG-IFN-α/RBV）の12週間後の SVR は全体では67%（162/243）であり，遺伝子 2 型感染者では78%（52/67）で，遺伝子 3 型感染者では63%（110/176）であった.

POSITRON 試験[31]は，過去に PEG-IFN-αを受けつけないか不適当か，または意志に反して PEG-IFN-αを使用した遺伝 2 型および 3 型 HCV 感染者278名への12週間の SOF と RVB による治療（207名）を，プラセボ被験者（71名）との比較で評価した. 被験者の平均（中間）年齢は54歳であり，大半の被験者（81%）は過去に HCV 治療を受けていなかった. 12週間の治療で，SVR は全体で78%（161/207），遺伝子 2 型 HCV 感染者では93%（101/109），遺伝子 3 型 HCV 感染者では61%（60/98），遺伝子 3 型 HCV 感染者で非肝硬変被験者では68%（57/84），遺伝子 3 型 HCV 感染者で肝硬変を罹患している被験者では21%（3/14）であった. 予期したとおり71名のプラセボ被験者全員が SVR に達していなかった.

FUSION 試験[31]は，過去に PEG-IFN-α治療を受けた遺伝子 2 型または 3 型 HCV 感染者（再発者および非再発者）で平均年齢が56歳の被験者201名への，12週間と16週間の SOF と RBV による治療で評価した. 12週間治療の SVR_{12} は全体で50%（51/103），遺伝子 2 型 HCV 被験者は82%（32/39），遺伝子 3 型 HCV 感染者は30%（19/64），遺伝子 2 型 HCV 感染者で非肝硬変患者では90%（26/29），遺伝子 2 型 HCV 感染者で肝硬変患者では60%（6/10），遺伝子 3 型 HCV 感染者で非肝硬変患者では37%（14/38），そして遺伝子 3 型 HCV 感染者で肝硬変患者は19%（5/26）であった. 16週間治療の SVR_{16} は全体で71%（70/98）に達し，遺伝子 2 型 HCV 感染者は89%（31/35），遺伝子 3 型 HCV 感染者は62%（39/63）で，遺伝子 2 型 HCV 感染者で肝硬変ではない被験者では92%（24/26），遺伝子 2 型 HCV 感染者で肝硬変を罹患している被験者では78%（7/9），遺伝子 3 型 HCV 感染者で肝硬変ではない被験者では63%（25/40），そして遺伝子 3 型 HCV 感染者で肝硬変を罹患している被験者では61%（14/23）であった.

VALENCE 試験[32]は，遺伝子 2 型 HCV 感染者で12週間の SOF と RBV による治療を受けた被験者と，遺伝子 3 型 HCV 感染者で24週間の SOF と RBV による治療を受けた被験者との比較で評価した. 遺伝子 2 型感染被験者に関する全体の SVR_{12} は93%（68/73）で，遺伝子 3 型感染者の場合は84%（210/250）であった.

PHOTON-1 試験[33]は，遺伝子 1 型，2 型または 3 型の HCV と HIV-1 の両方に感染している被験者に対する12から24週間の SOF と RBV 投与について評価した. 遺伝子 1 型全被験者は未治療であったが，ある割合の 2 型と 3 型の被験者は治療経験者であった. 遺伝子 1 型感染者で24週間治療を受けた被験者の SVR は，76%（87/114）であった. 遺伝子 2 型で12週間治療を受けた被験者では88%（23/26）で，

遺伝子３型感染者で24週間治療を受けた被験者では92%(12/13)であった.

　もう一つの第Ⅲ相試験(P7977-2025)[34]では, 遺伝子型１, ２, ３型または４型HCV感染者で臓器移植前の被験者を24から48週間もしくは臓器移植まで, SOFとRBVの組合せ治療で評価した. 中間分析の時点で, 61名の被験者は治療を受けていたが, 46名はすでに臓器移植を実施ずみだった. 臓器移植時にHCV RNA未検出であった43名中で臓器移植後12週間を経た30名(70%)は臓器移植後のVR(pTVR)を達成した.

　PEG-IFN-αやRBVを不要とすること, 薬効の増強, 治療期間の短縮, 薬物毒性の最小化を究極の目的として, 異なる作用機序をもつほかの経口直接作用型抗ウイルス薬(DAAs)とソホスブビルとの併用が調べられた. これらのDAAsには以下のものが含まれた. すなわち, NS5A阻害薬(ダクラタスビル, レジパスビル, GS-5816, ACH-3102), NS3/4Aプロテアーゼ阻害薬(シメプレビル, GS-9451), および非ヌクレオシドポリメラーゼ阻害薬(GS-9669)である. これらのなかで, SOFとレジパスビルの一定投与量での組合せであるハルボニ(Harvoni)が, HCV感染治療に対するインターフェロン無しのDAAsの組合せとして最初に承認された.

　第Ⅲ相試験(ION-1, ION-2, ION-3)は, 遺伝子１型HCV感染被験者に対するハルボニとRBVの有無での治療を評価した. ION-1試験[35]における12もしくは24週間のハルボニとRBVの有無での治療には, 865名のそれまで未治療の対象者が登録した. ハルボニ治療では12週間でSVR$_{12}$は99%であり, ハルボニとRBVとの組合せでは97%, ハルボニのみの治療では24週間後98%であり, ハルボニとRBVとの組合せでは24週間後に99%であった. ION-2試験[36]は, 遺伝子１型感染者で治療経験がある440名に, 12もしくは24週間のハルボニとRBVの有無の治療で評価した. ハルボニの場合は12週間でSVRは94%であり, ハルボニとRBV組合せの場合12週間後96%, 24週間治療でハルボニの場合は99%, ハルボニとRBVの組合せの場合は99%であった. ION-3試験[37]は, 647名のこれまで未治療の遺伝子１型感染者への, より短い治療期間(８または12週間)でのハルボニとRBVの有無で評価された. ハルボニのみ８週間治療の場合のSVRは94%, ８週間のハルボニとRBVの組合せで93%, 12週間ハルボニ治療で95%であった.

　もう一つの第Ⅲ相試験(GS-US-337-0113)では, 12週間のハルボニとRBVの有無での治療が遺伝子１型感染の日本人被験者について研究された[38]. SVR$_{12}$はこれまで未治療の被験者でハルボニとRBV組合せの場合は96%(80/83), 治療を受けた被験者へのハルボニとRBV組合せの場合100%(87/87)であった. SVR$_{12}$はハルボニでの未治療の被験者で100%(83/83), 治療を受けた被験者で100%(88/88)であった. 肝硬変を罹患していた被験者においては, 99%(75/76)がSVR$_{12}$を達成した.

　ある第Ⅱ相試験(AI4440-40)[39]では, ソホスブビル(sofosbuvir：SOF)とダクラタスビル(daclatasvir：DCV)の組合せが, 211名の遺伝子型１, ２または３型HCV感染者について調べられた. それまで未治療の被験者は, 12週または24週間のSOF/DCVの組合せにRBVの有無で評価された. 治療経験のあるものは, 24週間同様な処方を受けた. 全体として遺伝子１型被験者の場合, SVR$_{12}$は98%に達し,

遺伝子 2 型の場合は92%，遺伝子 3 型の場合は89% であり，遺伝子 1 型で治療経験のある被験者では98% であった．

　ソホスブビルについては，さらに第二世代の NS5A 阻害薬との組合せが調査された．無作為第Ⅱ相試験（randomized phase 2 trial）（GS-US-342-0102）[40] では，それまで未治療で肝硬変を発症していない遺伝子型 1-6 型 HCV 感染者が，12週間 400 mg の SOF と25 mg または100 mg の GS-5816投与による治療を受けた．25 mg の GS-5816と SOF の組合せ被験者の SVR_{12} は95%（73/77）で，100 mg の GS-5816 と SOF では96%（74/77）であった．もう一つの第Ⅱ相試験[41] では，遺伝子型 1-6 型感染者で未治療かつ非肝硬変被験者が，SOF と GS-5816の組合せ（25 mg または 100 mg の GS-5816）で RBV の有無で 8 から12週間治療を受けた．遺伝子型 1 および 2 型被験者のすべてが 8 週間治療で SVR は77〜90% であり，12週間の場合は 91〜100% であった．つまり，RBV は SVR を強化はしなかった．ほかの第Ⅱ相試験（ELECTRON 2 ）[42] では，104名の遺伝子 3 型 HCV 感染で未治療 / 非肝硬変罹患者が対象であった．8 週間の SOF と GS-5816との組合せ（25または100 mg 投与）をリバビリン（RBV）の有無で評価した．SOF/GS-5816（25 mg）の SVR_{12} は100%（27/27），SOF/GS-5816（25 mg）と RBV の 場 合 は88%（21/24），SOF/GS-5816 （100 mg）では96%（26/27），SOF/GS-5816（100 mg）と RBV の場合は100%（26/26）であった．ある第Ⅱ相試験では，ACH-3102（NS5A 阻害剤）がソホスブビルとの組合せで，遺伝子 1 型感染者で未治療の被験者に 8 週間施行された．SVR は100% に達した（12/12）[43]．

　ソホスブビル（sofosbuvir：SOF）とシメプレビル（simeprevir：SMV）の組合せが，遺伝子 1 型感染者（167名）を対象として別の第Ⅱ相試験（COSMOS）で検討された[44]．登録者は，F 0 から F 2 （群 1 ）の METAVIR スコア（肝臓の線維化の指標）をもった無反応例（治療開始後12週間で血中 HCV RNA の減少が 2 log 未満の者），もしくはこれまで未治療で過去に F 3 から F 4 （群 2 ）の METAVIR スコアの無反応例であった．被験者は SOF と SMV を RBV（リバビリン）の有無で12または24週間投与された．全体で SVR_{12} は90%（154/167）で，群 1 では90%（72/80），群 2 の場合は94%（82/87）であった．RBV の使用，治療期間，過去の治療歴で，SVR_{12} は顕著に変わらなかった．

　ソホスブビルはまた，非ヌクレオシド系阻害薬 GS-9669およびプロテアーゼ阻害薬 GS-9451との組合せで，遺伝子 1 型感染者を対象に第Ⅱ相試験で調べられた．この ELECTRON 試験では[45]，未治療被験者への12週間の SOF/GS-9669/RBV 治療の場合，SVR_{12} は92%（23/25）で，それまで無反応の上述の場合は100%（10/10）であった．NIAID SYNERGY 試験[46]では，未治療の遺伝子 1 型感染者で線維形成（fibrosis）スコア F 0 - 3 の被験者を 6 週間，トリプル DAA 組合せ（SOF/LDV/GS-9669または は SOF/LDV/GS-9451）で の 治 療 で 評 価 し た．SOF/LDV/GS-9669治 療 で は，SVR_{12} は95%（19/20），SOF/LDV/GS-9451治療では100%（20/20）であった．これは，12週間の標準的な治療指針と比べて，3 種類の直接作用型抗ウイルス薬（DAAs）の組合せが高い SVR を達成した最初の報告であった．

　報告された最も一般的な有害事象は，倦怠感，頭痛，吐き気，それに不眠である[24]．SOF/RBV を含む処方では，興奮（怒りっぽいこと），貧血，咳，呼吸困難がプラセボと比べてより一般的である．これらの副作用は，RBV 治療と関係しており，リバビリン（RBV）が誘導する赤血球破壊による貧血に起因すると考えられる[24]．SOF を PEG-IFN-α/RBV と併用した場合の副作用プロファイルは，PEG-IFN-α を基調とした治療における一般的なものであった．有害事象が原因の治療中止は，こうした治療様態（treatment modalities）では通常少ない[24]．とくに興味ある点は，毒物学の見地から，臨床上心臓毒性の徴候が認められないことである．さらに，長期化された治療においてもさらなる有害事象に結びつかないことである．肝硬変も有害事象には結びつかなかった．要約すれば，ソホスブビルは RBV と組み合わせた場合，PEG-IFN-α の有無にかからず非常に忍容である．

6 合 成

　ソホスブビルの合成は，ヌクレオシド PSI-6206（**10**）とホスホロアミダート反応

スキーム4.1　中間体**10**（PSI-6206）の合成ルート

剤とのコンバージェントな縮合を基にしている．PSI-6206 **10**の創薬合成は，シチジンより出発するリニアーなアプローチであった（スキーム4.1)[19b]．シチジン（**29**）は選択的にベンゾイル化とシリル化され，得られた**30**はSwern酸化にてケトン（**31**）とし，ついでメチルリチウム付加にて，もっぱら2′-α-メチル化された化合物**32**を与えた．**32**の脱シリル化とベンゾイル化は，ベンゾイル化された2′-α-メチル化体**33**を与え，ついでDAST（*N, N*-diethylaminosulfur trifluoride）を用いたフルオロ化にて2′-β-メチル-2′-α-フルオロシチジン**34**へ変換された．**34**の脱アミノ化と続く得られた**35**の脱保護によりPSI-6206（**10**）が得られた．

PSI-6206（**10**）のプロセス合成は，市販のアセトニドで保護されたD-グリセルアルデヒド**36**より出発した（スキーム4.2）．**36**と（カルボエトキシエチリデン）トリフェニルホスホランとのWittig反応は，α位がメチル化されたペンテン酸エステル**37**を粗収率79％で与えた．**37**の過マンガン酸カリウムを用いたジヒドロキシ化は，結晶化後純粋なD-異性体ジオール**38**を67％収率で与えた．ジオール**38**は塩化チオニルで処理したのち，TEMPO（2,2,6,6-tetramethylpiperidine 1-oxyl）と次亜塩素酸ナトリウムを用いた酸化で環状硫酸エステル**39**へ変換した．化合物**39**の

スキーム4.2 中間体**10**（PSI-6206）のプロセス合成ルート

TEAF（tetraethylammonium fluoride）によるフルオロ化と，続く加水分解は**40**を与えた．**40**はついで酸性条件下で環化させて，全収率67%にて鍵中間体ラクトン**41**とした．ラクトン**41**はベンゾイル化し収率70%で**42**とした．**42**は水素化トリ-*tert*-ブトキシアルミニウムリチウムを用い還元し，ついでアセチル化してアセタート**43**とした．**43**と N^4-ベンゾイルシトシンとの Vorbrüggen 縮合で得られた β/α（4：1）のアノマー混合物を結晶化し，純粋な β-異性体**34**が3工程収率29%で得られた．**34**の脱アミノ化と脱ベンゾイル化で，PSI-6206（**10**）が収率70%で得られた[47]．

ソホスブビルの創薬合成には，PSI-6206（**10**）とホスホロアミダート反応剤**46**のカップリング反応が用いられた（スキーム4.3）．**46**は使う直前にフェニルジクロロホスフェート**45**と L-アラニンイソプロピルエステル**44**より合成された．このカップリング反応は，リン原子に基づく1:1のジアステレオマー混合物（**1**と**28**）を与えた．この混合物からソホスブビル（**1**）が HPLC もしくは再結晶で単離された[23, 48]．

ソホスブビルのプロセス合成は，**10**と単一の *Sp* ジアステレオマーとしてのホスホロアミダート反応剤**47**とのカップリングで達成された（スキーム4.4）．この *Sp* ホスホロアミダート反応剤**47**は，市販のフェニルジクロロホスフェート（**45**）と L-アラニンイソプロピルエステル（**44**）をトリエチルアミンの存在下で反応させた後

スキーム4.3 ソホスブビル**1**の創薬合成（最終段階）

スキーム4.4 ソホスブビル**1**のプロセス合成（最終段階）

に，ペンタフルオロフェノールと処理して，34% の単離収率にて得られた．塩化 *tert*-ブチルマグネシウムの存在下，**10**と**47**のカップリング反応は所望の生成物ソホスブビル（**1**）を結晶化後の単離収率68% で生成した[48]．

7　要　約

　結論として，ヌクレオチド型 HCV ポリメラーゼ阻害薬の一つであるソホスブビル（**1**）は，FDA に承認された最初の HCV NS5B ポリメラーゼに対する特異的な阻害薬である．この医薬品は，最初に遺伝子型 1-4 型の慢性 HCV 感染者に対する治療のため，リバビリンまたは RBV/PEG-IFN-αとの組合せで用いることが FDA により必要とされ，そして遺伝子型 1-6 型の慢性 HCV 感染者に対する治療としてヨーロッパ連合から必要とされた．2014年，遺伝子 1 型慢性 HCV 感染者への指針として，一定量のソホスブビル/レジパスビルの組合せ（ハルボニ）使用が FDA より承認された．あらゆる遺伝子型 HCV に対するソホスブビルの優れた薬効，耐性化に対する遺伝子学上の高い障壁，総合的な安全性，忍容性，最小の薬剤-薬剤相互作用プロファイルを与えたことで，慢性 C 型肝炎完治のためにソホスブビルを基盤とした処方が優れた機会を提供している．しかし，治療期間の短縮と治療のための医薬品コストの軽減のために，また一方でコンプライアンス（法令遵守）の改良のために，最善の薬剤の組合せを見いだす研究がさらに続けられている．HIV/HCV 共感染者，非代償性肝硬変（decompensated cirrhosis，肝臓が十分にその機能を果たせなくなった段階での肝硬変），進行した腎臓疾患，腎不全，そして固形臓器移植歴をもつ患者，継続する免疫抑制を必要とする治療困難な集団については，考えているほど難しくはないことが実証されたが，依然として最良の組合せと治療期間を最適化するさらなる研究が残されている．基本治療としてのソホスブビルを用いた研究から得られたこれらすべての期待のもてる結果を基に，DAAs との組合せを用いた予防としての治療（treatment-as-prevention）をとおして，HCV は世界中で根絶される最初の慢性ウイルス感染となろう[49]．

謝　辞

　この研究は，一部 NIH 補助金 5P30-AI-50409（CFAR）およびアメリカ合衆国退役軍人省の支援を受けている．Dr. Schinazi は CoCrystal Pharma の会長で主たる株主である．

参考文献

1）Hope, V. D.; Eramova, I.; Capurro, D.; Donoghoe, M. C. *Epidemiol. Infect.* **2014**, *142*, 270-286.
2）Denniston, M. M.; Jiles, R. B.; Drobeniuc, J.; Klevens, R. M.; Ward, J. W.; McQuillan, G. M.; Holmberg, S. D. *Ann. Intern Med.* **2014**, *160*, 293-300.
3）Davis, G. L.; Alter, M. J.; El-Serag, H.; Polynard, T.; Jennings, L. W. *Gastroenterology* **2010**, *138*, 513-521.
4）Ghany, M. G.; Strader, D. B.; Thomas, D. L.; Seeff, L. B. *Hepatology* **2009**, *49*, 1335-1374.
5）Friedman, R. M.; Contente, S. "Treatment of hepatitis C infections with interferon: a historical perspective", http://dx.doi.org/10.1155/2010/323926（Accessed November 21, 2014）.
6）(a) Reau, N.; Hadziyannis, S. J.; Messinger, D.; Fried, M. W.; Jensen, D. M. *Am. J. Gastroenterol.* **2008**, *103*, 1981-1988; (b) Strader, D. B.; Seeff, L. B. *Clinical Liver Disease* **2012**,

1, 6 –11, Wiley Online Library, http://onlinelibrary.wiley.com/doi/10.1002/cld.v1.1/issuetoc.

7) Chou, R.; Hartung, D.; Rahman, B.; Wasson, N.; Cottrell, E. B.; Fu, R. *Ann. Intern Med.* **2013**, *158*, 114-123.

8) Asselah, T.; Marcellin, P. *Liver Int.* **2014**, *34*, 60-68.

9) FDA, "FDA approves Sovaldi for chronic hepatitis C", http://www.fda.gov/newsevents/newsroom/pressannouncements/ucm377888.htm（Accessed November 21, 2014）.

10) FDA, "FDA approves first combination pill to treat hepatitis C", http://www.fda.gov/NewsEvents/Newsroom/PressAnnouncements/ucm418365.htm（Accessed November 21, 2014）.

11) AASLD/IDSA, "Recommendations for testing, managing, and treating hepatitis C", http://www.hcvguidelines.org/full-report-view（Accessed November 21, 2014）.

12) Dorner, M.; Horwitz, J. A.; Donovan, B. M.; Labitt, R. N.; Budell, W. C.; Friling, T.; Vogt, A.; Catanese, M. T.; Satoh, T.; Kawai, T.; Akira, S.; Law, M.; Rice, C. M.; Ploss, A. *Nature* **2013**, *501*, 237-241.

13) Chevaliez, S.; Pawlotsky, J. M. *HCV Genome and Life Cycle.* In Hepatitis C Viruses: Genomes and Molecular Biology, Tan, S. L., Ed. Horizon Bioscience: Norfolk, UK, 2006, p. 5-47.

14) (a) Lesburg, C. A.; Cable, M. B.; Ferrari, E.; Hong, Z.; Mannarino, A. F.; Weber, P. C. *Nat. Struct. Biol.* **1999**, *6*, 937-943;(b) Ishii, K.; Tanaka, Y.; Yap, C. C.; Aizaki, H.; Matsuura, Y.; Miyamu, T. *Hepatology* **1999**, *29*, 1227-1235;(c) Lohmann, V.; Korner, F.; Herian, U.; Bartenschlager, R. *J. Virology* **1997**, *71*, 8416-8428;(d) Yamashita, T.; Kaneko, S.; Shirota, Y.; Qin, W.; Nomura, T.; Kobayashi, K.; Murakami, S. *J. Biol. Chem.* **1998**, *273*, 15479-15486.

15) (a) Pockros, P. *J. Clin. Liver Dis.* **2013**, *17*, 105-110;(b) Coats, S. J.; Garnier-Amblard, E. C.; Amblard, F.; Ehteshami, M.; Amiralaei, S.; Zhang, H.; Zhou, L.; Boucle, S. R.; Lu, X.; Bondada, L.; Shelton, J. R.; Li, H.; Liu, P.; Li, C.; Cho, J. H.; Chavre, S. N.; Zhou, S.; Mathew, J.; Schinazi, R. F. *Antiviral Res.* **2014**, *102*, 119-147.

16) (a) Murakami, E.; Tolstykh, T.; Bao, H.; Niu, C.; Steuer, H. M.; Bao, D.; Chang, W.; Espiritu, C.; Bansal, S.; Lam, A. M.; Otto, M. J.; Sofia, M. J.; Furman, P. A. *J. Biol. Chem.* **2010**, *285*, 34337-34347;(b) Murakami, E.; Bao, H.; Ramesh, M.; McBrayer, T. R.; Whitaker, T.; Steuer, H. M.; Schinazi, R. F.; Stuyver, L. J.; Obikhod, A.; Otto, M. J.; Furman, P. A. *Antimicrob. Agents Chemother.* **2007**, *51*, 503-509.

17) Ma, H.; Jiang, W. R.; Robins, R. K.; Leveque, V.; Ali, S.; Lara-Jaime, T.; Masjedizadeh, M.; Smith, D. B.; Cammack, N.; Klumpp, K.; Symons, J. *J. Biol. Chem.* **2007**, *282*, 29812-29820.

18) Hebner, C. M.; Lee, Y. J.; Han, B. *In vitro* pangenotypic and combination activity of sofosbuvir in stable replicon cell lines, *The 63th Annual Meeting of the American Association for the Study of Liver Diseases*（Boston, MA, 2012）, Abstract #1875.

19) (a) Pierra, C.; Amador, A.; Benzaria, S.; Cretton-Scott, E.; D'Abramo, M.; Mao, J.; Mathieu, S.; Moussa, A.; Bridges, E. G.; Standring, D. N.; Sommadissi, J.-P.; Storer, R.; Gosselin, G. *J. Med. Chem.* **2006**, *49*, 6614-6620;(b) Clark, J. L.; Hollecker, L.; Mason, J. C.; Stuyver, L. J.; Tharnish, P. M.; Lostia, S.; McBrayer, T. R.; Schinazi, R. F.; Watanabe, K. A.; Otto, M. J.; Furman, P. A.; Stec, W. J.; Patterson, S. E.; Pankiewicz, K. W. *J. Med. Chem.* **2005**, *48*, 5504-5508.

20) Stuyver, L. J.; McBrayer, T. R.; Whitaker, T.; Tharnish, P. M.; Ramesh, M.; Lostia, S.; Cartee, L.; Shi, J.; Hobbs, A.; Schinazi, R. F.; Watanabe, K. A.; Otto, M. J. *Antimicrob. Agents Chemother.* **2004**, *48*, 651-654.

21) Murakami, E.; Niu, C.; Bao, H.; Micolochick, H. M.; Whitaker, T.; Nachman, T.; Sofia, M. A.; Wang, P.; Otto, M. J.; Furman, P. A. *Antimicrob. Agents Chemother.* **2008**, *52*, 458-464.

22) (a) Perrone, P.; Luoni, G. M.; Kelleher, M. R.; Daverio, F.; Angell, A.; Mulready, S.; Congiatu, C.; Rajyaguru, S.; Martin, J. A.; Leveque, V.; Pogam, S. L.; Najera, I.; Klumpp, K.; Smith, D. B.; McGuigan, C. *J. Med. Chem.* **2007**, *50*, 1840-1849;(b) Perrone, P.; Daverio, F.; Valente, R.; Rajyaguru, S.; Martin, J. A.; Leveque, V.; Pogam, S. L.; Najera, I.; Klumpp, K.; Smith, D. B.; McGuigan, C. *J. Med. Chem.* **2007**, *50*, 5463-5470;(c) Gardelli, C.; Attenni, B.; Donghi, M.; Meppen, M.; Pacini, B.; Harper, S.; Marco, A. D.; Fiore, F.; Giuliano, C.; Pucci, V.; Laufer, R.; Gennari, N.; Marcucci, I.; Leone, J. F.; Olsen, D. B.; MacCoss, M.; Rowley, M.; Narjes, F. *J. Med. Chem.* **2009**, *52*, 5394-5407.

23) Sofia, M. J.; Bao, D.; Chang, W.; Du, J.; Nagarathnam, D.; Rachakonda, S.; Reddy, P. G.; Ross, B. S.; Wang, P.; Zhang, H.-R.; Bansal, S.; Espiritu, C.; Keilman, M.; Lam, A. M.; Steuer, H. M.; Niu, C.; Otto, M. J.; Furman, P. A. *J. Med. Chem.* **2010**, *53*, 7202-7218.

24) EMA/CHMP, "Assessment report Sovaldi", http://www.ema.europa.eu/docs/en_GB/document_library/EPAR_-_Public_assessment_report/human/002798/WC500160600.pdf（Accessed November 21, 2014）.

25) Denning, J.; Cornprost, M.; Flach, S. D.; Berrey, M. M.; Symonds, W. T. *Antimicrob. Agents Chemother.* **2013**, *57*, 1201-1208.

26) Rodriguez-Torres, M; Lawitz, E.; Kowdley, K. V.; Nelson, D. R.; DeJesus, E.; McHutchison, J. G.; Cornpropst, M. T.; Mader, M.; Albanis, E.; Jiang, D.; Hebner, C. M.; Symonds, W. T.; Berrey, M. M.; Lalezari, J. *J. Hepatology* **2013**, *58*, 663-668.

27) Smith, D.B.; Bukh, J.; Kuiken, C.; Muerhoff, A. S.; Rice, C. M.; Stapleton, J. T.; Simmonds, P. *Hepatology* **2014**, *59*, 318-327.

28) (a) Swain, M. G.; Lai, M. Y.; Shiffman, M. L.; Cooksley, W. G.; Zeuzem, S.; Dieterich, D. T.; Abergel, A.; Pessôa, M. G.; Lin, A.; Tietz, A.; Connell, E. V.; Diago, M. *Gastroenterology* **2010**, *139*, 1593-1601;(b) Bruno, S.; Stroffolini, T.; Colombo, M.; Bollani, S.; Benvegnù, L.; Mazzella, G.; Ascione, A.; Santantonio, T.; Piccinino, F.; Andreone, P.; Mangia, A.; Gaeta, G. B.; Persico, M.; Fagiuoli, S.; Almasio, P. L.; Italian Association of the Study of the Liver Disease (AISF), *Hepatology* **2007**, *45*, 579-587.

29) Chen, J.; Florian, J.; Carter, W.; Fleischer, R. D.; Hammerstrom, T. S.; Jadhav, P. R.; Zeng, W.; Murray, J.; Birnkrant, D. *Gastroenterology* **2013**, *144*, 1450-1455.

30) Lawitz, E.; Mangia A; Wyles, D.; Rodriguez-Torres, M.; Hassanein , T.; Gordon, S. C.; Schultz, M.; Davis, M. N.; Kayali, Z.; Reddy, K. R.; Jacobson, I. M.; Kowdley, K. V.; Nyberg, L.; Subramanian, G. M.; Hyland, R. H.; Arterburn, S.; Jiang, D.; McNally, J.; Brainard, D.; Symonds, W. T.; McHutchison, J. G.; Sheikh, A. M.; Younossi, Z.; Gane, E. J. *N. Engl. J. Med.* **2013**, *368*, 1878-1887.

31) Jacobson, I. M.; Gordon, S. C.; Kowdley, K. V.; Yoshida, E. M.; Rodriguez-Torres, M.; Sulkowski, M. S.; Shiffman, M. L.; Lawitz, E.; Everson, G.; Bennett, M.; Schiff, E.; Al-Assi, M. T.; Subramanian, G. M.; An, D.; Lin, M.; McNally, J.; Brainard, D.; Symonds, W. T.; McHutchison, J. G.; Patel, K.; Feld, J.; Pianko, S.; Nelson, D. R.; POSITRON Study; FUSION Study, *N. Engl. J. Med.* **2013**, *368*, 1867-1877.

32) Zeuzem, S.; Dusheiko, G. M.; Salupere, R.; Mangia, A.; Flisiak, R.; Hyland, R. H.; Illeperuma, A.; Svarovskaia, E.; Brainard, D. M.; Symonds, W. T.; Subramanian, G. M.; McHutchison, J. G.; Weiland, O.; Reesink, H. W.; Ferenci, P.; Hézode, C.; Esteban, R.; VALENCE Investigators, *N. Engl. J. Med.* **2014**, *370*, 1993-2001.

33) Sulkowski, M. S.; Naggie, S.; Lalezari, J.; Fessel, W. J.; Mounzer, K.; Shuhart, M.; Luetkemeyer, A. F.; Asmuth, D.; Gaggar, A.; Ni, L.; Svarovskaia, E.; Brainard, D. M.; Symonds, W. T.; Subramanian, G. M.; McHutchison, J. G.; Rodriguez-Torres, M.; Dieterich, D.; PHOTON-1 Investigators, *J. Am. Med. Assoc.* **2014**, *312*, 353-361.

34) Curry, M. P.; Forns, X.; Chung, R. T.; Terrault, N. A.; Brown, R. Jr.; Fenkel, J. M.; Gordon, F.; OLeary, J.; Kuo, A.; Schiano, T.; Everson, G.; Schiff, E.; Befeler, A.; Gane, E.; Saab, S.; McHutchison, J. G.; Subramanian, G. M.; Symonds, W. T.; Denning, J.; McNair, L.; Arterburn, S.; Svarovskaia, E.; Moonka, D.; Afdhal, N. *Gastroenterology* **2014**, *5085*, 1145-1147.

35) Afdhal, N.; Zeuzem, S.; Kwo, P.; Chojkier, M.; Gitlin, N.; Puoti, M.; Romero-Gomez, M.; Zarski, J. P.; Agarwal, K.; Buggisch, P.; Foster, G. R.; Bräu, N.; Buti, M.; Jacobson, I. M.; Subramanian, G. M.; Ding, X.; Mo, H.; Yang, J. C.; Pang, P. S.; Symonds, W. T.; McHutchison, J. G.; Muir, A. J.; Mangia, A.; Marcellin, P.; ION-1 Investigators, *N. Engl. J. Med.* **2014**, *370*, 1889-1898.

36) Afdhal, N.; Reddy, K. R.; Nelson, D. R.; Lawitz, E.; Gordon, S. C.; Schiff, E.; Nahass, R.; Ghalib, R.; Gitlin, N.; Herring, R.; Lalezari, J.; Younes, Z. H.; Pockros, P. J.; Di Bisceglie, A. M.; Arora, S.; Subramanian, G. M.; Zhu, Y.; Dvory-Sobol, H.; Yang, J. C.; Pang, P. S.; Symonds, W. T.; McHutchison, J. G.; Muir, A. J.; Sulkowski, M.; Kwo, P.; ION-2 Investigators, *N. Engl. J. Med.* **2014**, *370*, 1483-1493.

37) Kowdley, K. V.; Gordon, S. C.; Reddy, K. R.; Rossaro, L.; Bernstein, D. E.; Lawitz, E.; Shiffman, M. L.; Schiff, E.; Ghalib, R.; Ryan, M.; Rustgi, V.; Chojkier, M.; Herring, R.; Di Bisceglie, A. M.; Pockros, P. J.; Subramanian, G. M.; An, D.; Svarovskaia, E.; Hyland, R. H.; Pang, P. S.; Symonds, W. T.; McHutchison, J. G.; Muir, A. J.; Pound, D.; Fried, M. W.; ION-3 Investigators, *N. Engl. J. Med.* **2014**, *370*, 1879-1888.

38) Gilead Sciences, "Gilead announces phase 3 data showing that the fixed-dose combination of ledipasvir/sofosbuvir achieved 100 percent sustained virologic response (SVR$_{12}$) among patients with chronic hepatitis C in Japan", http://investors.gilead.com/phoenix.zhtml?c=69964&p=irolnewsArticle&ID=1939888 (Accessed November 21, 2014).

39) Sulkowski, M. S.; Gardiner, D. F.; Rodriguez-Torres, M.; Reddy, K. R.; Hassanein, T.; Jacobson, I.; Lawitz, E.; Lok, A. S.; Hinestrosa, F.; Thuluvath, P. J.; Schwartz, H.; Nelson, D. R.; Everson, G. T.; Eley, T.; Wind-Rotolo, M.; Huang, S. P.; Gao, M.; Hernandez, D.; McPhee, F.; Sherman, D.; Hindes, R.; Symonds, W.; Pasquinelli, C.; Grasela, D. M.; AI444040 Study Group, *N. Engl. J.*

Med. **2014**, *370*, 211-221.

40) Everson, G. T.; Tran, T. T.; Towner, W. J.; Davis, M. N.; Wyles, D.; Nahass, R.; McNally, J.; Brainard, D. M.; Han, L.; Doehle, B.; Mogalian, E.; Symonds, W. T.; McHutchison, J. G.; Morgan, T.; Chung, R. T. *J. Hepatology* **2014**, *60*, S46.

41) Tran, T. T.; Morgan, T. R.; Thuluvath, P. J.; Etz-korn, K.; Hinestrosa, F.; Tong, M.; McNally, J.; Brainard, D. M.; Han, L.; Doehle, B.; Mogalian, E.; McHutchison, J. G.; Chung, R. T.; Everson, G. T. *Hepatology* **2014**, *60*, 237.

42) Gane, E.; Hyland, R. H.; An, D.; McNally, J.; Brainard, D.; Symonds, W. T.; McHutchison, J. G.; Stedman, C. A. *Hepatology* **2014**, *60*, Abstract 79.

43) Gane, E.; Kocinsky, H.; Schwabe, C.; Mader, M.; Suri, V.; Donohue, M.; Huang, M.; Hui, J.; Yang, J.; Robison, H.; Apelian, D., *63th Annual Meeting of American Association of the Study of Liver Diseases*(Boston, MA), 2014, Poster # LB-23.

44) Lawitz, E.; Sulkowski, M. S.; Ghalib, R.; Rodriguez-Torres, M.; Younossi, Z. M.; Corregidor, A.; DeJesus, E.; Pearlman, B.; Rabinovitz, M.; Gitlin, N.; Lim, J. K.; Pockros, P. J.; Scott, J. D.; Fevery, B.; Lambrecht, T.; Ouwerkerk-Mahadevan, S.; Callewaert, K.; Symonds, W. T.; Picchio, G.; Lindsay, K.; Beumont, M.; Jacobson, I. M. *Lancet* **2014**, *S0140-6736, 61036-61039*.

45) Gane, E. J.; Stedman, C. A.; Hyland, R. H.; Ding, X.; Svarovskaia, E.; Symonds, W. T.; Hindes, R. G.; Berrey, M. M. *N. Engl. J. Med.* **2013**, *368*, 34-44.

46) Kohli, A.; Sims, Z.; Nelson, A.; Osinusi, A.; Tefari, G.; Pang, P.; Symonds, W.; McHutchison, J.; Masur, H.; Kottilil, S., Combination oral, hepatitis C antiviral therapy for 6 or 12 weeks: results of the SYNERGY trial, *63th Annual Meeting of American Association of the Study of Liver Diseases*(Boston, MA), 2014, Abstract 27LB.

47) Wang, P.; Chun, B. K.; Rachakonda, S.; Du, J.; Khan, N.; Shi, J.; Stec, W.; Cleary, D.; Ross, B. S.; Sofia, M. J. *J. Org. Chem.* **2009**, *74*, 6819-6824.

48) Ross, B. S.; Reddy, P. G.; Zhang, H.-R.; Rachakonda, S.; Sofia, M. J. *J. Org. Chem.* **2011**, *76*, 8311-8319.

49) Hagan, L. M.; Wolpe, P. R.; Schinazi, R. F. *Trends Microbiol.* **2013**, *21*, 625-633.

ベダキリン（Bedaquiline）

1

USAN：ベダキリン
商品名：サーツロ®
ヤンセンセラピューティクス社
市販開始年：2013年

1 背 景

結核（tuberculosis：TB）は，肺で徐々に拡大していくバクテリア（細菌）感染であり，しばしば身体の他の部分に広がる．この病気はおそらく，最初にヒトが畜牛や作物と共存する社会に定住したおよそ1万年以前に，ウシからヒトにうつった疾病であろう．紀元前3700年に遡るエジプトのミイラに，結核の病変が見いだされている．古代，結核は流行し出産期間の女性にはとくに危険であった．結核は過去2世紀には2億人の生命に蓄積しながら，7人のうちの1人の命を奪うほどとても恐ろしいものであった．

効果的な抗生物質が出現する以前，結核は多くの場合治るあてのない死の宣告を意味しており，「偉大なる白い伝染病（the great white plague）」*1という名前を得た．イギリスのロマン派の詩人，ジョン・キーツ，ポーランドの作曲家，フレデリック・ショパン，イギリスの映画スター，ビビアン・リーは，全員結核に冒され，そして死亡している．結核患者になることがロマンチックかつ魅力的と考えられていた時代には，きわめて多くの芸術家が結核に冒されている．事実，結核菌（バクテリア）は田園地帯よりも都市環境において，より容易に空気感染している．

科学実験の天才であったロベルト・コッホは，バクテリアを着色するために染料を用いた最初の科学者である．1882年，彼は染料を基に自ら考案した着色剤を用いて，結核の原因となるバクテリア tubercle bacillus（*Mycobacterium tuberculosis*）を発見した．この事実は人類の医学の歴史における大きな出来事であった．

細菌由来の病気である結核を引き起こすバクテリア *Mycobacterium tuberculosis*（*Mtb*）は，グラム陽性菌であり，外壁膜が欠損してことから抗酸性グラム陽性菌（acid-fast Gram positive bacteria）*2と考えられる．その外壁ワックス状被膜はミコール酸のような脂質よりなっており，食細胞活動から身を守っている．また棒状の棹菌（bacillus）で，水なしで数か月生存することができる[1]．ほかの抗酸性バクテリアとは異なり，*M. tuberculosis* は15〜20時間で複製する．好気性生物のため，ヒ

*1 偉大なる白い伝染病：多くのヒトに蔓延し，多数の死者をだした結核につけられた別名で，『The Great White Plague: Simple Lessons on Causes and Prevention, Intended Especially for Use in Schools』というタイトルの書籍が1912年にアメリカで発行されている．

*2 抗酸（性）菌：マイコバクテリウム属（*Mycobacterium*）に属する細菌．グラム陽性で，芽胞，莢膜，鞭毛をもたない細長い細菌．

イソニアジド（**2**） ストレプトマイシン（**3**）

R = CH_2OH
R′ = NHCH_3

トの肺のように酸素豊富な場所で成長する．*M.tuberculosis* は肺のなかでバクテリア感染を引き起こす，すなわち結核（TB）である．

　結核は空気伝染されそして吸引され，その結果，肺に感染される．大半の人は症状がなく，結核菌を潜伏したかたちで運ぶ．症状としては，3週間以上にわたる咳，胸の痛み，意図しない体重減少，倦怠感，発熱，夜間の発汗，悪寒，そして食欲減退である[2]．結核菌に感染されると2年以内にしばしば症状を示す[3]．結核菌は呼吸器内組織の崩壊や肺に空洞を形成する固い小結節（hard nodule）の形成の原因となる[1]．

　結核治療のための最初の低分子の一つは，イソニアジド（イソニコチン酸ヒドラジド，**2**）である[4]．しかし，そのヒドラジド官能基に由来する深刻な肝毒性が理由で，イソニアジド（**2**）は広くは処方されなかった．

　1943年，ラトガース大学の Selman Waksman と彼の学生 Albert Schatz が，一般的にはグラム陰性菌を，とくに結核菌を効果的に死滅させる最初の小分子抗生物質ストレプトマイシン（**3**）を発見した[4]．ストレプトマイシン（**3**）は過去60年以上にわたり，最も安全かつ効果的な結核治療薬として認知されてきた．この抗生物質は，地球上から結核による苦しみを一掃することに貢献してきた．残念なことに，ストレプトマイシン（**3**）に対する薬剤耐性が生じており，世界中の多くの場所で猛烈に結核が再流行している[5]．

　さらに，結核の第一選択治療にはリファンピシン（rifampicin：RIF，**4**），エタムブトール（ethambutol：EMB，**5**），ピラジナミド（pyrazinamide，**6**），シプロフロキサシン（ciprofloxacin，**7**）およびオフロキサシン（ofloxacin，**8**）が含まれる[6~9]．

　リファンピシン（**4**）の作用機序（mechanism of action：MOA）は，DNA 依存RNA 転写酵素複合体の β-ユニットへの結合により *Mycobacterium tuberculosis* のRNA 転写を妨げること，そしてメッセンジャー RNA（mRNA）の転写を阻害することである．mRNA 転写は，タンパク質合成（翻訳）に本質的な必要事項である[6]．リファンピシン（**4**）の複雑な構造に比べて，エタムブトール（**5**）の構造はそれとは異なり簡単である．エタムブトール（**5**）は，細菌の細胞壁の生合成過程に含まれるアラビノトランスフェラーゼを阻害する[7]．ピラジナミド（**6**）はプロドラッグであり，酵素ピラジナミダーゼによる代謝により，ピラジン酸に変換される．ピラジン酸はこの薬剤の活性本体である[8]．ピラジナミド（**6**）およびピラジン酸の作用

リファンピシン(**4**)

エタムブトール(**5**)　　　ピラジナミド(**6**)

シプロフロキサシン(Cipro, **7**)　　　オフロキサシン(Floxin, **8**)

機序は不明である.

　いうまでもなく, シプロフロキサシン(**7**)およびオフロキサシン(**8**)はフルオロキノロン系抗生物質である. これらの標的はよく知られており, これらはバクテリア DNA ギラーゼ(gyrase)(トポイソメラーゼⅡ)およびトポイソメラーゼⅣを阻害する[9]. これら2種類の酵素は, DNA 二重鎖をほどく際に必須である. 密接に関係するこの2種類の酵素のいずれかと DNA が結合して形成される複合体とキノロン類が結合し, キノロン-DNA-酵素複合体を与えると考えられている. このキノロン複合体は, DNA 複製の可能性を妨げる. この過程は可逆的であることから, この阻害様式は静菌的(bacteriostatic)*3と考えられている. 換言すれば, そこではバクテリアの成長の阻害があるが, その過程はそこでは終わらない. 究極的には, 三組複合体フラグメントの DNA の死滅による細胞死が起こり, したがってキノロンによる阻害の全体の結果としてはバクテリアの死滅である.

　世界保健機関(WHO)によれば, 世界中で推定50万の新規な多剤耐性結核(multidrug-resistant-tuberculosis:MDR-TB)の事例が存在した. これらの事例のおよそ60%はブラジル, 中国, インド, ロシア連邦, そして南アフリカで発生していた[10]. 2013年には, 世界中で報告された結核のおよそ3.7%が多剤耐性であった. これら3.7%のうち, 9%は広範囲な薬剤耐性結核(extensively drug-resistant-TB:XDR-TB)であった. 結核はアメリカよりもはるかに多くの開発途上国の人びとに感染している. 2012年にアメリカではわずか9945例の結核が報告され, 2011年より5.4%減少していた. そのうちわずか83例が多剤耐性結核で, 2011年に報告された127例の多剤耐性結核例よりも少なくなっていた[11]. アメリカでは減衰して

＊3　静菌的:抗生物質などの抗菌剤の作用の一つで, 直接菌を殺す殺菌作用に対して, 菌の増殖を抑制して菌を死滅させる作用.

いるが，多剤耐性結核の事例は世界の他の地域ではその数が増大している．耐性菌株と戦うことのできる最後の手段となる医薬品への要望が存在している．これらの医薬品はほかの薬剤治療のすべてが無効の場合に用いられることになる．結核薬の過剰使用と不適切な使用により，結核菌は耐性化している．新規な多剤耐性結核薬を，すべての結核の事例に対して投与し続けることは決して賢明ではない．

多剤耐性結核（MDR-TB）は，もはや先導的な結核用抗生物質，イソニアジド（**2**）およびリファンピシン（**4**）では治癒できなくなっている．広範囲な薬剤耐性結核（XDR-TB）は，イソニアジド（**2**）やリファンピシン（**4**），同様にシプロフロキサシン（**7**）やオフロキサシン（**8**）のようなフルオロキノロン類，および注射可能なアミカシン，カナマイシン，カプレオマイシンのような第二選択（second-line）の抗結核薬のいずれに対しても耐性を示す生物によって引き起こされる結核の一形態である．

NIH（アメリカ国立衛生研究所）によれば，このタイプの結核の治療には，2年間の多剤処方が必要である．本章で扱う新規医薬品ベダキリン（**1**）は，問題となるバクテリアの複製を阻害すること，その妥当な薬効，安全性プロファイルにて効果的に治療可能なことにより，多剤耐性結核の治療用としてFDA（アメリカ食品医薬品局）より承認されている．結核が年間で地球上の人口の3分の1以上に及ぶことにより，FDAはこの医薬品に対する承認プロセスをスピードアップした．

2 薬理作用

ベダキリン（**1**，以前R207910およびTMC207として知られている）は，それまでの結核用医薬とはまったく異なる新規な作用機序で結核バクテリア菌を死滅させる．この医薬品は，*Mycobacterium*に見いだされるアデノシン5′-三リン酸（adenosine 5′-triphosphate：ATP）合成酵素を，とくにそのc-サブユニットを阻害する．一方ATP合成酵素は，酸化的なリン酸化をとおして，その生物体のためにATPエネルギーを発生させるために，プロトン濃度勾配（proton gradient）*4を利用する．この酵素中のc-サブユニットのアスパラギン酸（Asp）およびグルタミン酸（Glu）残基が，鍵となるベダキリン（**1**）との結合部位である．**1**はc-サブユニットのGlu-61，Tyr-64，そしてAsp-28を介して，窪み（cleft）に結合する[12]．*Mycobacterium*の薬剤耐性は，ATP合成酵素内c-サブユニットをコード化する（code）遺伝子*atpE*が突然変異した結果である．

R, S-立体異性体（ジアステレオマー）であるベダキリン（**1**）は，最もフィットした結合と−54.6 kcal/molの結合相互作用エネルギーによる阻害，そして最小阻止濃度*5（MIC$_{90}$ 0.07 μg/mL）を示す立体配置である[13]．この医薬品はまた*in vitro*試験において，85種類の*Mycobacterium tuberculosis*に対して高い阻害作用を示し，そのうち41種類は単剤に対して感受性で，44種類は多剤に対して感受性であった．臨床隔離患者に対するMIC$_{50}$は0.032 μg/mLであり，MIC$_{90}$は0.06 μg/mLであった[13]．

ベダキリン（**1**）は，*Mycobacterium*のATP合成酵素を標的とすることには効果的であるが，真核生物のATP合成酵素には影響がない．ヒトの細胞，マウスの肝臓，

*4 プロトン濃度勾配：電子伝達系により細胞膜の内外に生じたプロトン（H$^+$）（水素イオン）の濃度差（勾配）のことで，ATP合成の原動力となる．

*5 最小阻止濃度：最小発育濃度ともよばれ，試験管内（*in vitro*）で菌の発育が阻止される最小の薬剤濃度を指す．たとえば，最小阻止濃度90（MIC$_{90}$）とは，菌株の集団全体で90%の菌株の発育が阻止されたMIC値のこと．同様に50%の菌株の発育が阻止された濃度がMIC$_{50}$である．

およびウシの心臓から得たミトコンドリアにはこの医薬品は低い感受性を示した[14].

　ベダキリン（**1**）は，多剤耐性の結核患者に対してプラセボ（偽薬）を上回る薬効を示した．対象となった患者は，痰の塗布試験により抗酸桿菌（acid-fast bacilli）陽性であり，イソニアジド（**2**）とリファンピシン（**4**）に対して耐性をもつことで，結核に対し多剤耐性であると選別された．南アフリカの多剤耐性の入院患者合計44名に，8週間にわたりプラセボもしくはベダキリン（**1**）が投与され，その後24週間が薬効証明の段階に当てられた．薬物治療群についてのコロニー（群体）形成単位（colony-forming unit：CFU）[*6]は，プラセボ投与群よりもより早く減衰した．バクテリアコロニーは48% の転換率で陰性に変わったが，プラセボの場合は9％であった[15]．このことは，ベダキリン（**1**）がヒト多剤耐性結核患者に対して，実用的な薬剤であることを示している．

　ベダキリン（**1**）は，ほかの結核治療薬とともに用いた場合により効果的である．ネズミモデルにおいて，リファンピシン（**4**）–イソニアジド（**2**）–ピラジナミド（**6**）をともに用いる治療では6か月間バクテリアコロニー形成を再発した．ベダキリン（**1**），ピラジナミド（**6**）およびリファペンチン〔リファンピシン（**4**）の近隣類縁体〕との3か月間処方，およびベダキリン（**1**），ピラジナミド（**6**）およびモキシフロキシンとの5か月間処方は同様な再発率であった．ベダキリン（**1**）は，高い殺菌活性（bactericidal potency）をもち，一方でリファンピシン（**4**）はより高い消毒活性（sterilizing potency）をもつ．これら2種類の薬剤を併用することで治療時間が短縮することができる[16]．

*6　コロニー形成単位：ある量の微生物（細菌など）を，それが生育する培地に播いた場合に生じるコロニーの数．別称は集落形成単位．

3　構造活性相関

　ジョンソン＆ジョンソン社（Johnson & Johnson, 現在 Janssen Pharmaceutical）は，*Mycobacterium smegmatis* の多周期増殖（multiple-cycle growth）に対する異なるケモタイプ（化学型，化学種）を調べた．純粋な酵素や受容体を用いる代わりに，結核の原因となる多くの標的を評価できることから，ヤンセン社は賢明にも細胞全体を用いるアッセイを選んだ[17]．

　初期のスクリーニングから，ジアリールキノリノン（diarylquinolinone：DARQ）がヒット（hit）と特定された．ヤンセン社の「ヒットからリードへ（hit-to-lead）」の取り組みは，*M. tuberculosis* およびいくつかのほかのバクテリアに対し *in vitro* 活性を示す一連のジアリールキノリノン類に結びついた．この一連の化合物のうち，20種類以上のジアリールキノリノン類が *M. tuberculosis* H37Rv に対して0.5mg/mL 以下の最小（発育）阻止濃度（minimum inhibitory concentration：MIC）をもっていた．最終的に，純粋なエナンチオマーとしてのR207910（**1**）（やがて TMC207，ベダキリン，そしてサーツロ®と改称）が，ジアリールキノリノン類のなかで最も強力なものとして特定された．

　ほかの立体異性体と比較した場合の立体配座エネルギーの低さから，ベダキリン（**1**）は，（*R, S*）-立体配置をとる[17]．通常はα-サブユニット中の Arg-186（186番目のアルギニン）側鎖がc-サブユニットと結合し，プロトンを輸送する．この際c-サ

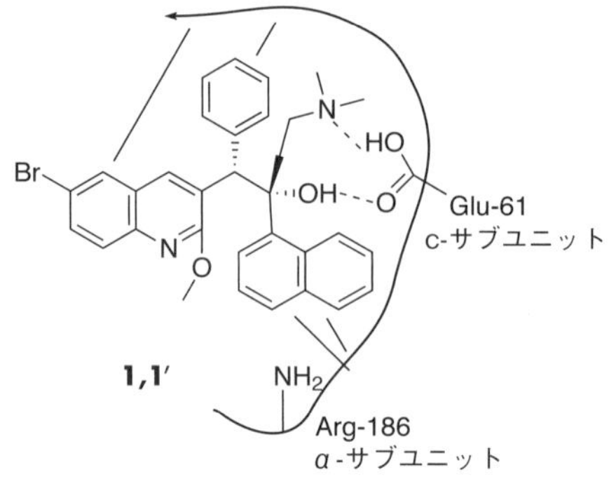

図5.1　ATP合成酵素のc-サブユニット中のGlu-61およびα-サブユニット中のArg-186とベダキリンとの間の結合相互作用

ブユニットはコンホメーション（立体配座）を変え，回転し，ATP合成を可能にし，そして細菌がエネルギーを生産することを可能にする．ベダキリン（**1**）は，このc-サブユニットと結合することで，Arg-186側鎖のアゴニスト（作動薬）として振舞うが，ベダキリン（**1**）のかさ高いジメチルアミノ基が，c-サブユニットの空洞（cavity）へぴったりはまらない（一致しない）ので，その結果，回転が阻害される（図5.1を参照）[17, 18]．

　高塩濃度においても，ベダキリン（**1**）のプロトン化された塩基性アミノ基とc-サブユニット中のGlu-61のカルボキシ基間とともに，ベダキリン（**1**）の芳香環とc-サブユニットの芳香族側鎖の間に顕著な結合が観測されている[19]．

4　薬物動態と薬物代謝

　ベダキリン（**1**）に対する動物試験において，マウスとラットには70〜80%，イヌとサルの場合は40%の生物学的利用能（bioavailability）が明らかにされた[20]．ベダキリン（**1**）はマウスの場合は1〜3日，ラットとサルの場合は3〜9日，イヌの場合は40日もの長い半減期をもっている．

　ヒトにおける，ベダキリン（**1**）の経口単回投与は10から700mgの範囲である．経口単回投与の場合，ベダキリン（**1**）は良好に吸収され，投与後5時間で（平均値）最高濃度に到達した．C_{max}に到達した後，薬物濃度はおよそ4〜5か月間という長い最終半減期（$t_{1/2}$）で三重指数関数的（tri-exponentially）に減衰する．ベダキリン（**1**）は，24〜30時間の効果的半減期をもっている．半減期（$t_{1/2}$）は，毎日の投与による2週間後の2回の累算（two-fold accumulation）に基づいている．ベダキリン（**1**）の薬物動態は，最高投与量700mgまで直線的であった．すなわち，C_{max}もAUC（area under the blood concentration-time curve，血中薬剤濃度 − 時間曲線下面積）もいずれもが比例的に増大した．ヒト血漿中において，ベダキリン（**1**）は高度にタンパク質結合している（>99%）．中心コンパートメント（central compartment，おもに循環している血液のこと）中の分布容積[*7]はおよそ164Lであった．末梢コンパートメントでは，およそ178L，3010L，7350Lであった．この異なるコンパートメントでの分布有効性（distribution effectiveness）は，ベダキリ

＊7　分布容積：薬物の体内動態を表す指標の一つで，薬物が血漿中と等しい濃度で各組織に分布するとした場合の容積（L/kgあるいはmL/g）で，薬物が血漿中のみに存在するとき分布容積は小さく，臓器内に高濃度で分布する場合には大きいとされる．

スキーム5.1　ベダキリン（**1**）の代謝産物，M2（**9**）
およびM3（**10**）

ン（**1**）が体中に広く分布していることを示している[20]．

　In vitro 研究をとおして，CYP3A4（酵素シトクロム P450中の３Ａとよばれる種類）がベダキリン（**1**）の代謝におけるおもな CYP アイソザイム（イソ酵素）であること，およびおもな代謝産物として *N*-モノデメチルベダキリン（M2，**9**）が含まれることが示唆されている．**9** は *M. tuberculosis* に対し，**1** の４から６倍活性が低い．M2（**9**）のさらなる *N*-脱メチル体である代謝産物M3（**10**）も少量生成した（スキーム5.1）．M3（**10**）は *M. tuberculosis* に対して不活性であった．ベダキリン（**1**）の単回（700 mg）および複数回（50〜400mg を１日１回14日間）投与による第Ⅰ相試験は，M2（**9**）が血漿中に検出される主要な代謝産物であり，ベダキリンの AUC（血中薬剤濃度–時間曲線下面積）のおよそ20% に相当することを示した．M2（**9**）の平均（中間）の半減期 $t_{1/2}$ はおよそ5.5か月である．未変化のベダキリン（**1**）の尿中への排出が，投与した量の＜0.001% と決定されたことより，この薬剤の吸収の良さが示された[21]．

　ベダキリン（**1**）およびM2（**9**）とトランスポーター（膜輸送体：生体膜を通じて薬剤を運ぶ膜タンパク質）との相互作用は，薬剤の濃度により変化する．ベダキリン（**1**）とM2（**9**）は，P-グリコプロテイン（P-gp）輸送プロセスの基質ではない．臨床上重要な濃度，すなわちベダキリン（**1**）の場合は＜5μg/mL，M2（**9**）の場合は0.5μg/mL では P-pg 輸送プロセスを阻害しない．しかし，高濃度（100μM[〜55μg/mL]）においては，ベダキリン（**1**）は ^{3}H-パクリタキセル（抗がん剤タキソール）の P-pg 輸送をわずかに阻害した．一方，高濃度（100μM）において，M2（**9**）は ^{3}H-パクリタキセルの P-gp 依存型輸送を著しく阻害した．

5　薬効と安全性

　薬剤感受性結核（DS-TB：drug sensitive-TB）感染患者への，ベダキリン（**1**）400 mg/日，７日間の単剤投与による治療は，顕著な初期における殺菌活性を示し，この薬剤についての推奨される投与量に対する基礎指針を提供した．多剤耐性結核

表5.1　ベダキリン（**1**）とCYP450誘導（阻害）薬との相互作用

	リファンピシン（強力なCYP3A4誘導物質）	ケトコナゾール（強いCYP3A4阻害剤）	イソニアジド/ピラジナミド	ネビラピン	カレトラ®（ロピナビル/リトナビル）
薬剤投与量	600 mg	400 mg/日（3日）	多回投与 300/2000 mg （1日1回）	200 mg （1日2回）	多回投与 400/100 mg （1日2回）
ベダキリン投与量	300 mg 単回投与	400 mg/日	多回投与 （1日1回）	単回投与	単回投与
C_{max} および AUC	減少0〜336h （〜50%で）	ベダキリンの増加 （1.09および1.22倍 平均0〜24時間）	変化なし	HIV陽性患者に 変化なし	22%増加 （平均在間）
結果	併用は禁忌	連続14日以上の併用 は禁忌	併用に投与量の調節 必要なし	併用に投与量の調節 必要なし	併用に投与量の調節 必要なし

に対する推奨されているベダキリン（**1**）の投与量は，最初の1〜2週間は400 mg（100 mgタブレット4錠）を1日1回，続く3〜24週は200 mg（100 mgタブレット2錠）を最低48時間の間隔をあけて週に3回である．ベダキリン（**1**）を用いた全治療期間は24週間で，薬剤は食物と一緒に服用すべきである[18]．この医薬による治療を受けた結核患者は，男女の間で重要な差を示さなかった．吸収と曝露を確実にするために，ベダキリン（**1**）は食事とともに摂取されるべきである．高脂肪の食事ではなく，標準的な食事を食物として摂った場合，薬物曝露がおよそ2倍増大する．ベダキリン（**1**）は重篤な腎臓障害のある患者には注意して投与されるべきであり，重篤な肝臓障害のある患者の場合は使用されるべきではない．

　多剤耐性結核治療のためのバックグラウンド（標準）の薬剤処方では，エタムブトール（**5**），カナマイシン，ピラジナミド（**6**），オフロキサシン（**8**），もしくはシクロセリンの薬物動態に関して，多剤耐性結核患者の場合，これらの医薬品とベダキリン（**1**）との共投与においては大きな影響はなかった．ベダキリン（**1**）を用いる際に注意すべきシトクロムP450誘導（阻害）薬（CYP450-based drug）は，リファンピシン（**4**），ケトコナゾール（ketoconazole），イソニアジド/ピラジナミド（**2/6**），ネビラピン（nevirapine），およびカレトラ®（Kaletra®）である．表5.1に，ベダキリン（**1**）と相互作用するCYP450誘導（阻害）薬の共投与効果を示してある．

6　合　成

6.1　ヤンセン社の創薬合成

　ベダキリン（**1**）の創薬合成は，最初に2005年にヤンセンファーマシューティカ社より特許として発表された[22,23]．要点は，ベダキリン（**1**）はブロモキノリン種**A**とナフタレンケトアミン種**B**とを結合させて合成するものである．以下に示すように，ブロモキノリン種**A**は，4-ブロモアニリン（**11**）と塩化フェニルプロパノイル（**12**）を出発物質として合成された（スキーム5.2）．アミド生成である第一工程は，アミド**13**をほぼ定量的に与えた．キノリン**14**の生成は，アミド**13**のDMF（dimethyl formamide）溶液をPOCl₃と加熱することで容易に達成された．残念なことに，キノリン**14**上の塩素原子のS$_N$Ar反応によるフラグメント**A**であるメトキシ誘導体へ

スキーム5.2 ヤンセン社による中間体 A の合成ルート

スキーム5.3 ヤンセン社による中間体 B の合成ルート

　の変換は，ヤンセン社の創薬合成においてもプロセス合成においてもつねに低収率であった．

　一方，フラグメント B の合成は直裁的である．1-アセチルナフタレン（**15**）とパラホルムアルデヒド，ジメチルアミン塩酸塩との縮合は塩酸塩 **16** を与え，その後NaOH 水溶液でアルカリ性にすることで容易にフラグメント B へ変換された（スキーム5.3）．

　フラグメント A と B の結合は，フラグメント A の LDA（lithium diisopropylamide, リチウム ジイソプロピルアミド）による脱プロトン化，続くフラグメント B との反応により容易に達成された．驚くことではないが，この結合反応は2種類のジアステレオマー混合物を与えた．幸運なことに，プロセス化学者は酢酸/THF に対する溶解性の違いを利用して，ベダキリン（**1**）とそのエナンチオマー対を所望のジアステレオマーとして分離することに成功した．この二つのエナンチオマー混合物（ラセミ体）は，プレパラティブキラル TLC またはキラルな酸を用いた古典的な光学分割で分離することができた．

　ヤンセン社で開発されたこのルートは，コンバージェントという利点をもっている．一方で，**14** を A に変換するメトキシ化の工程が低収率である．さらに，このルートはラセミ体であり，最終生成物の3/4は捨てねばならない．すなわち，最終生成

物のうち半分は望まぬジアステレオマー（ラセミ体対）であり，1/4は不要なエナンチ
オマーである．望むエナンチオマー（**1**）の通算収率はたった1％であった．

6.2　もう一つの合成法

2011年に，Chandrasekharと同僚はベダキリン（**1**）のもう一つの合成を報告し
た[24, 25]．ヤンセン社の化学者によるコンバージェントな合成に対して，彼らは10工
程のリニアーな戦略を実施した（スキーム5.4）．

既知の中間体6-ブロモ-2-クロロキノリン-3-カルボアルデヒド（**17**）は，4-ブロ
モアセトアニリドより修飾Vilsmeier-Haack法を用いて合成した．ホスホナート
(EtO)$_2$P(O)CH$_2$CO$_2$Et より発生させたリチウム塩を用いた**17**のHorner-
Wadsworth-Emmonsオレフィン化は，完全な E 選択性で α, β-不飽和エステル**18**
を収率89％で与えた．

エステル**18**は，ついでDIBAL-H（diisobutylaluminium hydride）を用いて0℃に
て還元されアリルアルコール**19**が得られた．クロロキノリン**14**のメトキシ化は通

スキーム5.4　Chandrasekharらによる中間体**24**の合成ルート

常低収率であったが，クロロキノリン**19**のS_NAr変換は高収率で達成され(92%)，2-メトキシ誘導体**20**を与えた．このS_NAr反応が容易に進行することは，アリルアルコール部分が何らかのアシストをしているのかもしれない．アリルアルコール(**20**)に対する Sharpless 不斉エポキシ化は，エポキシド**21**を収率86%，95%ee で与えた．PhMgBr による位置選択的な**21**のエポキシ開環は，CuCN で加速され，キレーション制御機構の結果ジオール**22**を与えた．ジオール**22**のOsO_4/$NaIO_4$を用いた酸化的開裂はアルデヒド**23**を与え，この**23**は 1-ナフチルマグネシウムブロミドで処理され，1：1の2種類のジアステレオマー混合物としてアルコール**24**が得られた．

アルコール**24**の酸化は Dess-Martin ペルヨージナン(Dess-Martin periodinane：DMP)を用いて行われ，ケトン**25**(95%ee)を与えた(スキーム5.5)．ケトン**25**をアリル亜鉛ブロミドと反応させ，アルコール**26**を 1：1 比で2種類のジアステレオマー混合物として得た．**26**の末端オレフィンの酸化的開裂は$NaIO_4$および触媒量のOsO_4，2,6-ルチジンの存在で進行し，ヒドロキシアルデヒド**27**が得られた．**27**は 0℃，メタノール中，$NaBH_4$で容易にジオール**28**に還元された．**28**の第一級アルコール選択的な O-メシル化はメシラート**29**を与え，続くジメチルアミンを用いたS_N2置換反応は 1：1 ジアステレオマー混合物として，ベダキリン**1**と**1′**を与えた．この混合物はシリカゲルフラッシュクロマトグラフィーにより容易に分離され，ベダキリン(**1**)を与えた．

Chandrasekhar らのアプローチは，既知の中間体 6-ブロモ-2-クロロキノリン-3-カルボアルデヒド(**17**)からリニアーな10工程で通算収率12% であった．

ヤンセン社の創薬合成と比較し，このリニアーな合成にはそれ自体良い点と悪い点がある．有利な点としては，とくにメトキシ化による**19**から**20**への変換を含め，

スキーム5.5　Chandrasekhar らによる中間体**24**のベダキリン**1**への変換

リニアーなアプローチの各工程が良好か優れた収率であることである（例外として最後のS_N2置換反応）．欠点としては，リニアーな戦術は総収率の点でコンバージェントな合成に劣る．

6.3　ヤンセン社のプロセス合成

　2006年にヤンセン社はプロセス合成に関する特許を公表した[25)]．市販のキノロン**30**はLDA（lithium diisopropylamide）にて脱プロトン化され，ついでナフタレン-ケト-アミン**B**でトラップされ，主生成物として所望のベダキリン（**1**）とそのエナンチオマー（**1′**）を含むジアステレオマー混合物が得られた（スキーム5.6）．副生したマイナー成分は，数回の再結晶と接種法で除去された．ラセミ体**1**＋**1′**の光学分割は，ラセミ体をまず加熱還流下DMSO（dimethyl sulfoxide）中でBINAP〔2,2′-bis（diphenylphosphino）-1,1′-binaphthyl〕誘導体**31**で処理し，冷却し，炭酸カリウム水溶液を加え，その後トルエン中で加熱することで純粋なエナンチオマーとしてベダキリン**1**が得られた．この**1**をイソプロパノール中，フマル酸と処理したところ，活性な医薬品有効成分（active pharmaceutical ingredient：API，原薬）ベダキリンフマル酸塩**32**が得られた．

スキーム5.6　ヤンセン社のベダキリン（**1**）のプロセス合成ルート

6.4　柴﨑による触媒的不斉合成

　柴﨑は2010年にエレガントなベダキリン（**1**）の触媒的不斉合成を報告している[26)]．最初に化合物**33**と**34**の位置選択的（site-selective）なアルドール反応は，脱水後にエノン**35**を与えた．**35**の触媒的エナンチオ選択的なプロトン移動による**36**への変換は，最適条件にて定量的かつ88%eeで**36**を与えた．続くアリルボロン酸エステル**37**を用いた触媒的ジアステレオ選択的アリル化の最適条件で，**36**はほぼ単一

のジアステレオマー（*dr*=14：1）として**38**へ定量的に変換された（スキーム5.7）.

　MOM（methoxymethyl）保護基の開裂は，*B*-ブロモカテコールボラン（**39**）を用いて達成され，続くオゾン分解，還元的処理にてジオール**40**が生成した.**40**のブロモ化と続く *O*-メチル化でブロミド**41**が得られた.**41**のトシル化と続くジメチルアミンを用いた S_N2 置換反応にて，ベダキリン（**1**）が得られた.

　柴﨑の合成は非常にエレガントではあるが，このルートがベダキリン（**1**）の大量合成に応用可能とは言い難い.

スキーム5.7　柴﨑によるベダキリン（**1**）の触媒的不斉合成ルート

要約すると，ベダキリン（**1**）は化合物 **2** ～ **8** のような従来の結核治療薬よりもより強力である．この医薬品は卓越した薬物動態と薬物代謝プロファイルをもち，その結果これまでの治療薬のような数時間単位ではなく，日数単位できわめて長い期間体内に留まっている．その新規な作用機序から，ベダキリン（**1**）は広範囲に有効である．さらに重要なことは，この医薬品は安全であり，結核，とくに多剤耐性結核に対する優れた薬剤として，計りしれないほどの恩恵をもたらすこととなった[27]．

参考文献

1）*Encyclopedia Britannica*. http://www.britannica.com/EBchecked/topic/608235/tuberculosis-TB（Accessed October 2013）.

2）Harms, Roger M.D. *Mayo Clinic*. http://www.mayoclinic.com/health/tuberculosis/DS00372/DSECTION=symptoms.（Accessed October 2013）.

3）*Center for Disease Control*（*CDC*）. http://www.cdc.gov/tb/（Accessed October 2013）

4）Schatz, A.; Bugie, E.; Waksman, S. A. *Proc. Exp. Biol. Med.* **1944**, *55*, 66-69.

5）Reichman, L.B.; Tanne, J. H. *Time Bomb, The Global Epidemic of Multi-Drug-Resistant Tuberculosis*, McGraw-Hill: New York, **2002**.

6）Campbell, E. A.; Korzheva, N.; Mustaev, A.; Murakami, K.; Nair, S.; Goldfarb, A.; Darst, S. A. *Cell* **2001**, *104*, 901-912.

7）Lee, R. L.; Mikušová, K.; Brennan, P. J.; Besra, G. S. *J. Am. Chem. Soc.* **1995**, *117*, 11829-11832.

8）Raynaud, C.; Lanéelle, M. A.; Senaratne, R. H.; et al. *Microbiol.* **1999**, *145*, 1359-1367.

9）Bryskier, A.; Lowther, J. *Fluoroquinolones and Tuberculosis: A Review* In Antimicrobial Agents: Antibacterials and Antifungals; Bryskier, A., Ed. ASM Press: Washington, D. C. 2005; pp.1124-1145.

10）World Health Organization. http://www.who.int/tb/challenges/mdr/MDR_TB_FactSheet.pdf（Accessed March 2013）.

11）Segala, E.; Sougakoff, W.; Nevejans-Chauffour, A.; et al. *Antimicrob. Agents Chemother.* **2012**, *56*, 2326-2334.

12）De Jonge, M.; Koymans, L.; Guillemont, J.; Koul, A.; Andries, K. *Proteins Struct. Funct. Genet.* **2007**, *67*, 971-980.

13）Huitric, E.; Verhasselt, P.; Andries, K.; Hoffner, S. E. *Antimicrob. Agents Chemother.* **2007**, *51*, 4202-4204.

14）Haagsma, A. C.; Abdillahi-Ibrahim, R.; Wagner, M. J.; et al. *Antimicrob. Agents Chemother.* **2009**, *53*, 1290-1292.

15）Diacon, A. H.; Pym, A.; Grobusch, M.; Patientia, R.; Rustomjee, R.; et al. *N. Engl. J. Med.* **2009**, *360*, 2397-2405.

16）Andries, K.; Gevers, T.; Lounis, N. *Antimicrob. Agents Chemother.* **2010**, *54*, 4540-4544.

17）Andries, K.; Verhasselt, P.; Guillemont, J.; et al. *Science* **2005**, *307*, 223-227.

18）Gaurrand, S.; Desjardins, S.; Guillemont, J.; et al. *Chem. Biol. Drug Design* **2006**, *68*, 77-84.

19）Rivers, E. C.; Mancera, R. L. *Drugs Discov. Today* **2008**, *13*, 1090-1098.

20）Gras, J. *Drugs Today* **2013**, *49*, 353-367.

21）Svensson, E. M.; Aweeka, F.; Park, J.-G.; Marzan, F.; Dooley, K. E.; Karlsson, M. O. *Antimicrob. Agents Chemother.* **2013**, *57*, 2780-2787.

22）Guillemont, J. E. G.; Pasquier, E. T. J. WO2005-070924 (2005).

23）Van Gestel, J. F. E.; Guillemont, J. E. G.; Venet, M. G.; Poignet, H. J. J.; Decrane, L. F. B.; Vernier, D. F. J.; Odds, F. C. US Patent 2005/0148581 A 1 (2005).

24）Chandrasekhar, S.; Babu, G. S .K; Mohapatra, D. K. *Eur. J. Org. Chem.* **2011**, 2057-2061.

25）Porstmann, F. R.; Horns, S.; Bader, T. (Janssen Pharmaceutica, Belgium), WO Patent 2006/125769 A1, (2006).

26）Saga, Y.; Motoki, R.; Makino, S.; Shimizu, Y.; Kanai, M.; Shibasaki, M. *J. Am. Chem. Soc.* **2010**, *132*, 7905-7907.

27）Cohen, J. *Science* **2005**, *307*, 1872.

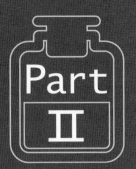

Part II

がん治療の創薬

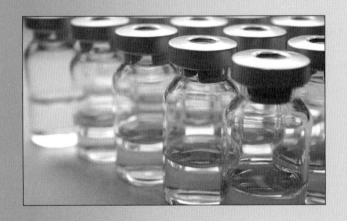

Chapter 6 ● 進行性前立腺がん治療のためのアンドロゲン受容体アンタゴニスト

エンザルタミド（Enzalutamide）

1

USAN：エンザルタミド
商品名：イクスタンジ®
メジベーション社/アステラス社
市販開始年：2012年（アメリカ）
　　　　　　2013年（ヨーロッパ連合）

1 背景

　前立腺がんの初期治療のオプションはいくつかの評価基準により影響を受け，積極的な未治療（待機療法，active surveillance）から精巣（睾丸）除去を含む外科手術（前立腺摘除，prostatectomy）にまで及んでいる．アンドロゲン*1とよばれる男性ホルモンのレベルを減少させるホルモン療法もまた，前立腺がん治療のオプションの一つである．アンドロゲンは前立腺がんの増殖を刺激し，アンドロゲン受容体（androgen receptor：AR）は，リガンドで活性化される核内ホルモン受容体（ligand-activated nuclear hormone receptor）*2である[1]．AR アンタゴニスト（拮抗剤）*3は，アンドロゲン受容体に対して，内在性（生体または細胞内部で産生される）リガンドであるアンドロゲンと競合する．あるアンタゴニストが AR に結合すると，AR のコンホメーション変化を誘導し，アンドロゲンが調節する鍵遺伝子の転写を遅らせ，その結果テストステロンやジヒドロテストステロンのようなアンドロゲンの生物学的効力を阻害する．AR アンタゴニストはまた，抗アンドロゲン剤ともよばれ，ステロイド系もしくは非ステロイド系に分類される．ステロイド系抗アンドロゲン薬は最初1960年代後半に開発され，その生理学上のプロゲストロン作用により非ステロイド系と区別されている．ステロイド系抗アンドロゲン薬としては，酢酸メゲストロール（megestrol acetate）およびメドロキシプロゲステロン（medroxyprogesterone）がある．非ステロイド系 AR アンタゴニストは，一般的に患者にとってより良い忍容性であることより過去30年間広範な研究対象であった[2]．その結果，非ステロイド系 AR アンタゴニストとして，いくつかの市販薬が開発された（図6.1）．フルタミド（flutamide）**2** は，1983年にシェーリング・プラウ社（Schering-Plough）から上市された[3]．サノフィ・アベンティス社（Sanofi-Aventis）は1987年にニルタミド（nilutamide）**3** を上市し，アストラゼネカ社（AstraZeneca）は1993年にビカルタミド（bicalutamide）**4** の承認を得た[4]．単剤療法（monotherapy）でもアジュバンド（補助）療法*4でも，ビカルタミド **4** を標準治療に加えたことは，前立腺の外部に拡大した局所進行前立腺がんを患う男性の無増悪生存期間*5を改善した．

* *1　アンドロゲン：ステロイドホルモンの一種で，男性ホルモンの総称．テストステロン，ジヒドロテストステロン，デヒドロエピテストステロンの3種類がアンドロゲン．

* *2　核内受容体：細胞内タンパク質の一種であり，ホルモンなどが結合することで細胞核内での DNA 転写を調節する受容体である．発生，恒常性，代謝など，生命維持の根幹にかかわる遺伝子転写に関与している．核内受容体はリガンドが結合すると，核内に移行し DNA に直接結合して転写を制御することより，転写因子の一種である．リガンドとしては，ビタミン A やビタミン D などの脂溶性ビタミンや甲状腺ホルモン，ステロイドホルモンなどが核内受容体に結合し，活性化させる．

* *3　アンタゴニスト（拮抗剤）：受容体とアゴニストの結合を阻害し，活性発現を妨げる物質．

* *4　補助療法（adjuvant treatment）：再発予防のための手術後の抗がん剤治療．

* *5　無増悪生存期間（progression-free survival）：患者が病勢の進行が見られない状態で生存する期間．

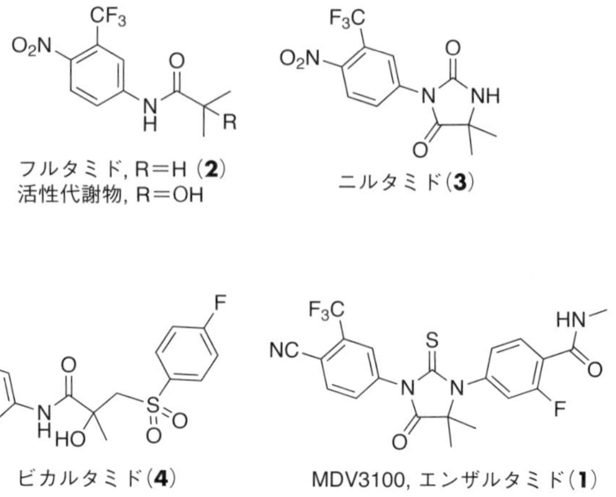

図6.1 非ステロイド系アンドロゲン受容体アンタゴニスト

前立腺がんは近傍の組織，リンパ節，前立腺の外部骨に拡大したときに「進行性がん」と定義する．前立腺に直接隣接する組織を越えて拡大した場合は，「転移性前立腺がん」と定義する．現代では転移性前立腺がんはアンドロゲンアンタゴニストを用いて治療する．しかし進行性前立腺がん患者では，去勢抵抗性（castration-resistant）[*6]であるがんが活発な形状で進行している．このことは男性ホルモンであるアンドロゲンが低レベルにもかからず，前立腺がんが増大し続けることを意味している[5]．転移性前立腺がんは，典型的に AR の過剰発現に関係している[6]．興味あることに，転移性前立腺がん患者の25% までは，治療中に AR アンタゴニストの使用を中止することが有効であった[7]．このことは「抗アンドロゲン使用撤回」効果とよばれている．この状況に関しては，ビカルタミド **4** がアンタゴニストからアゴニストに切り替わることができたことから，逆説的に AR 活性を刺激し，前立腺がん細胞の成長を促進することになる．事実，ビカルタミド〔**4**，カソデックス®（Casodex®）〕またはフルタミド（**2**）のような第一世代の AR アンタゴニストは，細胞内でより高い AR を発現するアゴニスト的性質を示す．臨床的には AR アンタゴニストによる治療を中止したあとの患者においては，前立腺特異抗原（prostate-specific antigen：PSA）[*7]の血清濃度は減少している．アゴニストコンホメーションをもつ AR 変異体とビカルタミドとの共結晶が同定され，ビカルタミドの構造上のかさ高いフェニル環が AR の部分的なアンフォールド（unfolding，タンパク質の折りたたみ構造を解くこと）を促すという立体衝突機構（steric clash mechanism）を示唆していた[8]．これらのすべての研究成果は，増大する AR 発現が分子レベルでの薬剤耐性の原因であることを示した．変異誘発性（mutagenesis，突然変異生成）に関する初期の研究は，AR が機能的リガンド結合部位（領域）をもつ場合に限り，薬剤耐性が生じることを示した[9]．

報告された「抗アンドロゲン使用撤回」効果に興味をもった結果，Charles Sawyers と Michael E. Jung のグループは，エンザルタミド **1** とそのジアリールチオヒダントイン類縁体が AR 発現が増大する環境においても活性を維持することを発見した[10]．

エンザルタミドと同様，これらのジアリールチオヒダントイン類縁体は，ビカルタミドよりも大きな親和性で AR と結合する[11]．機構的には，これらの化合物はその核内移行(nuclear translocation)の効率を減少させ，DNA のアンドロゲン応答成分(androgen response element)への結合と活性化補助因子(co-activator)[*8]の補強の双方を損なう．エンザルタミド **1** は経口で生物学的に利用可能であり，前立腺がんの退行(退縮)を顕著に誘導し，患者の平均余命に優れた改善をもたらす．

エンザルタミド〔**1**，商品名 イクスタンジ®(Xtandi®)，以前は MDV3100〕は，医薬品企業 メジベーション社(Medivation)で開発され，ドセタキセル(タキソテール®)による治療を受けた転移性去勢抵抗性前立腺がん(castration-resistant prostate cancer：CRPC)の男性患者を対象として，2012年8月31日に FDA(アメリカ食品医薬品局)により承認された．最近のエンザルタミド治療の市場価格は，5〜8か月間の継続治療でおよそ7000ドル/月である．

＊8　活性化補助因子：酵素の触媒活性発現に必要なタンパク質以外の化学物質.

2　薬理作用

エンザルタミド **1**(MDV3100)と RD162(**5**)は初期の医薬品候補であり，両者はヒトの去勢抵抗性前立腺がん細胞(LNCaP/AR)中の AR と，ビカルタミドの5〜8倍の親和性で結合する(図6.2)．LPCaP 細胞は，1977年に見いだされた50歳のコーカサス人男性の左鎖骨上リンパ節転移に由来するアンドロゲン感受性のヒト前立腺がん細胞である．エンザルタミド(**1**，MDV3100)と RD162(**5**)はリガンドであるジヒドロテストステロン **6** と比べ，わずかに2〜3倍減少された AR への親和力をもつ．両者は AR に選択的に結合し，RD162はプロゲステロン(progesterone)，エストロゲン(estrogen)，またはグルココルチコイド(glucocorticoid)受容体とは結合しないことが観測されている．AR の標的遺伝子，PSA そして膜貫通型セリンプロテアーゼ2は，エンザルタミドにより誘導されない．このことは，エンザルタミドがアゴニスト活性をもたないことを示唆している．さらにエンザルタミドは，ビカルタミド耐性患者より単離された変異 AR タンパク質 W741C の転写活性を阻害した[12]．

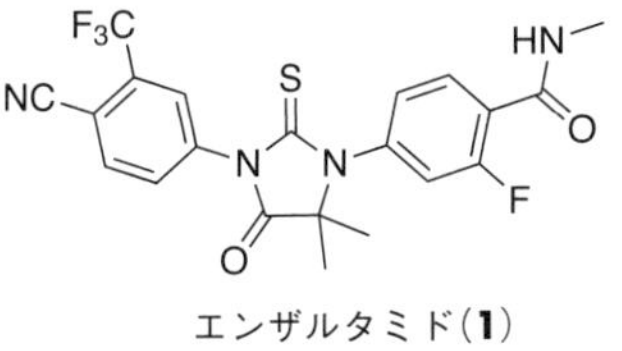

エンザルタミド(**1**)
MDV3100

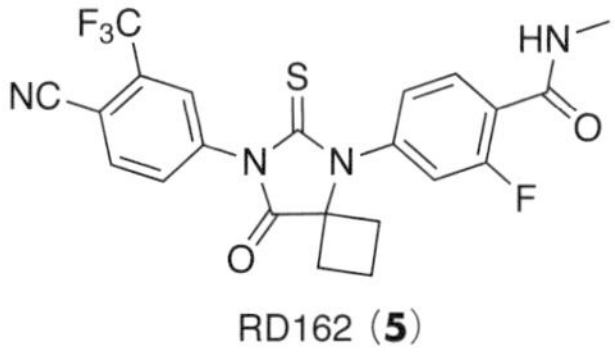

RD162(**5**)

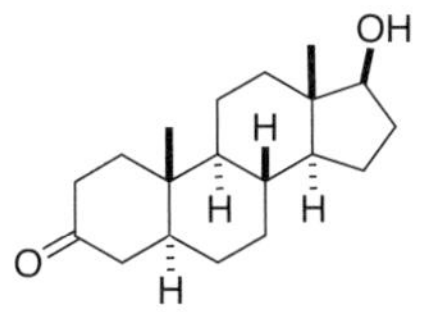

ジヒドロテストステロン(DHT, **6**)
アンドロゲン受容体の天然リガンド

図6.2　初期の医薬品候補とアンドロゲン受容体の天然リガンド

エンザルタミドと比較し、さらなるオフターゲット*9活性がビカルタミド**4**に存在することが見いだされた. たとえば、AR 標的遺伝子のプロモータ部位で転写コリプレッサー（co-repressor, 補助抑制因子）の会合を促進することで、ビカルタミドが AR 転写活性を損なうことが知られている. このビカルタミドの遺伝子刺激効果は、標的遺伝子エンハンサー領域の AR 形成と、AR 標的遺伝子活性化を誘導する転写複合体に対する共活性化物質の形成を明らかにした. エンザルタミドに関しては、このものは LNCaP/AR 細胞または LNCaP 親細胞内のエンハンサー領域へ AR を形成しない. 一つの説明がエンザルタミドで処理した細胞内での AR の局在化を変えた. AR を補強した黄色蛍光タンパク質(AR-enhanced yellow fluorescent protein：EYFP)を導入した生きた LNCaP 細胞を用いた場合、エンザルタミドで処理した細胞における核内 AR および細胞質内 AR の比は、ビカルタミドと比べておよそ 5 倍減少した. 融合タンパク質 VP16-AR は、AR 依存型ルシフェラーゼレポーター(AR-dependent luciferase reporter)を活性化し、核内局在化の特性を有する[13]. DNA に対する AR ホールデイングの指示、および初期の遺伝子転写の誘導のため、ビカルタミドは融合タンパク質 VP16-AR を活性化した. それに対して、エンザルタミドは VP16-AR を活性化しなかったことで、AR が DNA と結合することが損なわれていることを示唆した. AR のコンホメーション変化は、考慮されるべきもう一つの重要な因子である. たとえば、DHT（ジヒドロテストステロン、**6**）とビカルタミド（**4**）はともに AR のコンホメーション変化を誘導し、AR のリガンド結合領域と FxxLF モチーフタンパク質含有の共活性化タンパク質との相互作用を促進する. 一方、エンザルタミド（**1**）はそうした相互作用を促進しない. この事実は、エンザルタミドが誘導する AR のコンホメーション変化は、ビカルタミドにより引き起こされるそれとはまったく異なることを示唆している.

3　構造活性相関

　AR 過剰発現腫瘍において、アゴニスト活性をもたない強力な抗アンドロゲン剤のスクリーニングをとおして、Van Dort のグループは AR に対して高い親和性を示す、非ステロイド系アゴニスト RU59063 **7** を見いだした（図6.3）[14]. Jung のグループもまた、去勢抵抗性の前立腺がん(CRPC)を標的としたチオヒダントイン型 AR アンタゴニストの開発を目的とした構造活性相関(SAR)研究を通じて得られた知識を発展させた[15]. この研究は当初、AR と最も強く結合する化合物 RU59063（**7**）に焦点が当てられた. RU59063 の AR に対する結合親和力は、ステロイド系アゴニスト R1881 **8** および天然のリガンドであるジヒドロテストステロンとほぼ同等であった[16]. 分子構造のどの部分が強い結合のアンタゴニストとして必須であるかを理解するために、RU59063 の分子構造が変えられた. 得られた類縁体の結合親和力、アゴニズムおよび アンタゴニズムが測定された.

　RU59063（**7**）の水酸基の模倣になること、またより優れた結合形成が期待されたことから、いくつかの分子中に小さな極性のアジド基が導入された. PSA レベルと薬効解析に用いる溶媒対照群(vehicle control)との比較として通常の LNCaP

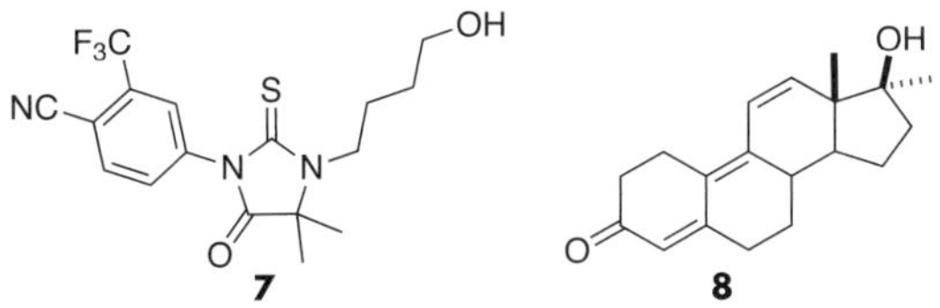

図6.3 アンドロゲン受容体(AR)と高い結合性をもつ化合物

細胞の活性が測定され,アンタゴニスト活性の対象としてのビカルタミドと比較された.表6.1に示すように(entry 2),4-アジドフェニル化合物 **9** は最も低い PSA レベル(前立腺特異抗原レベル)を示し,アジドシリーズのなかでは最も活性なアンタゴニストであった.N 1-アリール部の4位の置換基を変えた**10**を含むいくつかの類縁体は,ルシフェラーゼレポーターアッセイおよび相対 PSA レベルの双方の活性試験で活性であった(entry 3).チオヒダントイン環上のアルキル置換基のサイズを水素からより大きな基にした場合,化合物**11**と**12**のごとく活性が劣る結果となった(entry 4と5).シクロアルキル置換基を特徴としたチオヒダントイン環をもついくつかの類縁体も調べられた.これらすべてが良好な活性をもち,シクロブチル**13**およびシクロペンチル類縁体(示していない)はジメチル体**10**に匹敵する活性を示した(entry 6).電荷をもったカルボン酸を N 1-アリール部の2位に導入すると,活性は大きく減少した(entry 7).一方,N 1アリール環の4位の置換基効果が調べられ,水酸基類縁体**15**は4-メチル体**10**と比べわずかに活性が向上した(entry 8).しかし,ジチオヒダントイン**16**とヒダントイン誘導体は,元の分子ほどの活性はなかった(entry 9).

去勢抵抗性前立腺がん異種移植[*10]モデルを用いた in vitro アッセイは,チオヒダントイン誘導体**10**(entry 3)と化合物**13**(entry 6)が IC_{50} 124 nM で PSA の分泌を阻害することで腫瘍の増殖を減少させたことを明らかにした.また,良好な用量応答(dose response,与えられた薬剤の用量や濃度と薬効などの間にみられる関係)も示した.しかし,芳香環メチル基の迅速な代謝的ヒドロキシ化と,4.20という相対的に大きな clog p[*11]によるきわめて迅速な排出を伴う短い半減期を示した.そこで,Jung らのグループはより大きな極性を期待し,さらなるチオヒダントイン類縁体を合成した.彼らは,N 1-アリール環の4位を修飾することに注力した.伸長されたアミド基は分子をより極性にし,100〜150 nM の IC_{50} 値を与えた.最も活性な化合物は,N-メチルブチルアミド同族体**17**であり,このものは92 nM の IC_{50} 値と3.44の clog p をもっていた(entry 10).しかし,このものの薬物動態は乏しいものであった.この化合物の低い血清濃度が,電子豊富な芳香環の酸化的代謝によるものであると仮定された.そこで Jung らは芳香環に直接つく電子求引基をもたせいくつかの化合物を合成した.そして,3-フルオロアミド同族体(RD162,**5**)が優れた活性をもち(entry 11),さらに優れた薬物動態プロファイルを示した.この化合物 **5** は,10 mg/kg 投与後ビカルタミドと同様な曝露をもち,IC_{50} は122 nM:1 mM でビカルタミドと比べて8倍低い値であった.LNCaP 異種移植細胞中での

*10 異種移植:異なる種由来の組織を移植すること.たとえばヒト由来のがん細胞や組織を,免疫不全マウスに移植した異種移植モデル(xenograft model)を,生体内環境を再現した実験系として用いる場合がある.

*11 clogp(もしくは ClogP):logP は化合物の疎水性,脂溶性を規定する無次元数の指標で,分配係数ともよばれる.logP は実験値であるのに対し,ClogP は計算で求められた予測値を表す.経口吸収性に優れた構造特性として logP ≦ 5 が,通常のドラッグデザインにおいては logP = 1 〜 3 程度が推奨されることが多い.

表6.1 構造活性相関研究

entry	構造	相対的 PSA レベル（5 μM）[a]	ルシフェラーゼ活性（5 μM）[a]
1	**4** ビカルタミド	0.45	2.1
2	**9**	0.23	1.1
3	**10**	0.20	1.1
4	**11**	—	4.0
5	**12**	—	3.8
6	**13**	0.17	
7	**14**	0.69	
8	**15**	0.12	
9	**16**	0.23	
10	**17**	0.80	

（つづく）

entry	構造	相対的 PSA レベル（5 μM）[a]	ルシフェラーゼ活性（5 μM）[a]
11	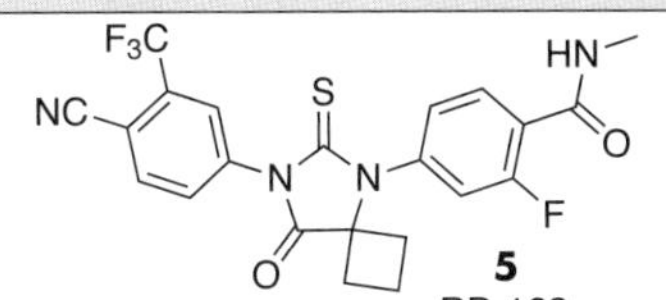 **5** RD 162	0.20（500 nM で）	
12	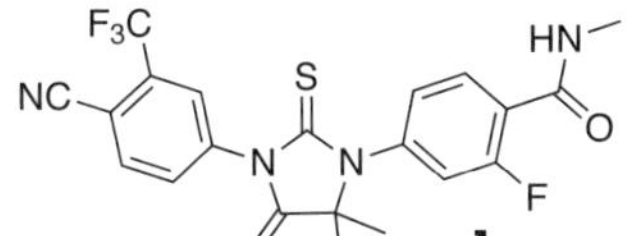 エンザルタミド **1**	0.18（500 nM で）	

a）この表の値は，*J. Med. Chem.*, **53**, 2779（2010）記載のチャートを基に概算されている．

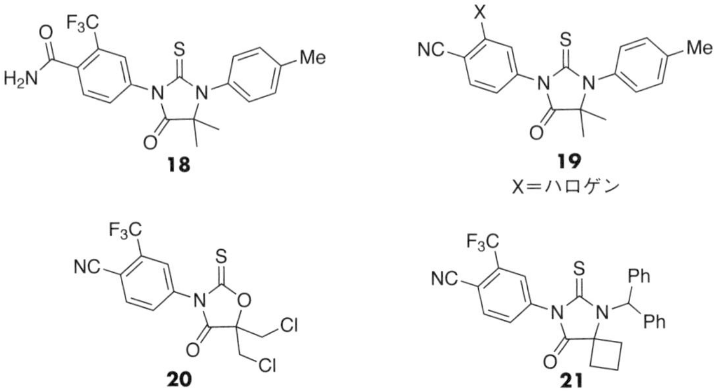

図6.4　*in vitro* アッセイにおいて不活性である化合物群

RD162（**5**）の用量応答は最適値が10 mg/kg/ 日で，10 mg/kg/ 日の場合は31日間活性が保持された．一方エンザルタミド **1** は非常に活性で，実質的には RD162（**5**）と同等の活性であった（entry 12）．しかし，エンザルタミド（**1**）は用量応答試験において卓抜した薬物動態プロファイルを示した．出発物質としてのアセトンまたはそのシアノヒドリン体の価格を考慮し，エンザルタミド（**1**）が最終的な医薬品候補として選ばれた．

　図6.4に示したいくつかの化合物は，アッセイにおいて活性を示さないことが明らかにされた．これらは，左側アリール環上のシアノ基がアミド基に置換された化合物**18**，トリフルオロメチル基がハロゲンに置換された化合物**19**である．4-オキソ-オキサゾリジン-2-チオン**20**，およびベンズヒドリル誘導体**21**もまた不活性であることが，アッセイ試験を通じて示された．

4　薬物動態と薬物代謝

　ネズミに対しての経口投与後血清中で RD162（**5**）はおよそ30時間の半減期をもち，およそ50% の生物学的利用能であり，20 mg/kg を単回投与した24時間後には，

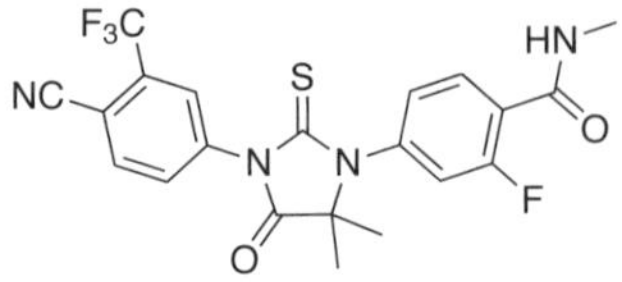

図6.5　エンザルタミドとその主要代謝物

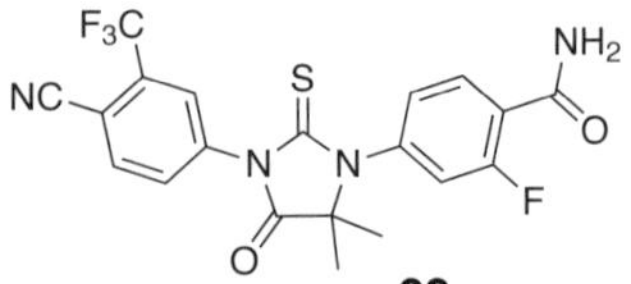

ARをブロックすることが期待される濃度（およそ1〜10μM）を超えたおよそ23μMという濃度を与えた．RD162（**5**）の薬物力学（薬力学，pharmacodynamic）効果を評価するために，オスの去勢マウスに異種移植したヒトのLNCaP/ARのルシフェラーゼ活性の測定が実施された．なお，ここでレポーター構築ARR2-Pb-LucはAR依存的である．この測定結果は，経口（管を使用）摂食法（oral gavage）で1日10mg/kgのRD162（**5**）を5日間投与したマウスの場合に，ルシフェラーゼ活性が減少したことを示した．より少ない投与量での極端な最少効果が観測された．マウスを用いた定着LNCaP/AR腫瘍への1日10mg/kgのRD162経口投与による治療に関する研究では，28日後RD162で治療したマウスの12腫瘍のすべてが退化しており，RD162の血漿中濃度（およそ24μM）はビカルタミドで治療したもの（およそ40μM）より低かった．LNCaP/ARに対する抗腫瘍活性は投与量依存的であり，より少ない投与量でも腫瘍の成長を遅らせるか，あるいは緩やかな腫瘍の退化をもたらした．

　ヒトの場合，推奨された1日の投与量160mgのエンザルタミド**1**が経口で与えられた．この処方にて，エンザルタミドおよびそのおもな活性代謝物である*N*-デメチルエンザルタミド**22**（図6.5）のC_{max}には，経口投与後0.5〜3時間で達し，平均C_{max}到達時間は1時間であった．エンザルタミドとその代謝物の血中薬剤濃度−時間曲線下面積（area under the blood concentration-time curve：AUC）は，食物摂取の場合も変わることはなく，このことは薬剤投与後の実際の体内薬物曝露が摂取した食物の影響を受けなかったことを示唆している．一度吸収されると，エンザルタミドもおもな代謝物である*N*-デメチルエンザルタミドも，血漿タンパク質と高度に結合された（＞95％）．エンザルタミドの平均最終半減期は5.8日であり，*N*-デメチルエンザルタミドの場合は8日であった．エンザルタミドは，その大半が肝臓においてシトクロムP450ファミリーのCYP2C8およびCYP3A4を介して代謝され，*N*-デメチルエンザルタミドはCYP2C8により生成された[17]．エンザルタミドを投与した後，77日後にそのおよそ85％の薬剤が，その71％が尿として14％が大便として排泄された．

　よって，軽度から中程度の肝機能不全患者はエンザルタミド投与量の調節を必要としない．しかし，重度の肝障害患者のケースには，エンザルタミドの使用は推奨されない[18]．患者が強力なCYP2C8もしくはCYP3A4阻害剤による治療を受けている場合は，エンザルタミドの使用は経過観察されねばならない．それはCYP2C8またはCYP3A4阻害剤との同時使用は，エンザルタミドの曝露が増大す

るからである．一方，エンザルタミドは強力なCYP3A4の誘導物質であり，CYP2C9およびCYP2C19に対しては中程度の誘導物質である．このことは，これらの酵素の基質となる投薬の曝露を強力に減少させることになる．

5 薬効と安全性

エンザルタミド**1**の第Ⅰ/Ⅱ相試験には，全アメリカ中から140名の進行性去勢抵抗性前立腺がん(CRPC)男性患者が登録した[19]．これら登録者の大部分はがんが転移しており，およそ半分の患者はすでに化学療法を受けていた．抗腫瘍活性はすべての投与量に対して観測され，エンザルタミドの最大忍容投与量(maximum tolerated dose，患者が耐えられる最大の投与量)は，1日240 mgと決定され，これより多い投与量でもさらなる抗腫瘍効果は観測されなかった．1％の患者は発作を起こしたが，倦怠感，顔面潮紅(hot flash)，頭痛といった一般的な副作用があるもののエンザルタミドは良好な安全性プロファイルを示した．50%以上の患者が，血清中の前立腺がんの生体マーカーである前立腺特異抗原(PSA)濃度に関して50%以上の持続した減衰を示した．この効果は化学療法を従来受けていない患者群において，すでに化学療法を受けた一群と比べて，より顕著であった．患者の治療にはより早くエンザルタミドを用いたときに，最大効果が得られることを意味している．

ドセタキセル**23**難治性(docetaxel-refractory)の転移性去勢抵抗性前立腺がん(CRPC)の男性を対象にした(図6.6)，エンザルタミド使用の第Ⅲ相試験(AFFIRM)は，国際的な二重盲検(プラセボ対照)試験(double-blind placebo-controlled trial)＊12であった[20]．この試験は，166の場所からランダムに選ばれた1199名の転移性CRPCに罹患した男性を，エンザルタミド160 mg/日投与($n = 800$)またはプラセボ(偽薬)投与($n = 399$)という2：1にグループ分けして実施された．プレドニゾン(prednisone，炎症疾患治療に用いられる免疫抑制作用をもつ合成副腎皮質ホルモン剤)およびほかのグルココルチコイド類(glucocorticoids，抗炎症性糖質コルチコイド類)は使用を許可され，治療はX線画像診断により疾患の進行が確認されている間は継続が推奨された．主要評価項目(the primary endpoint)は生存であった．二次的評価項目は，PSA値が上昇するまでの時間，画像判定による無増悪生存，生活の質についてのスコア(点数)，そして最初の骨関連(骨病変)事象までの時間である．520の死亡例が生じた後に，単回の中間分析が計画された．エンザルタミドで促進された生存期間の改善という良好な所見を基に，この中間分析以降

＊12 二重盲検(プラセボ対照)試験：プラセボ(偽薬)による思い込み効果を除くために，医者および患者の双方に，どちらが薬効のある薬剤あるいはプラセボであるかわからないようにして，治験を進める方法．

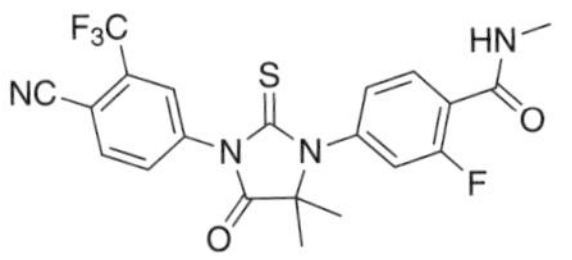

1
エンザルタミド
商品名：イクスタンジ®(Xtandi®)

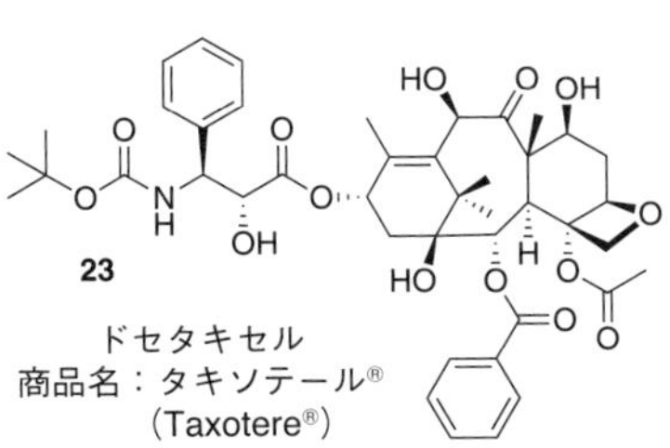

23
ドセタキセル
商品名：タキソテール®
(Taxotere®)

図6.6 エンザルタミドがドセタキセル無効の転移性去勢抵抗性前立腺がん治療のために承認

*13 非盲検試験：臨床試験（治験）を行うとき，被験者がどの治療群に割当られているかを，医師，被験者，そのほかの関係者のすべてがわかっている試験法.

の試験は非盲検*13で実施された．そして，プラセボ投与群には交差試験が実施され，エンザルタミドが投与された．すでにプラセボに比べ，エンザルタミドが全体として生存期間を改善することが明らかにされており，平均的な生存期間は18.4か月対13.6か月であった．さらに，PSA値が上昇するまでの時間は，8.3か月対3.0か月と改善され，また画像判定による無増悪生存は8.3か月対2.9か月であった．低ヘモグロビン患者，内臓疾患や苦痛のある患者を含む危険性の高い（高リスクの）群に対しても，エンザルタミドが優れた生存期間をもたらすことが明らかにされた.

　このAFFIRM試験において，エンザルタミドにはより一般的なきわめて数少ない有害事象が存在した．それらには，倦怠感，下痢，筋骨格系の痛み，頭痛，高血圧，顔面潮紅が含まれる．全体としてエンザルタミド投与群はグレード3～4（45.3%および53.1%）の有害事象で，低い出現率であった[21]．薬剤を用いたケースでも対照実験の場合でもこれらの発現は同様であったことより，これらの有害事象の多くは試験に用いた薬剤というよりも，おそらくは疾患の進行に関係するものであった．第Ⅲ相試験をとおして，エンザルタミドを用いた800名のうち5名が発作（卒中）を起こした．なお，プラセボの場合は0%であった．GABA（γ-aminobutyric acid; γ-アミノブタン酸）が開閉に関与する塩化物チャネル（GABA-gated chloride channel）をエンザルタミドが阻害し，患者の脳の発作（卒中）の閾値を下げたことが考えられる．この5名の患者のうち，2名は脳への転移が起きており，1名はリドカイン*14を服用しており，1名はアルコール常用に関係した脳萎縮者（brain atrophy）であった．これらのそれぞれは，発作のリスクを増加させる．最後に，エンザルタミドを使用した患者には頭痛発現の増加がみられ，それらの頭痛が偏頭痛（migraine）に分類されるかは明白ではない.

*14 リドカイン：広く使用されている局所麻酔薬で，抗不整脈作用もある.

　現在進行中の試験では，この疾患の初期段階でのエンザルタミド使用の可能性の検討，最良の優先順位づけ，およびほかの標準的および新規な前立腺がん治療法とエンザルタミドとの組合せに関する研究が試みられている.

6　合　成

　チオヒダントイン構造の多様化を目的として，いくつかの創薬合成ルートが用いられた．最初のルートはコンバージェントな概念に基づき探索され，シアノアミン類縁体**24**を得るためにアミン，ケトンとトリメチルシリルシアニド（TMSCN）に

TNSCN：trimethylsilyl cyanide

スキーム6.1　チオヒダントイン構造の多様化のための最初の創薬ルート

DBU：1,8-diazabicyclo-
[5.4.0]undec-7-ene

スキーム6.2　チオヒダントイン構造の多様化のための二番目の創薬ルート

よる3成分Strecker反応が用いられた（スキーム6.1）．アミンとチオホスゲンより合成されたイソチオシアネートがシアノアミン（**24**）に加えられ，チオヒダントイン-4-イミン**25**を与えた．**25**は加水分解され，所望のチオヒダントイン**26**を与えた．

　*N*1-無置換チオヒダントイン**29**は，ケトンと無水アンモニア，それにトリメチルシリルシアニドより合成された（スキーム6.2）．得られた1-アミノカルボニトリル**27**はイソチオシアネートと反応し，チオヒダントイン-4-イミン**28**を与え，加水分解の後，*N*1-無置換チオヒダントイン**29**を与えた．これらの中間体は，数種の4-ハロゲン化芳香族誘導体，たとえば4-フルオロシアノベンゼンとともにS_NAr反応にて，数種の*N*1-芳香環で置換されたチオヒダントイン**30**を与えた．

　さらなる*N*1芳香環部の修飾のため，4-アミノフェニルチオヒダントイン**31**の亜硝酸ナトリウムによるジアゾ化経由にていくつかの反応が検討された．ジアゾニウム塩**32**は，ハロゲン化銅（I）を用いたSandmeyer反応で，数種のハロベンゼン誘導体**33**とされた．

　エンザルタミド（**1**）のプロセス合成は，メジベーション前立腺治療社（Medivation Prostate Therapeutics, Inc.）から2011年2月に特許申請された[22]．公開されたルートは，ハロゲン化安息香酸**34**から開始された（スキーム6.3）．**34**の塩化アシル体への変換と続くアミド化は，メチルアミド**35**を好収率にて与えた．一価銅塩により仲介される塩基存在下でのアリールブロミド**35**とアミノ酸とのUllmannカップリングは，C-Nカップリング体**36**を中程度の収率で与えた．銅塩のリガンドである2-アセチルシクロヘキサノンは銅塩触媒と同量用いられた．得られたα-アミノカルボン酸**36**を，ヨウ化メチルを用いて無機塩基存在下，触媒量

の水を含む極性溶媒にてアルキル化すると，メチルエステル**37**が高収率で得られた．続くチオヒダントイン合成に必要なイソチオシアネート**38**は，市販のアニリン誘導体をチオホスゲンと非極性溶媒/水の混合溶液中，室温で反応させて，結晶性固体として合成された．エンザルタミド**1**の生成は，メチルエステル**37**とイソチオシアネート誘導体**38**を混合極性溶媒中での加熱により進行した．後処理の際，乳濁状態を打開するために過剰の酢酸イソプロピルが加えられた．水による後処理，濃縮の後，イソプロピルアルコールが加えられた．イソプロピルアルコールと酢酸イソプロピルの混合物（およそ7.3mol%のイソプロピルアルコール）から結晶化が起こった．ろ過，真空乾燥の後，生成物であるエンザルタミド（**1**）が99%以上の純度で白色粉体として得られた．

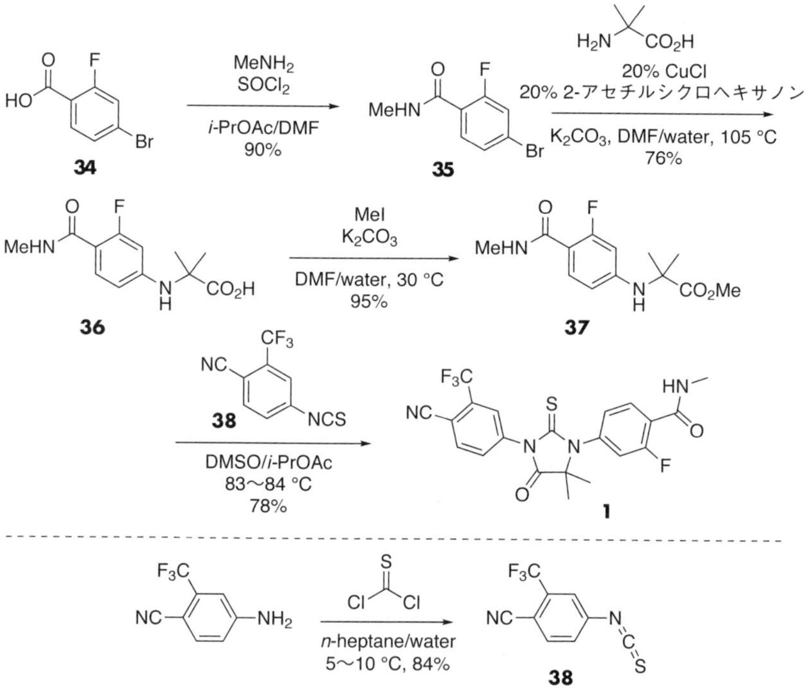

スキーム6.3 エンザルタミドのプロセス合成

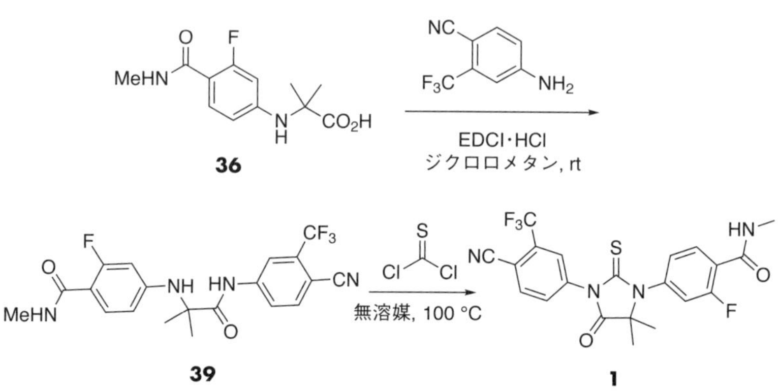

EDCI：1-（3-dimethylamino-propyl）-3-ethylcarbodiimide hydrochloride. この縮合剤は一般には塩酸塩で販売されているので，EDCI・HClと表記する．別名：1-ethyl-3-（3-dimethylaminopropyl）car-bodiimide hydrochloride

スキーム6.4 エンザルタミド合成の別ルート

同様にもう一つの合成ルートが特許として公表された(スキーム6.4)[22]. 最初の工程は, カルボン酸中間体**36**と前述のアニリン誘導体(スキーム6.3)をEDCI·HClのようなカップリング反応剤で処理するという, 標準的なアミド結合形成条件が用いられた. 二番目の工程は, チオカルボニル化反応剤を用いた閉環反応であり, アミド**39**とチオホスゲン(無溶媒)を100℃で加熱した結果, 所望のエンザルタミド(**1**)が唯一の生成物であったが低収率であった.

7 開発中の化合物群

ARN-509(**40**)は, エンザルタミドと同程度の活性をもった拮抗AR阻害剤であり, AR過剰発現に対するアンタゴニストである[23]. CRPC異種移植モデルにおいて, ARN-509はエンザルタミドより優れた薬効を示した. とくに, エンザルタミドと比べより低い相対投与量で最大治療効果(maximal therapeutic response)が維持されていた. そして, より高い定常血漿濃度が達成されていた. このことは, ARN-509がより高い治療係数(therapeutic index)をもち, エンザルタミドを含む現代の抗アンドロゲン剤よりもより効果的であることを示唆した. ARN-509はより中枢神経系を通過しにくいことが示され, そのことにより発作(卒中)の誘導を低くすることが示唆されている. 第Ⅰ相試験において, より長い治療過程においてもPSA効果率(>50%以下)は55%であった. 第Ⅱ相試験の設計には, 三つに分けられた患者群が含まれた. すなわち, 転移性ではないCRPCの男性, 転移を起こしているCRPCの男性, およびアビラテロン**41**が無効(治りにくい)のCRPCの男性, の3群である[24]. ARN-509のプラセボを対照とした第Ⅲ相試験が, 現在, 非転移性の患者に対して計画されている. この試験の主要評価項目は, 転移を起こさない生存である. ジョンソン&ジョンソン社は, アラゴンファーマシューティカルズ社(Aragon Pharmaceuticals)の買収を発表し, 将来エンザルタミド(イクスタンジ®)の競争相手になるであろうARN-509に関する権利を現在保持している.

40
ARN-509

プレグネノロン(pregnenolone, アンドロゲンを含むステロイド生成にかかわるプロホルモン)の類縁体であるアビラテロンアセテート(abiraterone acetate, アビラテロン酢酸エステル)はアビラテロン**41**のプロドラッグであり, 酵素CYP17を不可逆的に阻害する作用をもつ経口投与小分子薬であり, 過去にドセタキセルによる治療を受けた患者のCRPC治療を目的として2011年にFDAより承認された[25]. シトクロムP450 17α-ヒドロキシラーゼとC17,20-リアーゼ(CYP17)は, 副腎および前立腺がん内でのアンドロゲン合成に必須な酵素である[26]. アビラテロンと同様に

41
アビラテロン

42
TAK-700
オーテロネル

オーテロネル（orteronel, TAK-700, **42**）は新規なCYP17経路阻害剤である．しかし，TAK-700はCYP17ヒドロキシラーゼよりもCYP17,20-リアーゼを特異的に阻害する．非転移性CRPC患者への第Ⅱ相試験において，TAK-700で3か月間治療した後，76%の患者に50%以上のPSA減少が見られ，31%は90%以上のPSA減少が達成されている[27]．最近，進行性CRPCの男性を対象としたTAK-700評価のための，多重第Ⅲ相試験が実施されている．

さらに最近の研究は，AR転写スプライシングバリアント（AR transcriptional splice variant）[*15]をとおして，エンザルタミド治療に対して抵抗を示す事例を見いだしている[28]．AR遺伝子がCRPCの進行過程で配列し直し，恒常的に活性（constitutively-active）な短縮されたARスプライスバリアントの合成を促進する（AR-Vsと呼称）．このものはARリガンド結合領域が欠損している．リガンド結合領域がないことから，現在，入手可能な抗アンドロゲン剤のいずれもがこれらの短縮型ARに対していかなる活性をももたないことになる．そして腫瘍がアンドロゲンに依存せず，かつエンザルタミドにも抵抗性である．エンザルタミドを用いる治療は血漿中および骨髄中のテストステロンとジヒドロテストステロンを上昇させることが示唆されており，CYP17の過剰発現とイントラクリン／パラクリンアンドロゲン合成（intracrine/paracrine androgen synthesis）の増加は，CRPCの継続的成長を促進させることになるかもしれない．ヒトCRPCのエンザルタミド抵抗性の真の機構は不明であり，この点はCRPC患者への将来の治療とその成果に影響をおよぼすことから，現在も活発に研究されている．また，前立腺がんへの免疫的治療が展開されていることは特筆すべきことであり，それらにはブリストル・マイヤーズスクイブ社によるイピリムマブ〔ipilimumab, 商品名：ヤーボイ®（Yervoy®），ヒト型抗ヒトCTLA-4モノクローナル抗体〕，デンドレオン社（Dendreon Corporation）によるシプリューセル-T〔sipuleucel-T, 商品名：プロベンジ®（Provenge®）〕，およびタスキニモド（tasquinimod）があげられる[29]．血管内皮細胞増殖因子（vascular endothelial growth factor）[*16]，肝細胞増殖因子（hepatocyte growth factor），インスリン様成長因子-1（insulin-like growth factor-1），腫瘍抑制因子（tumor suppressor），およびアポトーシスや細胞周期を調節する因子などの古典的な腫瘍形成過程を標的にした薬剤開発も同様に，現在進行中である．

*15 スプライス（スプライシング）バリアント：真核細胞で，RNA前駆体中のイントロンを取り除き，前後のエキソンを再結合する反応がスプライシングである．この結果，短縮されたエキソンには多様性が生じ，さまざまなmRNAが産生される．こうして生成される多様なmRNAを，スプライシングバリアントとよび，活性の異なるタンパク質を産生する．

*16 血管内皮細胞増殖因子：胚形成期に新たに血管がつくられる際，および既存の血管から分枝伸長して血管ができる際（血管新生）に関与する糖タンパク質の一群．

参考文献

1）(a) Gelmann, E. P. *J. Clin. Oncol.* **2002**, *20*, 3001-3015. (b) Gao, W.; Bohl, C. E.; Dalton, J. T. *Chem. Rev.* **2005**, *105*, 3352-3370.

2）(a) Singh, S. M.; Gauthier, S.; Labrie, F. *Curr. Med. Chem.* **2000**, *7*, 211-247. (b) Li, J. J.; Iula, D. M.; Nguyen, M. N.; Hu, L. Y.; Dettling, D.; Johnson, T. R.; Du, D. Y.; Shanmugasundaram, V.; Van Camp, J. A.; Wang, Z.; Harter, W. G.; Yue, W. S.; Boys, M. L.; Wade, K. J.; Drummond, E. M.; Samas, B. M.; Lefker, B. A.; Hoge, G. S.; Lovdahl, M. J.; Asbill, J.; Carroll, M.; Meade, M. A.; Ciotti, S. M.; Krieger-Burke, T. *J Med Chem.* **2008**, *13*, 7010-7014.

3）Koch, H. *Drugs Today* **1984**, *20*, 561-574.

4）Fradet, Y. *Exp. ReV. Anticancer Ther.* **2004**, *4*, 37-48.

5）Feldman, B. J.; Feldman, D. *Nat. Rev. Cancer* **2001**, *1*, 34-45.

6）Scher, H. I.; Sawyers, C. L. *J. Clin. Oncol.* **2005**, *23*, 8253-8261.

7）Kelly, W. K.; Slovin, S.; Scher, H. I. *Urol. Clin. North Am.* **1997**, *24*, 421-431.

8) Shiau, A. K.; Barstad, D.; Loria, P. M.; Cheng, L.; Kushner, P. J.; Agard, D. A.; Greene, G. L. *Cell* **1998**, *95*, 927-937.

9) Chen, C. D.; Welsbie, D. S.; Tran, C.; Baek, S. H.; Chen, R.; Vessella, R.; Rosenfeld, M. G.; Sawyers, C. L. *Nat. Med.* **2004**, *10*, 33-39.

10) Tran, C.; Ouk, S.; Clegg, N. J.; Chen, Y.; Watson, P. A.; Arora, V.; Wongvipat, J.; Smith-Jones, P. M.; Yoo, D.; Kwon, A.; Wasielewska, T.; Welsbie, D.; Chen, C. D.; Higano, C. S.; Beer, T. M.; Hung, D. T.; Scher, H. I.; Jung, M. E.; Sawyers, C. L. *Science* **2009**, *324*, 787-790.

11) (a) Sawyers, C. L.; Jung, M. E.; Chen, C. D.; Ouk, S.; Welsbie, D.; Tran, C.; Wongvipat, J.; Yoo, D. U.S. Patent Appl. 20070004753, **2007**. (b) Jung, M. E.; Yoo, D.; Sawyers, C. L.; Tran, C. U.S. Patent Appl. 20070254933, 2007; 20080139634, **2008**. (c) Jung, M. E.; Yoo, D.; Sawyers, C. L.; Tran, C. U.S. Patent Appl. 20090111864, **2009**.

12) Yoshida, T.; Kinoshita, H; Segawa, T; Nakamura, E.; Inoue, T.; Shimizu, Y.; Kamoto, T.; Ogawa, O. *Cancer Res.* **2005**, *65*, 9611-9616.

13) Masiello, D.; Cheng, S.; Bubley, G. J.; Lu, M. L.; Balk, S. P. *J. Biol. Chem.* **2002**, *277*, 26321-96326.

14) Van Dort, M. E.; Robins, D. M.; Wayburn, B. *J. Med. Chem.* **2000**, *43*, 3344-3347.

15) Jung, M. E.; Ouk, S.; Yoo, D.; Sawyers, C. L.; Chen, C.; Tran, C.; Wongvipat, J. *J. Med. Chem.* **2010**, *53*, 2779-2796.

16) Schuurmans, A. L. G.; Bolt, J.; Voorhorst, M. M.; Blankenstein, R. A.; Mulder, E. *Int. J. Cancer* **1988**, *42*, 917-922.

17) Xtandi. Astellas Pharma US, Inc; Northbrook, IL: 2012. http://www.astellas.us/docs/us/12A005-ENZ-WPI.pdf

18) Tsao, C. K.; Liaw, B.; Yee, T.; Galsky, M. D.; Oh, W. K. *Expert Opin Drug Metab Toxicol.* **2013**, *9*, 835-846.

19) Scher, H. I.; Beer, T. M.; Higano, C. S.; Anand, A.; Taplin, M. E.; Efstathiou, E.; Rathkopf, D.; Shelkey, J.; Yu, E. Y.; Alumkal, J.; Hung, D.; Hirmand, M.; Seely, L.; Morris, M. J.; Danila, D. C.; Humm, J.; Larson, S.; Fleisher, M.; Sawyers, C. L.; Prostate Cancer Foundation/Department of Defense Prostate Cancer Clinical Trials Consortium. *Lancet* **2010**, *375*, 1437-1446.

20) Fizazi, K.; Scher, H. I.; Saad, F.; et al. Impact of enzalutamide, an androgen receptor signaling inhibitor, on time to first skeletal related event (SRE) and pain in the phase 3 AFFIRM study. *37th European Society for Medical Oncology Congress*; September 28-October 2, 2012; Vienna, Austria. Abstract 896O.

21) Scher, H. I.; Fizazi, K.; Saad, F.; Taplin, M. E.; Sternberg, C. N.; Miller, K.; de Wit, R.; Mulders, P.; Chi, K. N.; Shore, N. D.; Armstrong, A. J.; Flaig, T. W.; Fléchon, A.; Mainwaring, P.; Fleming, M.; Hainsworth, J. D.; Hirmand, M.; Selby, B.; Seely, L.; de Bono, J. S.; AFFIRM Investigators. *N. Engl. J. Med.* **2012**, *367*, 1187-1197.

22) Jain, R. P.; Angelaud, R. PCT/US2011/026135, 24 February, 2011.

23) Clegg, N. J.; Wongvipat, J.; Joseph, J. D.; Tran, C.; Ouk, S.; Dilhas, A.; Chen, Y.; Grillot, K.; Bischoff, E. D.; Cai, L.; Aparicio, A.; Dorow, S.; Arora, V.; Shao, G.; Qian, J.; Zhao, H.; Yang, G.; Cao, C.; Sensintaffar, J.; Wasielewska, T.; Herbert, M. R.; Bonnefous, C.; Darimont, B.; Scher, H. I.; Smith-Jones, P.; Klang, M.; Smith, N. D.; De Stanchina, E.; Wu, N.; Ouerfelli, O.; Rix, P. J.; Heyman, R. A.; Jung, M. E.; Sawyers, C. L.; Hager, J. H. *Cancer Res.* **2012**, *72*, 1494-1503.

24) Rathkopf, D.; Shore, N.; Antonarakis, E.S.; et al. *J. Clin. Oncol.* **2012**, *30*, (suppl; abstr TPS4697).

25) de Bono, J. S.; Logothetis, C. J.; Molina, A.; et al. *N. Engl. J. Med.* **2011**, *364*, 1995-2005.

26) Agarwal, N.; Hutson, T. E.; Vogelzang, N. J.; Sonpavde, G. *Future Oncology* **2010**, *6*, 665-679.

27) Agus, D. B.; Stadler, W. M.; Shevrin, D. H.; et al. *J. Clin. Oncol.* **2012**, *30*, (suppl 5; abstr 98).

28) Golshayan, A. R.; Antonarakis, E. S. *Core Evid.* **2013**, *8*, 27-35.

29) Patel, J. C.; Maughan, B. L.; Agarwal, A. M.; Batten, J. A.; Zhang, T. Y.; Agarwal, N. *Prostate Cancer* **2013**, article ID: 981684.

クリゾチニブ（Crizotinib）

USAN：クリゾチニブ
商品名：ザーコリ™
ファイザー社
市販開始年：2011年

1　背景：非小細胞肺がん治療

　肺がんは，アメリカにおけるがん関連死の主要な原因である[1]．組織学上，肺がんは二つの主要サブタイプに分類される．すなわち，小細胞肺がん（small cell lung cancer：SCLC）と非小細胞肺がん（non-small cell lung cancer：NSCLC）である．前者は全肺がんのおおよそ15％の事例で，後者は残りおよそ85％を構成する．残念なことに，初期の診断手段がないために，2/3の肺がん患者は後期ステージ疾患であることが明らかになるまで診断されずに，これらの個々の患者への外科手術を実行困難なものにしている．NSCLC 治療に用いられている現代の戦略には，血管新生阻害剤（angiogenesis inhibitor）[2]，ヒストン脱アセチル化酵素阻害剤（histone deacetylase inhibitor）[3]，シクロオキシゲナーゼ-2阻害剤〔cyclooxygenase-2（COX-2）inhibitor〕[4]，および受容体型チロシンキナーゼ阻害剤〔receptor tyrosine kinase（RTK）inhibitor〕が含まれる．このうち後者の薬剤は，過剰発現されたキナーゼ（タンパク質リン酸化酵素）受容体（レセプター）を標的にするか，変異がかかった受容体を標的にしている．前者の例としてはインスリン様成長因子-1受容体（insulin-like growth factor-1 receptor：IGF-1R）[5]，後者の例としては上皮成長因子受容体（epidermal growth factor receptor：EGFR）[6]である．

　受容体型チロシンキナーゼ（RTK）阻害剤であるイレッサ™〔Iressa™, ゲフィチニブ（gefitinib）〕，およびタルセバ™（Tarcava™, エルロチニブ（erlotinib）〕は EGFR のシグナル伝達を遮断し，FDA（アメリカ食品医薬品局）よりそれぞれ2003年と2004年[7]に承認された．両化合物とも EGFR キナーゼ領域への結合を ATP（adenosine 5′-triphosphate, アデノシン5′-三リン酸）と拮抗する．エルロチニブは，EGFR の変異の有無にかかわらず患者に効果的であることが示されたが，変異を受けた患者により効果的であった．この化合物は，それ以前に少なくも一つの化学療法で効果がなく局所的に進行したか転移した NSCLC 患者への治療として最初承認された．2013年に，EGFR 遺伝子である *exon19* の欠損および *exon21*（L858R）が置換変異を受けた腫瘍である転移性 NSCLC 患者への治療の第一選択治療（first-line treatment）として，エルロチニブが承認された[8,9]．これらの変異に対する診断テスト法（コバス EGFR 変異テスト）が，ジェンザイム社（Genzyme）で開発されている[10]．

c-Met（または肝細胞増殖因子受容体, hepatocyte growth factor receptor：HGFR）は RTK サブファミリーのもう一つのメンバーである[11]．c-Met に対する天然リガンドは肝細胞増殖因子（hepatocyte growth factor：HGF）であり，そのものは間葉系肝細胞（mesenchymal cell）*1 により支配的に産生される．c-Met と HGF はともに正常な哺乳類の発達に必要とされ，細胞遊走（移動）（cell migration），形態分化（morphogenic differentiation），同様に成長と血管新生（angiogenesis）に重要であることが示されている[12]．c-Met タンパク質は，しばしばヒトがん（SCLC および NSCLC を含む）中で過剰発現され[13,14]，異常な c-Met シグナル伝達が多くの固形腫瘍や血液の悪性腫瘍中で明らかにされている．さらに，たとえば，胃，頭部，首，肝臓，卵巣，甲状腺，そして非小細胞肺がんを含む多くのがんにおいて c-Met の変異が報告されている[15]．ごく最近，c-Met の増殖がゲフィチニブ（イレッサ ™）耐性を NSCLC 細胞に付与することが報告されている[16]．

多くの RTK 類に共通するように，キナーゼ領域の活性化ループで ATP による Y（チロシン）1234/Y1235 のリン酸化を引き起こすリガンド（HGF）との結合により，c-Met は二量化する[17]．その結果，カルボキシ末端タンパク質の Y1349 と Y1356 がリン酸化され，増殖因子受容体結合タンパク質 2（growth factor receptor-bound protein 2：GRB2）のようなシグナルエフェクター（signal effector）を形成する能力をもつ多機能部位[18]を形成する[19]．それゆえ，ATP がキナーゼ領域へ結合することを妨げることによる c-Met 活性化の阻害は，新規ながん治療へとつながることになるであろう．

*1 間葉系肝細胞：中胚葉性組織（間葉）に由来する体性肝細胞.

2 創薬化学研究の成果：構造活性相関と c-Met 阻害剤としての化合物 2 のリード最適化

化合物 2 として表記された ATP 拮抗的（競合的）c-Met 阻害剤の一つが，構造に

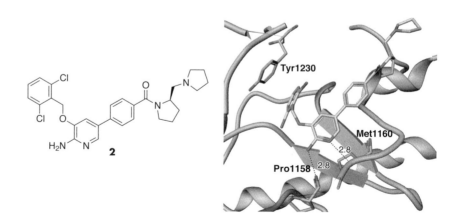

図7.1 化合物 2 とリン酸化されていない c-Met キナーゼ領域（KD）とのドッキングの共結晶構造

基づく創薬設計手法を用いたインドリン–2–オン型リード化合物から同定された[20]. ある種の NSCLC 細胞株(A549)に対し化合物 **2** は，460 nM の c-Met K_i 値を，そして $IC_{50}=1.8\mu M$ の c-Met 抗リン酸化値を示した．さらなる **2** の結合効率と細胞活性(cellular potency)最適化のために，**2** と c-Met キナーゼ領域(kinase domain：KD)とのドッキングを構築する構造に基づく創薬設計手法が用いられた．関連する阻害剤の共結晶構造と比べたとき，このモデルがアミノピリジン結合を正確に描いていることが後に示された(図7.1参照).

　2 と c-Met とのドッキング構造解析は，さらなるいくつかの薬効改良の可能性を明瞭にした．たとえば，**2** に存在するベンジルオキシ置換基のメチレン部へ一つのメチル基が導入された(化合物 **3**，表7.1)．アミノ酸残渣 Val-1092，Leu-1157，Lys-1110それに Ala-1108により構築される小さな疎水性ポケットと，このメチル基は好ましい脂溶性相互作用(lipophilic interaction)を形成した．このメチル基はまた2,6-ジクロロフェニル部を低エネルギーコンホメーションに固定化し，Tyr-1230との間で π–π スタッキング相互作用が可能となるようにこのフェニル部の位置を定めている．これらの変更は，**3** の c-Met K_i を **2** と比べ10倍改良する結果となった．おそらく Tyr-1230側鎖との π–π 相互作用を強めることから，フェニル部5位へのフッ素原子の導入は c-Met 阻害活性をさらに改良した(化合物 **4**)．加えて溶媒に晒されている(むきだしである) **4** のビス(ピロリジン)部は顕著な活性損失を伴うことなく，より弱い脂溶性のピペラジン由来のアミドに置き換えることもできた(化合物 **5**)．

　この時点で，メチル基の立体異性体のどちらが c-Met タンパク質と優先的に結合するかが決定された．**5** のラセミ体のキラルクロマトグラフィーによる分離と，得られたそれぞれのエナンチオマーの生物学評価は，唯一のエナンチオマーのみが強力な c-Met 阻害活性をもつことを示していた(R 体＝化合物 **6**，S 体＝化合物 **7** との比較)．**6** の絶対立体配置は最初対応するキラルなベンジルアルコール中間体より誘導した Mosher エステル体の ^1H NMR 分析により決定された．その後，化合物 **6** と c-Met との複合体の共結晶の構造からこの決定が確定された(図7.2)．また，この所望のキラルなアルコール体の大量生産のために原価効率的な生物的変換ルートも開発された(7.7節参照)[21]．しかし，この改良は多くの研究プログラムの途上では入手できなかったため，大半の化合物はラセミ体として合成され試験に提供された．

　ドッキングモデルにおける **2** のフェニルカルボキシアミド部のさらなる解析は，フェニル部はいくつかの脂溶性アミノ酸残渣(Tyr-1159, Ile-1084, Met-1211, Gly-1163)に取り囲まれており，アミド基は溶媒に晒されている領域に向かって伸びていることを示唆していた．そこで，**2** のベンズアミド部全体をより小さい芳香環に置換する設計戦略が用いられた．たとえば，単純なフェニル基をもつ分子は対応するピペラジンベンズアミド体と比べて，c-Met 阻害活性を7倍失った(**8** と **5** を比較)．単純なフェニル基をより脂溶性で効果的な部分で置換しうるか調べる目的で，いくつかの複素環，とくにピラゾールのような五員環複素環が次に検討された.

表7.1 2-アミノピリジン類縁体の構造活性相関

化合物	R_1	R_2	R_3	clog D	c-Met K_i(nM) (LipE)	A549 IC$_{50}$(nM)
2 エナンチオマー		H	H	2.9	460	1800
3 ジアステレオマー 混合物（1：1）		H	CH$_3$	3.2	68	140
4 ジアステレオマー 混合物（1：1）		F	CH$_3$	3.3	12 (4.6)	20
5 ラセミ体混合物		F	CH$_3$	2.2	30 (5.3)	50
6 エナンチオマー		F	CH$_3$(R)	2.2	10	30
7 エナンチオマー		F	CH$_3$(S)	2.2	1370	10000
8 ラセミ体混合物		F	CH$_3$	4.5	210 (2.2)	1000
9 ラセミ体混合物		F	CH$_3$	3.8	81 (3.3)	62
10 ラセミ体混合物		F	CH$_3$	4.0	350 (2.5)	600
11 ラセミ体混合物		F	CH$_3$	3.8	46 (3.6)	44
12 ラセミ体混合物		F	CH$_3$	1.9	19 (5.8)	21
1 エナンチオマー （クリゾチニブ； PF-02341066）		F	CH$_3$(R)	1.9	5 (6.4)	10

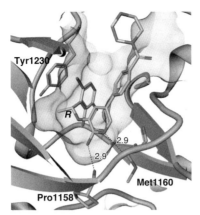

図7.2　化合物 **6** とリン酸化されていない c-Met キナーゼ領域（KD）との
ドッキング共結晶構造
6 の *R*-メチル基が表面で小さな疎水性部を占有している（ハイライト部分）.

こうした最適化の進展を追跡するために，リード化合物の最適化プロセスでは，化
合物の結合効率を測る数値指数として脂溶性効率（lipophilic efficiency：LipE）[*2]が
用いられた[22, 23]．LipE の改良は，結果として関連する薬理的吸収，分布，代謝，
そして排出（absorption, distribution, metabolism, and excretion：ADME）の同時最
適化になることが期待された.

　勇気づけられることに，これらピラゾールを含む化合物の一つ（化合物 **9** ）が，
生化学的にも細胞を基にしたアッセイにおいても，フェニルカルボキシアミド（化
合物 **5** ）に比較しうる c-Met 阻害活性を示した．化合物 **9** はまた単純なフェニル
類縁体 **8** （LipE=2.2）と比べ，より高い LipE（3.3）を示した．c-Met 結合部のこの
部分における脂溶性および親水性部の適切な配置の重要さは，異性体 **10** により明
らかにされた．すなわち，化合物 **10** は **9** と比較して顕著に活性が失われていた.
この失活は，Tyr-1159, Ile-1084, Met-1211で形成される脂溶性ポケットの近傍に
存在する **10** のピラゾール環上の窒素原子の一つが不利な配置をとることが原因と
考えられる．いくつかのほかの単純な複素環化合物についても阻害剤構造のこの領
域において検討されたが，**9** より強い活性をもつものは見いだされなかった.

　9 のピラゾール環 NH 部は，活性改良のためのさらなる誘導化と ADME 特性を
調節するための合成上の手がかりである．そこへの一つのメチル基の導入は許容さ
れ（化合物 **11**），さらにこの場所へほかの多くの置換基が導入された．とくに，一
つの4-ピペリジン環の導入は化合物 **12** を与え，このものは合成されたすべての類
縁体のなかで最も強力な生化学的かつ細胞への IC$_{50}$値を示した．**12** の活性なエナ
ンチオマーである化合物 **1** （クリゾチニブ）が，前述の生物変換法で得られたキラ
ルなベンジルアルコール中間体を用いて後に合成された．クリゾチニブは化合物
8 と比較してより改善された生化学的 LipE を示し（6.4：2.2），ピロリジン含有化
合物 **4** との比較ではより強化されたヒト肝ミクロソーム（human liver
microsomal：HLM）[*3]中での安定性を示した（1 μM における HLM の残存率，44%
対5.7%）.

＊2　脂溶性効率：生物活性
と脂溶性の両方を評価する指
標.

＊3　ミクロソーム：細胞原
形質に存在する小さな粒で，
おもに小胞体とリボソームで
ある.

＊4　ELISA（enzyme-linked immunosorbent assay）：試料中に存在する抗体もしくは抗原の濃度を検出，定量化するために用いられる方法．別名，「酵素結合免疫吸着法」ともよばれる．生体試料中に存在する雑多なタンパク質のうち，ELISA の特異性の高い抗原抗体反応を利用し，酵素反応に基づく発色・発光をシグナルに用いることで，特定の微量タンパク質を検出定量することができる．

表7.2　クリゾチニブのキナーゼ抗リン酸化に関するキナーゼ選択性アッセイと ELISA＊4 による細胞を用いた IC_{50} 値

キナーゼ	酵素 IC_{50}(nM)[a]	酵素 K_i(nM)	細胞 IC_{50}(nM)
c-MET	<1.0	0.62[b]	10(A549)[e]
ALK	<1.0	0.74[c]	63(H3122)[f]
ROS 1	<1.0	0.6[d]	31(HCC78)[g]
RON	24[b]	nd	80
AXL	<1.0	nd	294
TIE 2	5.0	nd	448
TRKA	<1.0	nd	580
TRKB	2.0	nd	399
ABL	24	nd	1159
IR	102	nd	2887
LCK	<1.0	nd	2741

（注）nd：未決定，a）upstate キナーゼアッセイ，b）ファイザー社によるデータ，c）文献26参照，d）文献27参照，e）c-Met 過剰発現した非小細胞肺がん細胞株，f）EML4-ALK 転移した非小細胞肺がん細胞株，g）SLC34A2-ROS 転移した非小細胞肺がん細胞株．

＊5　Caco-2 細胞：ヒト大腸（結腸）がん由来の細胞株．

＊6　ALK：未分化リンパ腫リン酸化酵素（anaplastic lymphoma kinase）で，非小細胞肺がん患者の約3～5％に認められる．

＊7　ROS1キナーゼ：受容体型チロシンキナーゼ（RTK）には未分化リンパ腫キナーゼ（ALK）と c-ros 遺伝子1（ROS1）が知られており，C 末端キナーゼドメインの融合変異タンパク質である．

＊8　等温滴定型熱量測定法：標的分子に結合する成分（リガンド）を滴下したときに起こる化学（結合）反応を観測する方法である．物質間での結合時には熱の発生もしくは吸収を伴うので，この熱量を測定することで相互作用の結合定数，およびエントロピー変化などが精度良く測定できる．

　クリゾチニブ（1）の化学構造は，それぞれ pK_a（酸解離定数）値が5.4と8.9と測定されているピリジンおよびピペリジン部分双方を保有している．したがって，この化合物は，pH 依存の溶解性を示す．すなわち，水中では0.034mg/mL，模造胃液中（pH=1.6）では41mg/mL，模造腸液中（pH=6.5）では0.19mg/mL である．クリゾチニブは，中程度のヒト肝細胞内排出（human hepatocyte clearance）と，Caco-2 細胞＊5を用いたアッセイにおいては低から中程度の膜透過性を示した．この化合物はまた，ラット，イヌ，サルのような非臨床動物に対して，相対的に大きな分布容積（V_{ss}：約13 L/kg）および log $t_{1/2}$（5.5～17時間）と換算された中程度の排出値とあわせて，良好かつ定常的な生物学的利用能（bioavailability）を示した〔% F：6.3（ラット），65（イヌ），42（サル）〕[24]．

　表7.2に示すように，一般にクリゾチニブは試験したさまざまな酵素に対して良好なキナーゼ選択性を示した．この選択性はその効果を細胞培養実験で評価した場合に，さらに明らかになった．野生型 c-Met キナーゼに対する強力な阻害に加え，クリゾチニブは生化学的および細胞を用いた実験において，ALK（anaplastic lymphoma kinase；未分化リンパ腫リン酸化酵素）＊6およびROS1キナーゼ＊7に対して比較的強力な阻害を示した（表7.2）．図7.3にc-Met と ALK キナーゼ領域（KD）の結晶構造へクリゾチニブを結合させた重なり構造を図示した．野生型 ALK のキナーゼ領域とクリゾチニブとの共結晶構造（PDB 2xp2）は，c-Met との共結晶構造（PDB 2wgi）で観測されたものと同様な結合分子構造を明らかにした．しかし，ALK キナーゼ領域（KD）の Y1230残渣の欠損は，クリゾチニブの ALK への結合親和性の損失という結果になった．このことは，c-Met 構造における Y1230とクリゾチニブに存在する2,6-ジクロロ-5-フルオロフェニル部との間で観測される π-π 相互作用が欠如していることに由来する．この仮説は，等温滴定型熱量測定法（isothermal titration calorimetry：ITC）＊8を用いた in vitro での平衡解離定数

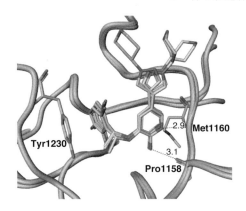

図7.3　c-Met，ALK，ROS 1 の共結晶構造へのクリゾチニブのオーバーラップ
c-Met（PDB 2wgi），ALK（PDB 2xp2），ROS 1（PDB 3zbf）.
PDB：Protein Data Base（タンパク質構造データベース）.

（equilibrium dissociation constant）測定の結果から支持された（ALK に対する K_d は4.4 ± 0.05，c-Met に対する K_d は0.2 ± 0.02）[25]. 同様な結合様式がROS 1 キナーゼにおいても観測された. そして，クリゾチニブの ALK と ROS 1 に対する活性は，ALK 駆動および（もしくは）ROS 駆動型がんを標的とした臨床試験で検討された.

3　非小細胞肺がん治療における ALK および ROS

　未分化（退形成性）リンパ腫リン酸化酵素（ALK）は，もう一つの受容体型チロシンキナーゼであり，未分化大細胞リンパ腫（anaplastic large cell lymphoma：ALCL）内の染色体転座（chromosomal translocation）に起因する融合遺伝子（fusion gene）によりコード化された融合タンパク質として，1994年に最初に同定された[28]. ALCL 内での t（2：5）染色体転座（染色体2と染色体5との間の転座）は結果として，ヌクレオホスミン（核小体リン酸化タンパク質）-未分化リンパ腫キナーゼ（nucleophosmin-anaplastic lymphoma kinase：NPM-ALK）として知られる発がん性キナーゼ融合タンパク質の発現を引き起こす. それ以来，ALK 遺伝子の活性化（突然）変異（activating mutation）もしくは転座が，炎症性筋繊維芽細胞性腫瘍（inflammatory myofibroblastic tumor），神経芽細胞腫（neuroblastoma），結腸がん，乳がん，NSCLC（非小細胞肺がん）を含む数種類のがん中に見いだされた[29]. およそ3～5％の NSCLC 患者は ALK 遺伝子の転座を有する. ALK との融合相手は，ALK キナーゼ機能の本質的活性を生じさせるために，融合タンパク質の二量化や多量化になんらかの役割を果たしている[30].

　NSCLC の場合，ALK 融合タンパク質は染色体逆位（chromosomal inversion）[*9] の結果であり，通常この逆位は棘皮動物微小管と結びついたタンパク質様4（echinoderm microtubule-associated protein-like 4：EML4）との融合である. 2007年に EML 4 遺伝子と ALK 遺伝子の部分構造よりなるこの EML4-ALK 融合遺伝子が，検体と細胞株より発見された[31, 32]. ALK キナーゼ活性はこれらの細胞において本質的に活性であり，ヌードマウスにより関連した皮下腫瘍の増殖に必要であることが，さらなる実験をとおして明らかにされた[31]. これらのデータと既知

＊9　染色体逆位：染色体の一部が切断され，180度回って同じ位置に落ち着く状態.

のALKに対するクリゾチニブの活性に基づき，これらのALK融合タンパク質を有している3〜5％NSCLC患者の治療にクリゾチニブを使用できるかを決定するために，さらなる研究が実施された.

4 非臨床モデルによるがん増殖阻害に関する薬効と薬理作用

クリゾチニブ（**1**）は，数種類のALK駆動およびc-Met駆動の異種移植（xenograft）腫瘍モデルに対し驚異的な薬効を示した（表7.3）. H3122モデルは，EML4-ALK転座を含むH3122ヒトNSCLC細胞株に由来する[33]. GTL16モデルは，c-Met遺伝子増殖を含むGTL16ヒト胃がん細胞株に由来する[34]. Karpas299モデルは，NPM-ALK融合タンパク質を含むKarpas299（ヒト非ホジキンリンパ腫）未分化大細胞リンパ腫（ALCL）細胞株に由来する[35]. U87モデルは，c-Met/HGF経路のオートクライン*10活性化を含むU87MGヒトグリオブラストーマ*11細胞に由来する[35]. 薬物作動の機構的洞察とともにin vivo薬物活性を理解するために，薬物動態/薬力学（pharmacokinetics/pharmacodynamics：PK/PD）*12分析がなされた[36].

これらの非臨床モデルにおいて，各腫瘍のALKリン酸化を阻害するクリゾチニブのEC$_{50}$値（19nM）は，H3122ヒトNSCLC異種移植モデルの堅牢な腫瘍増殖抑制（tumor growth inhibition：TGI）のために求められるEC$_{50}$（20nM）と同程度であった. 対照的に，in vivoでc-Met自己リン酸化（autophosphorylation，キナーゼ自身のリン酸化）を阻害するのに必要なEC$_{50}$値（1.5nM）は，GTL16異種移植モデルについて50％腫瘍増殖阻害に必要な濃度（EC$_{50}$17nM）のおよそ10倍低い値であった. これらのc-Met抗リン酸化/ALK抗リン酸化と腫瘍増殖効果の関係が，Karpas299 ALCLおよびU87MGヒトグリオブラストーマモデルについても決定された. これらの良好な非臨床薬効結果および関連したPK/PDの関係の十分な理解に基づき，クリゾチニブはさらなる開発候補として2005年に指定され，ついでヒトでの薬物動態（PK）パラメータと最大忍容投与量（maximum tolerated dose：MTD，患者が耐えられる最大投与量）の決定のために，第Ⅰ相ヒト臨床試験で評価された.

*10 オートクライン：自己分泌ともいい，生理活性物質を産生分泌する細胞自身が標的である信号伝達方式，すなわち細胞自身がつくるホルモンがその細胞自身に作用する形態.

*11 グリオブラストーマ：脳の神経細胞を支える神経膠細胞（星細胞，グリア）が腫瘍化したもの.

*12 薬力学：薬物の作用部位における薬物濃度と薬理効果を定量的に扱う研究.

表7.3 クリゾチニブの非臨床異種移植モデルを用いた薬効

腫瘍異種移植モデル	H3122	GTL16	Karpas299	U87
投与量（mg/kg）	200, QD	50, QD	50, QD	50, QD
TGI効果（%）	94	100	96	97

5 ヒトへの臨床試験

第Ⅰ相クリゾチニブ投与量（用量）漸増試験（dose-escalation study）では，最初の投与量として50mgを1日1回が採用された. この投与量は300mgを1日2回（BID）まで増加されたが，この時点で2名の患者がグレード3の倦怠感を体験した. この第Ⅰ相ヒト薬物動態試験では，クリゾチニブに対するC_{avg}（average plasma concentration；平均血漿濃度）が，毎日200mg/人の投与量におけるALKとc-Met阻害のための最小標的有効濃度C_{eff}に達したことを明らかにした. 推奨された第Ⅱ

相投与量である 1 日 2 回250mg/人において観測されたクリゾチニブの定常状態での血漿濃度(50〜60nM)は，*in vivo* 非臨床モデルから得られた結果に基づき予測される ALK および c-Met 阻害のための最小標的有効濃度 C_{eff} よりも 2 〜 3 倍高かった[36]．そのため，クリゾチニブに対する最大忍容投与量(MTD)および推奨される第Ⅱ相の投与量(RP2D)は，250mg を 1 日 2 回と決められた．

　したがって，EML4-ALK 変異を保持している患者を標的とした第 Ib 相試験(143名の患者，臨床試験 A8081001)において，クリゾチニブは61% の全奏効率(overall response rate：ORR)[*13]を示した[37]．ついで255名の NSCLC 患者を対象とした第Ⅱ相試験(臨床試験 A8081005)がクリゾチニブによる治療として実施され，平均53% の全奏効率が観測された．全体として，クリゾチニブ治療に関連した有害事象は，一般に軽い(穏やかな)ものである(グレード 1 または 2)．多くの共通した有害事象は，視覚障害，吐き気，下痢，便秘，嘔吐，そして末梢性浮腫であった．最も一般的なグレード 3 または 4 の有害事象は，好中球減少(neutropenia)であった[37, 38]．

*13　全奏効率：画像上で明らかな腫瘍の消滅が確認できる完全奏効(complete resonse：CR)と，腫瘍が全体の30%以上消失した状態の部分奏効(partial response：PR)の被験者数の合計を全被験者数で除したもの．

　ALK キナーゼを標的とした最初の RTK 阻害薬，クリゾチニブ(商品名ザーコリ™)は異常 ALK 融合遺伝子を発現している進行性 NSCLC 患者の治療のために，2011年に迅速に承認された．クリゾチニブによる治療により恩恵を受けると思われる ALK 融合変異を保持した患者を同定するために，コンパニオン診断[*14]テストがアボット社(Abbott)で開発された．ALK 融合遺伝子検出キット，すなわち Vysis ALK ブレークアパート蛍光 *in situ* ハイブリダイゼーション(fluorescent *in situ* hybridization：FISH)プローブキットによるテストであり，このキットは感受性と特異性に優れ，ホルマリンで固定された組織を乗せたパラフィンを用いて実施できる[39]．現在この診断キットが ALK 陽性の NSCLC 患者を特定するために，FDA が承認した唯一のコンパニオン診断薬である．

*14　コンパニオン診断(companion diagnostic)：投薬前に，医薬品の薬効や副作用を予測するために行われる臨床検査．

　クリゾチニブはまた，ROS 1 転座変異を起こしている進行性 NSCLC 患者の治療にも有効に用いられた．表7.2に示したように，クリゾチニブは ROS 1 キナーゼ活性の強力な阻害剤であり，細胞内リン酸化に関係している．ROS 1 がん遺伝子は，未分化リンパ腫リン酸化酵素(ALK)に関係した受容体未知な(オーファン)RTK をコード化する(記号化する)[40]．ROS 1 は，v-ros 配列を変換させる細胞内ホモログとして UR2トリ肉腫ウイルスから発見されたもう一つの RTK である[41]．ROS 1 キナーゼ(proto-oncogene receptor tyrosine kinase，原がん遺伝子受容体型チロシンキナーゼ)は，NSCLC，胆管細胞がん，胃がん，卵巣がん，神経膠芽細胞腫のような種々のヒトがん中で染色体転座により活性化される．それらの染色体転座は，ROS 1 の一つの遺伝子の 5′領域が 3′領域へ融合する染色体転位を含んでいる[42]．ALK 融合タンパク質と同様に，すべての同定された融合タンパク質中に ROS キナーゼ領域が保持されている．ROS 1 転座がおよそ 1 % の NSCLC 患者で起こっている[43]．

　臨床試験においては，ALK 融合を検知するためにアボット社製の診断キットを用いた分子分析を用いて，患者が認定された．クリゾチニブは，標準投与量250mg

が1日2回，28日間経口投与された．50名のROS1転座を伴う進行性NSCLC患者群では，全奏効率（ORR）は72%であった[42]．これらの新規患者群に関するクリゾチニブの安全性プロファイルは，ALK融合変異保持の患者において観測されたものと同様であった．たとえば，最も一般的な有害事象（グレード3）は，低リン酸血，好中球減少，そしてアラニンアミノトランスフェラーゼのレベル上昇であった．一方ROS1患者の場合は，グレード4または5の有害事象はなかった[42]．

　要約すると，クリゾチニブはc-Met，ALK，そしてROS1キナーゼに対する多標的RTK阻害薬である．構造に基づく創薬設計手法を用い，また化合物の結合の有効性と，関連したADMEの同時最適化という創薬化学原理に基づき，クリゾチニブが見いだされた．

6　クリゾチニブ類縁体探索ルート：合成と限界に関する序説

*15：API（active pharma-ceutical ingredient）原薬，医薬品有効成分．

　本節ならびに次節では，年代順に俯瞰したクリゾチニブ合成の概観を提供することを試み，そしてこのことに留意しながらAPI*15生産に影響を与えたこの化学で起こったさまざまなブレークスルーを要約する．続く節では，合成研究の四つの局面についての説明を提供する．最初に，このアプローチで確認された持続可能性に対する潜在的な限界を含めて，探索ルートを短く概観する．その後，初期のプロセス化学を記述する（7.7節）．この研究は合成上の障害のいくつかに対する初期の解決策を提供したばかりでなく，初期臨床試験用の最初の1キログラムのAPIの単離に至った．この化学のさらなる最適化は，臨床開発用に大量（100kg以上）のAPIの供給を可能とするルートとして用いられた（7.8節）．最後に，商業用プロセスへの展開が述べられ（7.9節），その後に最近のクリゾチニブの商業合成の概観が述べられる（7.10節）．これらすべてのプロセスが，精力的にかつ加速された時間枠（期間）のなかで実施されたことに留意しておくことは重要であり，これらの研究活動にはしばしばある程度の重なりがある（たとえば，実現可能なルートの実施や商業ルートの開発）．さらに，遭遇した工程の改良に焦点を当てることで，類似の化学がいくつかの節で述べられている（たとえば光延反応）．

　クリゾチニブ類縁体への初期の探索ルートがスキーム7.1に示されており，この探索ルートは合成後半での芳香環部の性質を変えるべく計画された．最初のアセトフェノン体のボロヒドリド還元は，ラセミ体としてアルコールを生成し，そのものは3-ヒドロキシ-2-ニトロピリジンと光延反応で連結された．ニトロ基の還元，続いて臭素化にて5位へハロゲンが導入された．構造活性相関研究を見すえて，市販の種々のハロゲン化アリールとの鈴木カップリングの際の手がかりとなる5位ボロン酸エステル導入のため，アミノ基のBoc基による保護により続くパラジウム触媒によるボリル化が可能となった．最後に，アミノ保護基の除去はスキーム7.1に示す多様な中間体を与えた．ハロゲン化アリールとのパラジウム触媒存在下でのカップリング，続く保護基の操作（クリゾチニブの場合はBoc基の脱保護）で，所望の最終物がラセミ体として供給される．その後の試験のため，二つのエナンチオマーの分離がキラル分離にて実施された．

スキーム7.1　クリゾチニブ類縁体の探索合成ルート

　堅牢な化学変換を用いることで，このルートは多様性に富んだ数多くの類縁体を得る点では非常に有用なものであるが，クリゾチニブの大量合成を実施するに際しては数々の欠点が存在した．まず，この合成法はキラル分離/分割を特徴としており，この操作が合成の最後に置かれている．二番目に，この合成スキームではエーテル結合形成が光延反応である点が特徴である[44]．この変換は堅牢なものではあるが，いくつか欠点がある．まず，原子効率の観点からこの反応はきわめて非効率である[45]．次に，用いるアゾジカルボキシレートはきわめて危険であり，最後に反応系中に存在するホスフィンオキシドと還元されたアゾジカルボキシレート副生成物から，所望の生成物を精製することはしばしば困難である[46]．さらに，2-ニトロ-3-ヒドロキシピリジン中間体は，安全性の点からみて高エネルギー物質である．この一連の合成スキームはまた，ピリジン環上へのボロン酸の生成を特徴としており，このことはアミノ基保護を必須とすることから 2 工程を増やすことになり，さらには高価な B_2pin_2 を利用することで経済面からも引き合わない．

　数グラムのクリゾチニブの取得を可能にするために，光延反応が完全な立体反転で進行し，その結果得られる所望のキラル(S)-アルコールを迅速に取得することに，初期の合成計画は焦点が当てられた．加えて，ボロン酸エステルをピラゾールフラグメントへ変換することで，より効率的かつコンバージェントな合成が実現できると想定された．

7　プロセス化学：初期の改良

　当初，所望のエナンチオ過剰なアルコール体の合成法を探した際に，いくつかの化学的還元アプローチが試みられたが失敗に終わった．これらはボラン型還元に焦点が当てられたが，すべての場合，乏しい変換率とエナンチオ選択性が観測された．たとえば，DIP-Cl(B-クロロジイソピノカンフェイルボラン，Ipc_2BCl)では10% 変換であった[47]．Brown と共同研究者らは，オルト位二置換アセトフェノン基質が DIP-Cl 還元では進行しにくいことを報告していたが，このことはこれらの置換基がメチルケトン部を面外に向けることを強いる結果，芳香環に対して直交している

スキーム7.2 純粋なエナンチオマーとしてのアルコール体を得る
PLE 媒介（光学）分割

配置をとっている[48]．

　酵素を用いるアプローチに変更して，初期段階でいくつかのケト還元酵素が検討され，優れたエナンチオ選択性が観測されたが，これらは少量の基質を用いた場合のみ達成された（1 mg/mL）．そういうものとして，数種のリパーゼとエステラーゼを用いる酢酸エステルの加水分解による酵素的分割アプローチが検討された．ラセミ体のアセチルエステルは，アセトフェノンの水素化ホウ素ナトリウムによる還元，続く無水酢酸によるアシル化にて円滑に得られた．スクリーニングにより，8種類の酵素が $E > 100$ で光学分割を達成できると特定された．これらのなかから，反応速度に基づきブタ肝臓エステラーゼ（pig liver esterase：PLE）がさらなる最適化のために選択された[21]．この還元を51% 完了させた場合，(R)-アセチル体の選択的加水分解が進行し，クロマトグラフィー分離にて未反応のアセチルエステル体と加水分解されたアルコール体がともに98% 以上の ee（鏡像体過剰率）で単離された．1 M スケール（207 g/L）において，36時間後反応は51% に達し，0.5 M（100 g/L）において反応はおよそ17〜21時間を要した．この反応は結果として最初の調整合成（regulatory synthesis）として，6 kg（0.5 M）までスケール化された．また不要のアルコール体は活性化/置換の工程にて，立体化学を反転することによりリサイクル可能であった．所望の(S)-アセチルエステル体の化学的加水分解（メタノリシス）は，好収率で所望のアルコール体の単離へと導く（スキーム7.2）．

　鈴木カップリングアプローチのためのブロモ置換ピリジン誘導体の合成が，スキーム7.3に示されている．時間的制約のもと，そして前述の不都合な点にもかかわらず，探索合成で用いられた光延反応にこだわりながら，この反応を能率化する方法を探すことが決定された．光延反応の決定的な改良は，溶媒を THF からトルエンに代えたことで，後処理時の副生成物の部分的除去が可能になった．それにもかかわらず，残渣のホスフィンオキシドと還元された DIAD（diisopropyl azodicarboxylate）は，依然としてニトロ基の還元のための水素化の障害となった．そのために，探索合成で用いられた鉄を基準とした方法が採用された．光延反応を用いるためにほかのホスフィン類が検討されたが，トリフェニルホスフィンより優れたものは見いだせなかった．鉄を用いたニトロ基の還元後，所望のアミノピリジンはシュウ酸塩を形成させて単離した．このシュウ酸塩を中和した後，過剰の

スキーム7.3　臭素体中間体の合成

臭素化を避けるべく反応剤の当量を制御した*N*-ブロモスクシンイミド（*N*-bromosuccinimide：NBS）を用いた臭素化が反応温度（0℃）で達成された．(*R*)-カンファースルホン酸〔(*R*)-CSA〕を用いた塩形成は，純粋な生成物を与えたばかりでなく，最終生成物の光学純度を向上させる機会を提供した．

　ピラゾールフラグメントより誘導されるボロン酸エステルの合成は，スキーム7.4に示されている．活性化された（メシル化された）4-ヒドロキシピペリジンのアルキル化に関する初期の研究では，熱的安全性に危険が懸念される DMF（dimethylformamide）/NaH が用いられた[49]．スケールアップ時は，この組合せが80℃，NMP（*N*-methylpyrrolidone）/Cs$_2$CO$_3$に置き換えられた．この反応は6時間にて，過剰のピラゾールもさらなる反応時間も必要とせずに85〜95% で完結した．水を加え，*t*-ブチルメチルエーテル（*t*-butyl methyl ether：TBME）にて抽出し粗生成物を得た．最初，結晶化にはジイソプロピルエーテルが用いられたが，過酸化物生成への配慮からスケールアップ時に問題もあった[50]．所望のピラゾールヨウ化物を沈殿させるために，生成物の TBME 溶液にヘプタンを加えるという別法が開

スキーム7.4　ボロン酸エステルの合成

発された．ボリル化反応のための最初のアプローチはパラジウム媒介のボリル化で
あったが，B_2pin_2が高価な点と二量化の多さから，この反応はさらなるアプローチ
が検討された．i-PrMgCl によるハロゲン-金属交換を用いる Knochel 法[51]，続く
2-メトキシ-4,4,5,5-テトラメチル-1,3,2-ジオキサボロランによる捕捉は，所望のボ
ロン酸エステルを与え，そのものはヘプタンにより沈殿し，水溶性エタノールによ
る結晶化で精製された．この方法は，キログラムスケールへのスケールアップも成
功した．対応する臭素体の場合，ハロゲン-金属交換工程がきわめて遅かったので，
ヨウ素体を用いる本ルートが重要であることが示された．

　鈴木カップリングには $PdCl_2(dppf)$ が触媒として選ばれ，この反応は微量の過剰
カップリング生成物を伴いながらも前述のアリールブロミドに対して高選択的であ
ることが示された．触媒はわずかに多い使用（3.8 mol%）が必要であったが，反応は
実質的には50℃，2時間で完了した（スキーム7.5）．この黒色反応液は分離され，
酢酸エチルと水で抽出分配した結果大部分の着色部は水層に残り，酢酸エチル層は
薄黄色もしくは無色となった．パラジウムレベルの分析は5600 ppm で存在するこ
とを示し，さらに有機溶媒層は10% システインを含むシリカ-アルミナで16時間，
60℃にて処理され，20 ppm 以下まで減らせた[52]．所望の生成物は溶媒をヘプタン
へ代えることにより沈殿した．

スキーム7.5　鈴木カップリング

　最終的な脱保護工程は，ジクロロメタン溶媒中で4M 塩酸-ジオキサンで実施さ
れた（スキーム7.6）．後処理は水溶液の抽出，中和，そして THF による抽出であっ
た．THF を除去すると，所望の API（PF-02341066,**1**）が沈殿した．最終 API 中の

スキーム7.6　脱保護およびクリゾチニブの単離

THF 残存問題を回避するため，脱保護後の水溶性溶媒からの抽出が工夫された．脱保護後の酸性水溶液をジクロロメタンで洗浄後，炭酸ナトリウム水溶液を加えた．この結果，無定形ガム状物質が生成するが，徐々に固化し，単離された物質はさまざまな粒径分布を示した．この修飾された単離法にて，およそ1kgのクリゾチニブが初期の毒性試験および臨床試験のために成功裏に提供された．

　探索合成からすでにいくつもの改良がなされてきているが，臨床試験を進展させるための数キログラム量の API の供給を可能とするルート開発のためには，依然としてさらなる課題が存在している．

8　プロセス化学：クリゾチニブへの有効なルート

　純粋なエナンチオマーとしてのアルコール体の合成に戻って，化学的アプローチが再評価された．すでに述べたように，ボランを基盤としたアプローチは不成功であった．研究室スケールにおいて，キラル補助剤としての N-メチルエフェドリンが共存する LiAlH$_4$ の使用はおよそ80%ee を与えたが，スケールアップに際して再現性の観点から一定ではないことが判明した[53]．この変換のために，水素化が最適と思われたが潜在的な脱クロロ化の問題があった．いくつもの市販リガンドを用いたこの変換の探索は，ソルビアス社（Solvias）より入手可能な Naud 触媒を用いることで唯一のヒットに至った[54]．この条件下，NaOH を塩基とするトルエン／水中での水素付加で92%ee が得られた（スキーム7.7）．この水素化アプローチの優位さの一つは，触媒の光学対掌体を用いることで，所望のアルコール体の両エナンチオマー

スキーム7.7　アセトフェノン中間体の化学選択的還元

スキーム7.8　純粋なエナンチオマーとしてのアルコール体への初期の
　　　　　　　　ケト還元酵素ルート

を得ることができることである.

　すでに述べたように,この変換に対しいくつかのケト還元酵素が見いだされたが,開発上のおもな問題として低い基質濃度でのみ許容されるという事実が存在していた.この事実は,ファイザー社（Pfizer）とコデキス社（Codexis）との共同研究で克服された.すなわち,用いるケト還元酵素とグルコース脱水素酵素の双方を突然変異させることで,このプロセスが最適化された[55].こうして唯一の(S)-エナンチオマーが優れた変換と選択性（99%以上の収率およびee）にて得られた（スキーム7.8）.この方法は,数キログラム量にスケールアップされた.

　光延反応へ戻って,3-ヒドロキシ-2-ニトロピリジンを66℃以上で加熱すべきではないという安全面の推奨を考慮し,この変換を達成するためのほかの方法もそれらが加熱を必要とすることで実現可能ではなかった.加えて光延反応それ自体が発熱反応であり,そのため制御されたDIADの添加が要求される.反応後,ヒドロキシピリジン体除去のためのNaOH水溶液による最初の洗浄は着色した有機（溶媒）層を与え,この有機層は続く酸洗浄を必要とした.生成物の溶解性のスクリーニングの際,このものがエタノールにわずかに溶けるという打開策がもたらされた.ほかの副生成物と同様に出発物質ヒドロキシピリジンはエタノールに溶けた結果,塩基と酸による洗浄が不要となり,同様にエマルジョン化という付随する問題も解決された.大量合成は,DIADを-10℃にて反応系に加えることで実施された.反応完結後,洗浄のために水が加えられ,有機層には副生成物混合物の結晶が接種された.この操作で副生成物の80%が沈殿し,ろ過で除去された.ろ液のトルエン層は蒸留で除かれ,残渣にエタノールを加えたところ,80〜85%で目的生成物が固体として沈殿した（スキーム7.9）.この方法は50kgの出発アルコール体にも適用され,プロセス工程が大幅に単純化された.

　光延反応混合物からの副生成物のより効果的なこの除去法は,これらの副生成物

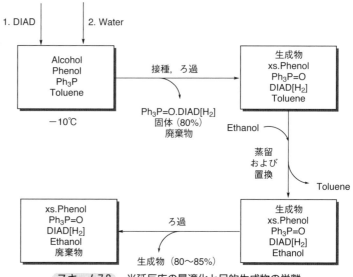

スキーム7.9　光延反応の最適化と目的生成物の単離

スキーム7.10　ニトロ基の水素化

による潜在的な触媒毒の可能性を取り除いた．そして，ニトロ基還元のための水素化の再検討を可能にした．この反応の研究は，その触媒活性の乏しさがための脱ハロゲン化の起こりにくさが理由で，ニッケルを基準とした触媒に焦点が当てられた．10wt% の Raney ニッケルもしくはスポンジに担持されたニッケル触媒をメタノール溶媒中で用い，完全な化学選択性でニトロ基還元を実現した．最適化された水素化は，二段階プロセスであった．最初に生成するヒドロキシアミン中間体への還元が発熱的であり，反応温度を30〜35℃に制御するために強力に冷却された．水素の取り込みが緩やかになった時点で，反応系を50℃に加温したところ，生成したヒドロキシアミンが所望のアミンへ還元された（スキーム7.10）．この反応系は濃縮され，−15℃にて冷却され，メタノールより結晶化され，所望の生成物がおよそ88% 収率で結晶として得られた．損失を最少にするために，母液は再結晶化に用いられた．

　続くブロモ化反応では，過剰ブロモ化を防ぐための反応温度の制御が重要なパラメータになることが明らかにされた．この反応は，−10〜 0 ℃の温度範囲で過剰の NBS を用いるにもかかわらず，きわめて速く進行した．より低温においては溶解性が問題となり，そのため NBS の添加（1.2当量まで）と反応は−10℃で実施され，過剰ブロモ化は観測されなかった．ジクロロメタンのみでは相分離が促進し，また反応終点での懸濁化を避けるため，一方でアセトニトリルが NBS を溶解することから，この反応にはジクロロメタンとアセトニトリルの混合溶媒系が用いられた（スキーム7.11）．反応完結後，大部分のジクロロメタンは常圧蒸留で除かれ，生じたコハク酸イミド混合物はトリエチルアミン水溶液で洗浄された．ついで有機層は濃縮され，溶媒をメタノールとして残渣から生成物が結晶化された．生成物は昇温時にメタノールに可溶であったが，低温ではわずかに溶解する程度であった．種を加えたり，温度を冷熱循環することで，不純物を除き，同様に結晶時に大きな固体の塊が生成することを防いだりすることができた．

　ボロン酸エステル生成に関しても，反応条件および精製工程簡素化の最適化の結

スキーム7.11　鍵中間体合成のための化学選択的なブロモ化

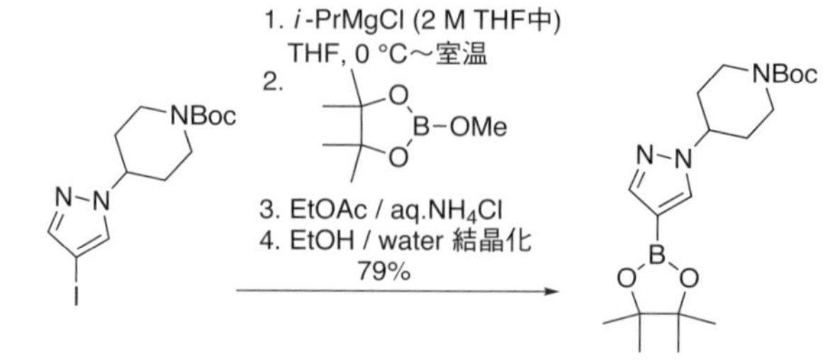

スキーム7.12　ボロン酸エステル生成の最適化

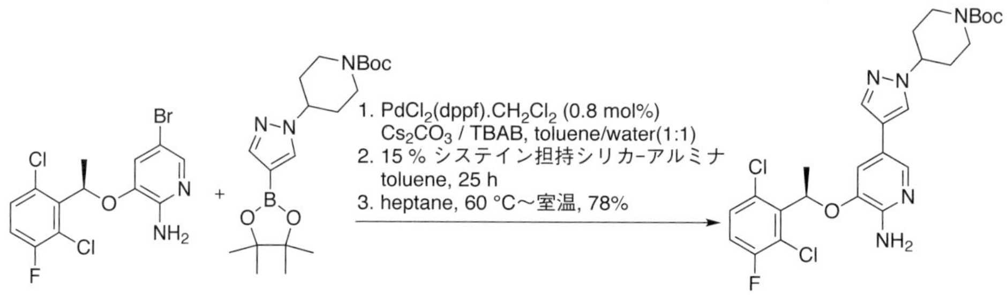

スキーム7.13　改良鈴木カップリング，後処理そして単離

果，収率が58% から79% に改良された（スキーム7.12）．Grignard 反応剤によるハロゲン基–金属交換については，ヨード体の完全消費を確実にするには室温まで昇温することが重要であった．ボロン酸エステルによる捕捉の後，反応系へ酢酸エチルが加えられ，ついで塩化アンモニウム水溶液で洗浄された．以前，目的物は当初ヘプタンより沈殿した．しかし今回，ヘプタンはエタノールに代えられ，ついで目的物のエタノール溶液へ温水を加えることで結晶化が起こった．この結晶化のためには，水：エタノール＝4：1 が最適であり，この反応は50kg 以上のスケールで実施された．

　鈴木カップリングに関しては，溶媒系はトルエン／水に代えられ，異なる不純物の生成というリスクを最少にするために同じ触媒と塩基が用いられ，後処理を劇的に簡便にするために相間移動触媒が用いられた．この新しい条件は，触媒量を3.8mol% から0.8mol% へと著しく減らすことを可能にした（スキーム7.13）．残存するパラジウムは，システイン担持シリカ–アルミナを用いることで除去されたが，樹脂量と時間の増加がこの操作を効果的にするためには必要であった．このトルエン溶液へ温めたヘプタンを加え，徐冷することで所望の目的物が収率78% で得られた．

　最終の Boc 基脱保護については，塩化アセチルとエタノールより発生させた無水塩化水素を用い，前述の1,4–ジオキサンの使用を省くことができた[56]．目的物の塩酸塩を流動状スラリーにするためジクロロメタンが必要であった（スキーム7.14）．反応完結後，目的物の酸性水溶液を得るため，そこへ水が加えられた．ついで NaOH と THF が順次加えられ，遊離塩基（アミノ体）が有機層に抽出された．ついで溶媒が酢酸エチルに代えられ，無機物除去のため水にて洗浄された．さらに

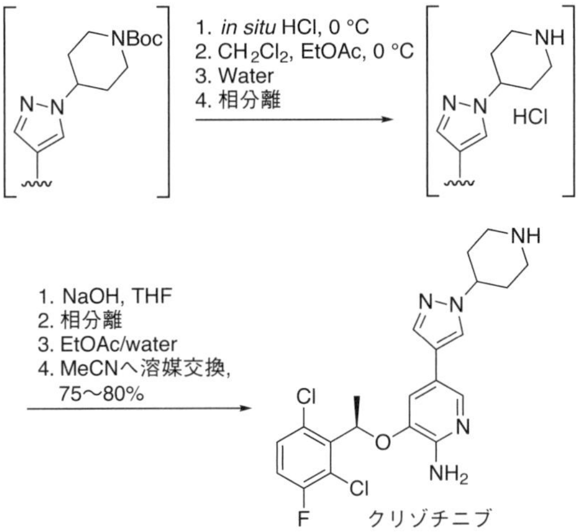

スキーム7.14 実用的な脱保護とクリゾチニブの単離

溶媒をアセトニトリルに代えところ，目的物が収率80〜85%にて結晶として得られた．この操作は，10kgと18kgでの2回の工業的スケール合成に採用された．しかし，幅広い粒子分布が再び観測され，また一定しないNaCl含量の問題もあり，いくつかのバッチではさらなる水の添加が強いられた．このことを考慮し，アセトニトリル水溶液を用いる結晶化が開発された．40℃において目的物を30% アセトニトリル水溶液に溶解し，その溶液を冷却しさらに70% 水溶液になるまで希釈したところ，収率75〜80% で目的物の結晶が得られた．得られた目的物の粒子サイズは高剪断湿式粉砕法（high shear wet milling）で制御され（4000rpm/2mm 穴），そして無機物残存の問題も観測されなかった．この一連の操作で100kg以上の目的物（クリゾチニブ）を得ることができた．

　クリゾチニブ供給に用いられた初期の堅牢な実用的ルートは，6工程のコンバージェントなプロセスであり，図7.4で示すように5工程の最長リニアールートである[57]．いくつかの鍵となる特徴は，次のとおりである．

- キラルアルコール体の信頼性ある合成が開発された．
- 副生成物の効率的な除去により光延反応は効果的に制御されたが，さらなるスケールアップには安全面の観点から限界があった．

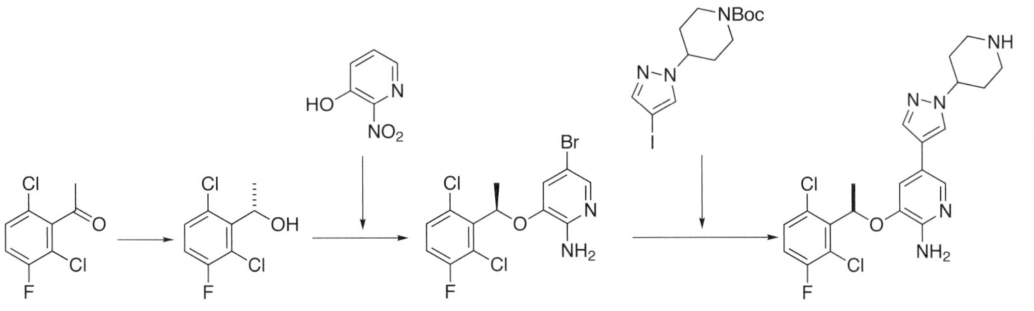

PF-02341066 (クリゾチニブ)

図7.4 実用的ルートの要約

- 触媒的な水素化を用いることで，化学選択的なニトロ基還元が開発された．
- 最終的な API が，アセトニトリル水溶液を用いる結晶化で得られた．

　この合成法を用い，多段階の実用的工程をおよそ 1 年間で20kg バッチサイズで数回行い，150kg 以上のクリゾチニブが供給された．さらに特筆すべきは，クリゾチニブを供給するために用いられた実用的化学合成の期間中，目標期日として当初提案されていた2018年が2013年にまで格段に加速された．この実用的なルートは，その後も反応スケールの改良や，長いサイクル時間による API 供給限界に対する改良など，数多くの機会を提供している．申請期日（filing date）の早期化を念頭において，API への発展的な商業ルートの開発が同時に開始された．

9　商業用製造プロセスへの展開

　上述のケト還元酵素ルートは，以降の実用的合成を支えたアルコール中間体を所望の(S)-エナンチオマーとして与えた．この時期に，アセトフェノンの選択的還元による(S)-1-(2,6-ジクロロ-3-フルオロフェニル)エタノールを得るための，二番目の酵素的方法が組織内で開発された．この方法では，遺伝子組換えで大腸菌に発現させた Proteus mirabilis 株から得た2,4-ジケトグルコン酸還元酵素（DkgA）の細胞溶解物（lysate, ライセート）が用いられた．補酵素 NADPH の効率よいリサイクル（再生）は，X ザイム社（X-zyme）より購入した Lactobacillus brevis ADH（アルコールデヒドロゲナーゼ；アルコール脱水素酵素）を用い達成された（スキーム7.15）．野生型の配列を操作して得た酵素 DkgA の変異株（mutant）が調製され，100g/L 以上の基質濃度の合成を可能とした[58]．初期の実験は，この酵素は50mg/mL で許容されることを示した一方，変換は70％の段階で失速し，生成物による阻害もしくは溶解性の問題が疑われた．共溶媒としてのイソプロパノール（isopropyl alcohol：IPA, 15％まで）の使用で活性を強化することが示され，溶解性が問題であったことが示唆された．IPA はまた補酵素の再生を可能にした．この反応は50g/L にまでスケールアップされたが，100g/L の場合は88% 変換時に停止した．生物工学的手法で33種類の置換様式により作製した475種の変異株を用いさらなる最適化が達成され，より強い活性をもつものが示された．電荷をもったアミノ酸が操作され，大半の変異は溶媒と接する外縁（outer edge）で起こった．Qd11変異株はwtDkgA（野生型 DkgA）の2.66x 特異的活性を示し，IPA 補酵素再生にはグルコー

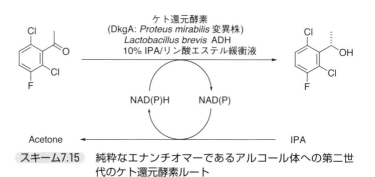

スキーム7.15　純粋なエナンチオマーであるアルコール体への第二世代のケト還元酵素ルート

スが好まれることが示され，これら酵素系が協働することが重要であった．この酵素系は 1 年間もかからずに開発され，40 kg までにスケールアップされた．この酵素系はアセトフェノン型基質に関してさらに幅広い基質範囲をもつ一方，(R)-エナンチオマーへの生体触媒ルートは依然として存在しない．

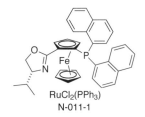

図7.5　修飾 Naud 触媒の構造

一方，不斉水素化ではしばしばいずれのエナンチオマーも供給可能である．初期のスクリーニングでは限られた成功しか得られなかったが，Naud 触媒が有望な触媒として特定された(88〜92%ee)．ソルビアス社と共同で，早々にこの触媒の修飾型 N-011-1 が最適であることが示され，両エナンチオマーに対し適応可能であることが証明された(図7.5)．スクリーニング検討はリン酸カリウムが良好な塩基であることを明らかにし，さらなる最適化をとおして良好な変換率を維持しつつ(>96%ee, 20時間以内で88%以上の変換)，触媒量が基質/触媒 ≒ 600/1 にまで減らされた．このエナンチオ過剰率は酵素法で観測された値ほどには高くはなかったが，簡単な結晶化により光学純度を上昇させることに成功し，6 か月以内に40 kg を供給するため用いられた．

潜在的にキラルなアルコール体の両エナンチオマーが入手可能であることから，もはやピリジンフラグメントの導入を立体化学の反転を組み込んだプロセスに限定することはなくなった．光延反応の代替を探すことが，チームの第一目標となった．そして，エーテル結合形成のためにいくつかの有効な変換法が見いだされた．得られた最高のアイデアのうちの三つは，Ullmann もしくは Buchwald 型反応のいずれかを利用したクロスカップリングアプローチに焦点を当てた過去の文献にその基盤を置いていた(図7.6)[59]．これらのアプローチは，金属，リガンド，および塩基の存在下に，キラルなアルコール体を適切に官能基化されたハロピリジンと反応させるものである．とくに，パラジウムと銅が金属として選択された．これらの反応は典型的に立体配置保持で進行し，そのためキラルアルコール体として(R)-エナンチオマーが必要であった．

図7.6　鍵中間体へのカップリングアプローチ

それぞれの反応物は容易に入手され，それらクロスカップリングが幅広くスクリーニングされたが，残念ながらいずれも成功しなかった．そこで，所望の反応性が得られない理由を明らかにするために，いくつかのモデル反応が開始された(スキーム7.16)．その当時の文献ではこの種のクロスカップリングに対しては金属として銅の使用がより普及していたので，銅を基準とした方法に焦点が当てられた[60]．最初のモデル反応は，単純な第一級アルコールとアミノ基を含まないピリジン誘導体との反応であった．文献と同様に，このカップリング反応は 2 時間で成功裏に達

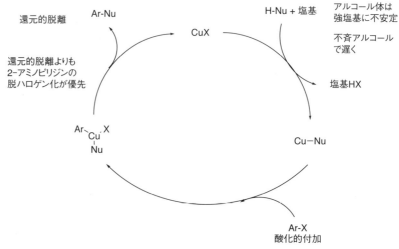

2時間で75〜80%

48時間で〜10%

48時間で10%
脱ハロゲン化；
目的物なし

48時間で10%
脱ハロゲン化；
目的物なし

条件：Tol, Cs$_2$CO$_3$, 1,10-Phen, CuI

スキーム7.16 金属触媒カップリング反応のモデル研究

成され，この触媒／リガンド系の組合せによる活性化が確認された．しかし，モデルの第一級アルコールを前述の官能基化されたキラルアルコール体に置き換えて同様な反応を行った結果，十分に反応時間を延長したにもかかわらず，10%以下の変換しか観測されなかった．もう一度単純なベンジルアルコールに戻り，今度はベンジルアルコールと標的ピリジンフラグメントとを反応させたところ，反応性は悪くピリジン骨格の脱ハロゲン体のみが得られた．

触媒サイクルの検討は，このアプローチの不成功の説明として一つの仮説を提出

図7.7 銅触媒カップリングの触媒サイクル

することになった(図7.7). アルコール体は強塩基に対して不安定であり, 初期の銅挿入過程は遅く, その結果アルコール体は分解経路で消費された. 一度酸化的付加が起こっても, 望みの還元的脱離よりもアミノピリジンのヒドロ脱ハロゲン化が優先する. これらの要因を考慮すると, いずれのカップリング相手もこの反応を成功に導くためにうまく組み立てられていないようである. さらに, パラジウム触媒に代えた場合でもアルコール体の脱ハロゲン化が観測された[61].

　対照的に, アルコール体の活性化に続く 2-アミノ-3-ヒドロキシピリジン誘導体による置換という従来の S_N2 型反応の評価へ戻る試みが, ただちに実を結んだ. 実際に最初に試みられた反応は, 高い酸素/窒素選択性と完全なる立体化学の反転を伴い, 所望の目的物を好収率で与えた. 後者を考慮すると, 基質であるアルコール体は (S)-エナンチオマーが必要であり, このものは生体触媒もしくは化学的不斉還元のいずれかで入手可能なより多様な化合物である. アルコール体はまずメシルエステルとして活性化され, 2-アミノ-3-ヒドロキシ-5-ブロモピリジンと反応させ, 前述の実用的合成で得たものと同一の共通の安定した中間体を与えた(スキーム7.17). この特定のピリジン誘導体の使用は, いくつかの有利さを示した. たとえば, この化合物は 2 位にアミノ基を備えるためのニトロ基の還元を回避した正しい酸化状態をすでに保持している. さらにエーテル結合形成に先立ち, 鈴木カップリングのための足がかりであるブロモ基がすでに配置されており, 下流の合成工程を省くことができる. これらの研究をとおして, この結合形成の概念が実証されただけでなく, 活性化と置換反応の際の熱流と赤外スペクトルデータが得られ, これらの反応をスケール化した際のオンラインモニタリングの方法を提供した[62].

スキーム7.17　鍵中間体への活性化-置換アプローチ

　エーテル結合形成のための活性化-置換連続工程の有効性を確認した結果, 修飾ピリジン基質, すなわち 2-アミノ-3-ヒドロキシ-5-ブロモピリジンの合成が必要とされた. 2-アミノ-3-ヒドロキシピリジンは安価で容易に入手可能であり, 臭素, N-ブロモコハク酸イミド(N-ブロモスクシンイミド, NBS)および1,3-ジブロモ-5,5-ジメチルヒダントイン(DMH)を含む種々のブロモ化反応剤のスクリーニングがこの化合物に試された. この試みは, 反応が進行しないか分解が観測され不成功であった. より強い反応条件ではある程度のブロモ化が達成されたが, 望まぬ位置選択性で進行した. 幸運なことに, 保護された 2-アミノ-3-ヒドロキシピリジンもまた安価に入手可能であった. この保護体に対する, 種々のブロモ化反応剤は所望の化合物を与えたが, 要求される純度もしくは収率レベルには達しなかった. 文献を探索したところ, ブロモ化反応剤を系内(in situ)で発生させるという環境に配慮した一つの条件にたどり着いた[63]. この方法を基質である保護したピリジン誘導体

スキーム7.18　2-アミノ-3-ヒドロキシ-5-ブロモピリジン
の合成

に試みたところ，所望の生成物への完全な変換が達成された（91％ 収率，98％ 以上
の純度）．ついで，塩基とともに加熱還流すると容易に脱保護が達成され，反応液
を中和した結果，所望の生成物が反応溶液中から結晶化した（スキーム7.18）．この
プロセスは外部の供給メーカーに譲渡され，そこでは総収率82％ で250kg 以上を
供給した．また，この化合物は価格が3倍改善され，このルートを用いることでニ
トロピリジンを出発物質とした際の熱不安定性が回避された．

　ピラゾールフラグメントを結合させる鈴木カップリングに関するモデル研究は，
ピペリジンのアミノ基保護が不要であることを明らかにした．そこで，出発物質と
しての新規ピラゾールフラグメント合成の開発が実施された．このルートはリニ
アーな3工程で，中間体の単離精製を不要とする高い潜在性をもっている．このルー
トは，4-クロロピリジンの4位へのピラゾールのS_NAr反応，続くピラゾール環
存在下でのピリジン環の選択的還元より構成されている．最後に，高価なヨウ素が
合成の終盤でつけられる．研究の結果，最初の置換反応はその完了のため2倍当量
以上のピラゾールを必要とすることが示唆された．一方，ビスピリジン中間体も残
存した．これらの二つの化合物（ピリジン誘導体とピラゾール）をアセトニトリル中
で加熱すると所望の反応が進行し，ピラゾール-ピリジン中間体が塩酸塩として単離
された．この塩酸塩の水中での水素化はいくつかの触媒系（Pd/C または Rh/C）を用
いて達成され，ピラゾール-ピペリジン生成物の水溶液は精製せずに効果的にヨウ素
化反応へと直接用いられた．ヨウ素化反応は，さまざまなヨウ素化反応剤を用いて

スキーム7.19　新規ピラゾール中間体の合成

達成された〔たとえば，NIS（*N*-iodosuccinimide）または H$_2$O$_2$/I$_2$〕（スキーム7.19）[64]．
供給元では，このプロセスを用いて合成の最終段階で要求されるに十分な高純度の
化合物250 kg 以上を供給可能であった．この化合物は，前述のピペリジン環が
N-Boc で保護された中間体と同程度の価格（kg 当たり）であったが，モル当たりの
価格はより安価であり，最終 API（医薬品有効成分）の構成成分の原子量の観点か
らは，より高い利用率を有している．

10　クリゾチニブの商業合成

　新規出発物質が特定され，また概念実証作業も完成したことを受けて提案された
クリゾチニブの商業合成ルートが図7.8に示されている．このルートはプロセスの
異なる段階で導入される選択された出発物質の五つの化学変換（chemical
transformation：CT）よりなっている．出発物質は活性化工程のアルコール体，そ
して置換反応のためのアミノピリジンである．ピラゾール-ピペリジンは Grignard
反応剤による活性化，ホウ素を基盤とした反応剤による捕捉を経る中間体ボロン酸
エステルの生成，そして最終段階のカップリングによりクリゾチニブが供給される．
このルートは前述の実用的合成と同様な原子間切断であり，同様な中間体を用いて
いる．このことは開発の後半での新たな不純物プロファイルが導入されるリスクを
最少にしている．これらの変換の実現性が確立されたので，それぞれを達成する最
適かつ堅牢な条件を与えるプロセス開発に焦点は移った．

　活性化工程（CT 1）では，アルキルスルホナート基，ノシル基，トシル基，ハロ
ゲン化トシル基を含むいくつかの活性基が評価された．最も適した一つを選ぶため，
その誘導体の融点のみならず，反応性，安定性，引き続く反応で発生する廃棄物と
のバランスも考慮された．そして，鍵中間体としてメタンスルホン酸エステル（メ
タンスルホナート）が選ばれた．この化合物は望む結晶性中間体ではなかったが，
溶液中で加温時においても安定であり単離する必要がなかった．この活性化反応の
ために *t*-ブチルメチルエーテル（*t*-butyl methyl ether：TBME）が溶媒として選択

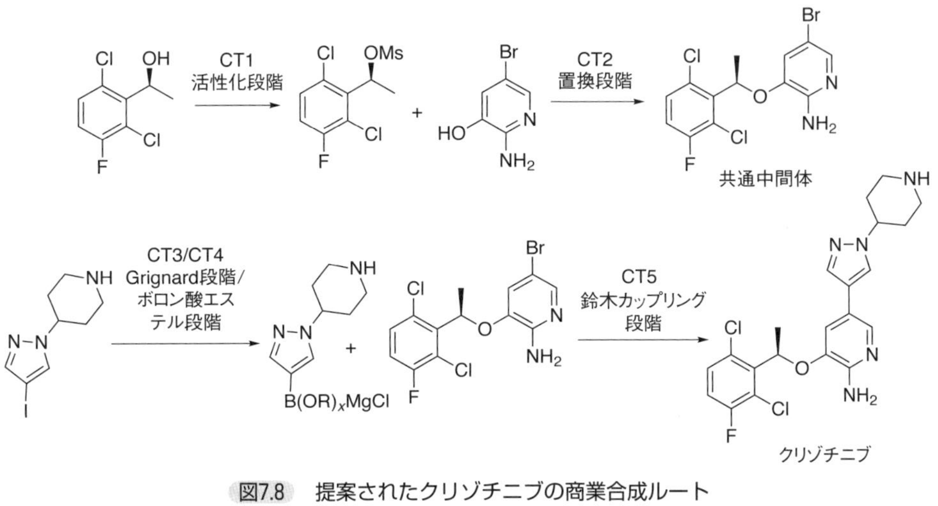

図7.8　提案されたクリゾチニブの商業合成ルート

され，反応は不純物のないプロファイルを示し，水による後処理にて副生成物を容易に除去できた．

メシル体の溶液が入手できたので，続く置換反応（CT 2）に関心が移った．溶媒を検討したところ，ケトン系溶媒が最良であることが認められた．活性化に続く置換反応をとおして単一溶媒を使用することで後処理を単純化することもできるが，水に対する溶解性と価格とのバランスという点から不都合も存在した．この点に留意して，開発過程で置換反応のためにアセトンが溶媒として選ばれた．広範な塩基の探索は，反応速度，所望の共通中間体を与える際の良好なマスバランス（物資収支）の点から，炭酸セシウム（Cs$_2$CO$_3$）が最良の塩基であることを明らかにした（スキーム7.20）．TBME による抽出，水による洗浄，続くメタノールからの結晶化で不純物が良好に除去され，純度を67〜87% から99% 以上に改良し，0.2% 以上の不純物の存在は認められなかった．総収率は75% であった．鈴木カップリングのための中間体を入手したので，関心はカップリング相手であるボロン酸エステルの生成に移った．

スキーム7.20 最適化された活性化と置換反応

ボロン酸エステル（CT 3/CT 4）の生成のためには，ブロモ体が対応するヨード体よりだいぶ低い反応性を示すことを過去に確認していた．そこで後者を用い継続して進めることとした．Grignard 塩生成は i-PrMgCl を用いることで達成され，この反応はきれいに進行した．i-PrMgCl は 2 当量が必要であった．最初の 1 当量は，ピペリジン部の脱プロトン化に使用された．シクロヘキシル MgCl（C$_6$H$_{11}$MgCl）がもう一つの反応剤であったが，ほかの Grignard 反応剤は活性を示さず，有機リチウム反応剤は低い変換率であり，複雑な反応プロファイルを示した．捕捉剤に関しては，トリメトキシボラン〔B(OMe)$_3$〕が迅速にビスマグネシウム塩中間体と反応し，ボロン酸エステル（ボロナート）を形成した（スキーム7.21）．同様に，B(Oi-Pr)$_3$，B(OBu)$_3$，および（MeO）B(Pin）も反応したが，とくに優位性はなかった．価格の点からは，B(OMe)$_3$は 1 kg 当たり20ドルであるのに対して，先に用いていたピナコール誘導体〔(MeO)B(Pin)〕は 1 kg 当たり450ドルである．このボロン酸エステルは高濃度のマグネシウム塩（35〜40%）を含み，厚みのあるスラリー状物質として静置された．その後，ろ過で単離されたボロン酸エステルは，直接，鈴木カップリングに用いられた．

鈴木カップリング（CT 5）を評価する課題の一つは，大半の単一系溶媒に対するクリゾチニブの相対的な溶解性の乏しさである．この点に留意して，THF，酢酸

スキーム7.21　カップリングパートナーであるボロン酸エステルの生成

エチル，ジクロロメタンなどの溶媒がこのカップリング反応のために評価された．しかし，基質中に Boc 保護基がない場合，高温時にピペリジン環の窒素と反応をすることより，酢酸エチルおよびジクロロメタンは不適切であった．これら2種類の溶媒が除去された結果，スクリーニング探索は THF の使用に焦点が当てられた．粗精製のボロン酸エステルを用いたところ，PdCl$_2$(dppf)(Pd-106)が最適の触媒であることが見いだされた．また，炭酸セシウムの有力な代替物としてリン酸カリウムが見いだされ，触媒量を 1 mol% 以下という少ない量にすることが可能となった．このカップリング反応の溶媒として THF を用いる欠点の一つは，その水との混和性のゆえに水を用いる後処理の際にさらなる抽出溶媒が必要なことである．しかし，粗精製のボロン酸エステルを用いることでのより大きな懸念は，反応中での大量の無機固体の沈殿であった(1gの基質に対して6gの固体)．より大量スケール合成へ進める前に，この問題を解決しておくことがきわめて重要となった．

　このボロン酸エステルの反応への挑戦には，いくつもの選択肢が存在した．析出する固体の単離後の使用，スラリーの直接的使用，もしくは脂溶性エステルへのエステル交換の試みであるが，これらすべてに問題が存在した．このことを受けて，さらなる選択肢として添加剤使用の可能性が探求された．酸性水溶液は固体を溶解することができるが，同時にボロン酸エステルの分解を引き起こす．この問題の解決に，エタノールアミンの添加はほとんど有益ではなかった．エチレンジアミン四酢酸四ナトリウム塩(Na$_4$EDTA)(EDTA：ethylenediaminetetraacetic acid)水溶液は，THF 反応溶媒層への生成物損失を最少としながら，ボロン酸エステルを溶解することができることに伴い，ヨウ化イソプロピルを含む副生成物の大半を除いた(図7.9)．ボロン酸エステルの EDTA 水溶液は，その良好な安定性と沈殿の問題を回避しながら鈴木カップリング反応に直接用いることが可能と認められた．最終的な利点は，エチレンジアミン四酢酸四ナトリウム塩が鈴木カップリングにおける塩基として機能するということであった．この溶液が手に入ったので，次にクリゾチニブの最終的結晶化の問題へ関心が移った．

　鈴木カップリング工程での幅広い不純物生成の可能性を考慮し，結晶化の際に純度を上げることを可能にする溶媒系探索のためのボトムアップアプローチを用いて，不純物を多く含むクリゾチニブのバッチが検討された．前述の実用合成で用いられたアセトニトリル/水系を眺めて見ると，この混合系は最終 API に含まれる無機物の量を良好に制御したが，有機不純物についてはわずかな除去のみであった．

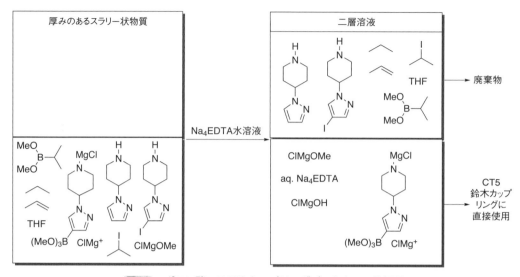

図7.9　ボロン酸エステルカップリングパートナーの後処理

　探索の結果，高い割合で不純物を除去することができる溶媒としてトルエンが見い
だされた．クリゾチニブはこの溶媒に低い溶解性であることから，結晶化により高
収率が期待された．しかしこのことはまた，製剤のために適切な固体物質を供給す
るために結晶化を制御させるという一つの課題を提出した．ここで見いだされたさ
らなる優位な点は，トルエンは用いたパラジウムのおよそ50% を取り除くことが
できることであった．この単離溶媒を入手できたので，もし鈴木カップリングをト
ルエン溶媒で実施できる条件を定めることができれば，このプロセスはさらに能率
化できるであろうと考えられた．

　再び鈴木カップリングに戻り，後処理を容易にするため，クリゾチニブが可溶な
溶媒が必要となった．前述した不純物除去の研究から，カップリングのための単一
溶媒としてトルエンは適切ではなかったが，共溶媒を用いれば単離工程で大いに利
益をもたらす可能性があった．種々の共溶媒として，たとえば THF, MeOH,
EtOH, IPA, および t-BuOH を用いた溶解性のスクリーニングが実施された．トル
エンとイソプロパノールの7：3の混合物は，クリゾチニブを最も溶解した．さら
に，イソプロパノールはトルエンよりも低沸点であり，イソプロパノール留去の際
にクリゾチニブの結晶化を達成させることができる可能性があると考えられた．

　適切な溶媒系が見つかったので，鈴木カップリングが触媒，速度論，不純物の観
点から再検討された．Na$_4$EDTA を塩基として用いたトルエン/イソプロパノール
共溶媒系は，前述の THF を溶媒，塩基として Cs$_2$CO$_3$ を用いた場合と同一のプロファ
イルを示し，後処理の段階でも良好な層分離が観測され，目的物は溶液中に留まっ
ていた．Pd(PPh$_3$)$_4$，PdCl$_2$(dppf)，Pd$_2$Cl$_2$[P(o-tol)$_3$]，(Amphos)$_2$PdCl$_2$(Pd-132)，
Cp$_2$Fe(P^{t}Bu$_2$)$_2$PdCl$_2$，および Cp$_2$Fe(P^{i}Pr)$_2$PdCl$_2$ を含む幅広いパラジウム触媒が作
動することが示された．そして，0.2mol% 以下の触媒量で反応を進行させること
ができる点，また後処理の段階でより少ないパラジウムの除去で済むことから，
(Amphos)$_2$PdCl$_2$(Pd-132)が選択された（スキーム7.22）．後処理において，クリゾ

スキーム7.22 最適化された最終段階の鈴木カップリング

チニブは塩酸水溶液に抽出され，ついで加熱され，残存するパラジウムを20ppm以下にするために炭素末をとおしてろ過で除去された．パラジウムを除くために，担持されたシステインを用いた前述の方法よりも後者はあきらかに経済的な方法である．中和後，トルエン/イソプロパノールで抽出し，イソプロパノールを留去した残渣より，総収率80%でAPI（クリゾチニブ）がトルエンから晶出した．

2010年の当初，API（クリゾチニブ）30kgが4か月以内に必須となり，さらに120kgが6か月以内に臨床試験，薬物展開，および着実な申請登記のために要求された．その当時新規な商業合成ルートの実施に，新規な二つの出発物質を含んだいくつかの挑戦があった．一つは出発物質のための新規な合成ルートであり，そして当時示されていた化学合成では最大スケールがわずか400gであった．しかし150kgを供給するためにおよそ1年間を必要とする事実は，このルートではAPI（クリゾチニブ）を期限までに供給することが容易ではないことを意味していた．

初期のスケールアップ作戦を要約すると，活性化（CT1）と置換（CT2）は207kg（99.9%以上の純度，99.8%以上のee）を，中赤外線スペクトル（mid-IR）とHPLCを用いた反応モニタリングを用いて4バッチにて供給した．Grignard金属塩作製（CT3）とボロン酸エステル（CT4）の化学では，173kgのヨード体がGrignard塩，ついでボロン酸エステルへと変換された．Na₄EDTA水溶液の分離を伴った最初の問題は，相分離の遅速さと粘性の問題であった．この点は，反応物のスラリーを少量ずつNa₄EDTA水溶液中へ注入するという，逆添加操作で克服された．鈴木カップリング（CT5）に関しては，バッチの一つが0.35%の不純物（N-ヒドロキシブチル不純物）を含むという問題が生じた．これは，トルエン/イソプロパノールによる再スラリー化により解決され，初期の30kgの要望を満たした．ほかの三つのバッチもすべて96%以上で粗結晶化でき，さらなる結晶化で純度がアップされ，160kgのAPI（クリゾチニブ）が供給された（図7.10）．

全体として，この商業的ルートの確立とAPI（クリゾチニブ）のスケールアップには1年足らずを要し，およそ160kgが22週間で供給でき，先の実用的合成法と比べると25〜30週を節約することとなった．加えて，減少された所要時間はAPIの迅速な供給と同時に，出発物質の費用の顕著な削減を実現化した．このプロセスはまた堅牢であり，なされた多くの改良（たとえば，光延工程の除去，溶媒としてのジクロロメタンの除外）は，環境保全の見地から魅力的である．クリゾチニブの非

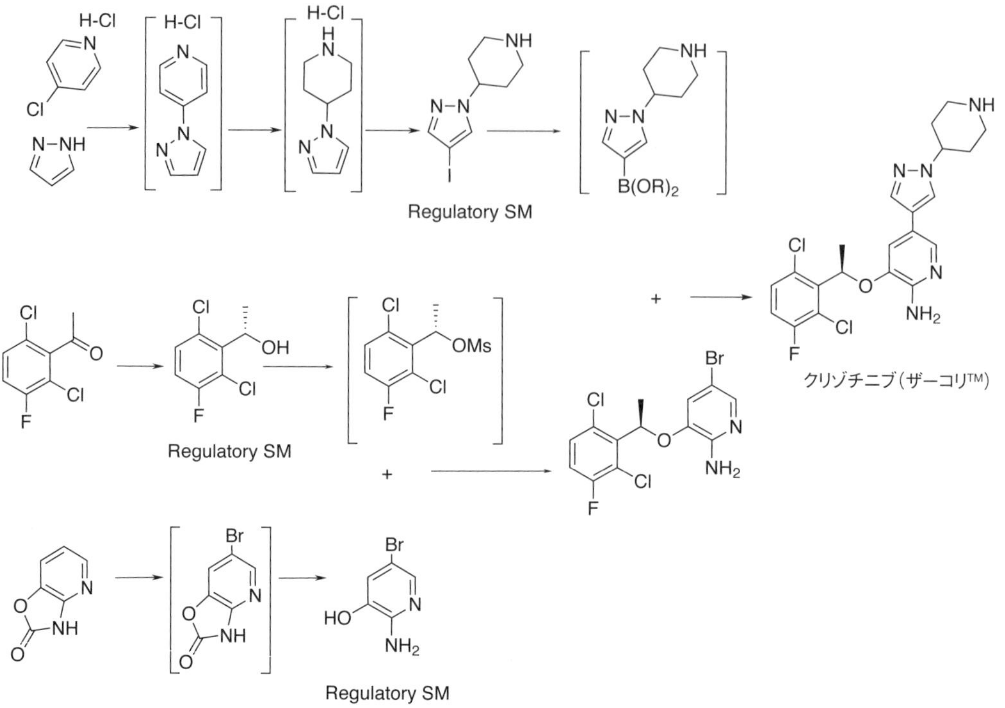

図7.10 クリゾチニブの商業合成ルートの要約

*16 GMP：FDA（アメリカ食品医薬品局）が，連邦食品医薬品化粧品法に基づき1938年に定めた医薬品などの製造品質管理基準.

適正製造基準（non-GMP：non-good manufacturing practice）*16サンプル（PF-02341066）は，シグマアルドリッチ社（Sigma Aldrich）より購入可能である（カタログ番号 PZ0191）.

謝　辞

　筆者は，Simon Bailey, Martin Edwards, Michele McTigue, Sergei Timofeevski, そして Helen Zou に対し，彼らの本原稿の内容確認，意義ある討論，およびコメントにお礼を申し上げる．合成部分に関して，筆者は Pieter de Koning, Asayuki Kamatani, そして Gemma Scotney にお礼を申し上げる．本章の内容は，これらの同僚が本研究をとおして生みだした内容をまとめたものである.

参考文献

1）American Cancer Society: Cancer Facts and Figures, 2015.
2）Stevenson, J. P.; Langer, C. J.; Somer, R. A.; Evans. T. L.; Rajagopalan, K.; Krieger, K.; Jacobs-Small, M.; Dyanick, N.; Milcarek, B.; Coakley, S.; Walker, S.; Eaby-Sandy, B.; Hageboutros, A. *Cancer* **2012**, *118*, 5580-5587.
3）Ramalingam, S. S.; Parise, R. A.; Ramananthan, R. K.; Lagattuta, T. F.; Musguire, L. A.; Stoller R. G.; Potter, D. M.; Argiris, A. E.; Zwiebel, J. A.; Egorin, M. J.; Belani, C. P. *Clin. Cancer Res.* **2007**, *13*, 3605-3610.
4）Mao, J. T.; Roth, M. D.; Fishbein, M. C.; Aberie, D. R.; Zhang, Z.-F.; Rao, J. Y.; Tashkin, D. P.; Goodglick, L.; Holmes, E. C.; Cameron, R. B.; Dubinett, S. M.; Elashoff, R.; Szabo, E.; Elashoff, D. *Cancer Prev. Res.* **2011**, *4*, 984-993.
5）Karp, D. D.; Paz-Ares, L. G.; Novello, S.; Haluska, P.; Garland, L.; Cardenal, F.; Blakely, L. J.; Eisenberg, P. D.; Langer, C. J.; Blumenschein, G. Jr.; Johnson, F. M.; Green, S.; Gualberto, A. *J.*

Clin. Oncol. **2009**, *27*, 2516-2522.

6) Lynch, T. J.; Bell, D. W.; Sordella, R.; Gurubhagavatula, S.; Okimoto, R. A.; Brannigan, B. W.; Harris, P. L.; Haserlat, S. M.; Supko, J. G.; Haluska, F. G.; Louis, D. N.; Christiani, D. C.; Settleman, J.; Haber, D. A. *N. Engl. J. Med.* **2004**, *350*, 2129-2139.

7) Pao, W.; Miller, V.; Zakowski, M.; Doherty, J.; Politi, K.; Sarkaria, I.; Singh, B.; Heelan, R.; Rusch, V.; Fulton, L.; Mardis, E.; Kupfer, D.; Wilson, R.; Kris, M.; Varmus, H. *Proc. Natl. Acad. Sci. USA* **2004**, *101*, 13306-13311.

8) Shepherd, F. A.; Pereira, J. R.; Ciuleanu, T.; Tan, E. H.; Hirsh, V.; Thongprasert, S.; Campos, D.; Maoleekoonpiroj, S.; Smylie, M.; Martins, R.; van Kppten, M.; Dediu, M.; Findlay, B.; Tu, D.; Johnston, D.; Bezjak, A.; Clark, G.; Santabárbara, P.; Seymour, L. *N. Engl. J. Med.* **2005**, *353*, 123-132.

9) Bezjak, A.; Tu, D.; Seymour, L.; Clark, G.; Trajkovic, A.; Zukin, M.; Ayoub, J.; Lago, S.; Ribeiro, E. de A.; Gerogianni, A.; Cyjon, A.; Noble, J.; Laberge, F.; Chan, R. T.-T.; Fenton, D.; von Pawel, J.; Reck, M.; Shepherd, F. A. *J. Clin. Oncol.* **2006**, *24*, 3831-3837.

10) Lopez-Rios, F.; Angulo, B.; Gomez, B.; Mair, D.; Martinez, R.; Conde, E.; Shieh, F.; Tsai, J.; Current, R.; Lawrence, H. J.; de Castro, D. G. ESMO lung, Geneva, 2012, abstract #270.

11) Birchmeier, C. *Nat. Rev. Mol. Cell Biol.* **2003**, *4* , 915-925.

12) Christensen, J. G.; Burrows, J.; Salgia, R. *Cancer Lett.* **2005**, *8* , 1 -26.

13) Bottaro, D. P.; Rubin, J. S.; Faletto, D. L.; Chan, A. M.; Kmiecik, T. M.; Vande Woude, G. F.; Aaronson, S. A. *Science* **1991**, *251*, 802-804.

14) Liu, X. *Expert Opin. Inv. Drugs* **2008**, *17*, 997-1011.

15) Zeng, Z. S. *Cancer Lett.* **2008**, *265*, 258-269.

16) Engelman, J. A.; Zejnullaha, K.; Mitsudomi, T.; Song, Y.; Hyland, C.; Park, J. O.; Lindeman, N.; Gale, C.-M.; Zhao, X.; Christensen, J.; Kosaka, T.; Holmes, A. J.; Rogers, A. M.; Cappuzzo, F.; Mok, T.; Lee, C.; Johnson, B. E.; Cantley, L. C.; Jänne, P. A. *Science* **207**, *316*, 1039-1043.

17) Rodrigues, G. A.; Park, M. *Oncogene* **1994**, *9* , 2019-2017.

18) Ponzetto, C.; Bardelli, A.; Zhen, Z.; Maina, F.; Zonca, P. D.; Giordano, S.; Graziani, A.; Panayotou, G.; Comoglio, P. M. *Cell* **1994**, *77*, 261-271.

19) Fixman, E. D.; Fournier, T. M.; Kamikura, D. M.; Naujokas, M. A.; Park, M. *J. Biol. Chem.* **1996**, *271*, 13116-13122.

20) Cui, J. J.; Tran-Dube, M.; Shen, H.; Nambu, M.; Kung, P.-P.; Pairish, M.; Jia, L.; Meng, J.; Funk, L.; Bortrous, I.; McTigue, M.; Grodsky, N.; Ryan, K.; Padrique, E.; Alton, G.; Timofeevski, S.; Yamazaki, S.; Li, Q.; Zou, H.; Christensen, J.; Mroczkowski, B.; Bender, S.; Kania, R. S.; Edwards, M. P. *J. Med. Chem.* **2011**, *54*, 6342-6363.

21) Martinez, C. A.; Keller, E.; Meijer, R.; Metselaar, G.; Kruithof, G.; Moore, C.; Kung, P.-P. *Tetrahedron: Asymmetry* **2010**, *21*, 2408-2412. Kung, P.-P.; Martinez, C. A.; Tao, J. WO 2006/021885.

22) Leeson, P. D.; Springthorpe, B. *Nat. Rev. Drug Disc.* **2007**, *6* , 881.

23) Ryckmans, T.; Edwards, M. P.; Horne, V. A.; Correia, A. M.; Owen, D. R.; Thompson, L. R.; Tran, I.; Tutt, M. F.; Young, T. *Bioorg. Med. Chem. Lett.* **2009**, *19*, 4406-4409.

24) Yamazaki, S.; Skaptason, J.; Romero, D.; Vekich, S.; Jones, H. M.; Tan, W.; Wilner, K. D.; Koudriakova, T. *Drug Metab. Dispos.* **2011**, *39*, 383-393.

25) Huber, K. V.; Salah, E.; Radic, B.; Gridling, M.; Elkins, J. M.; Stukalov, A.; Jemth, A.-S.; Gökturk, C.; Sanjiv, K.; Strömberg, K.; Pham, T.; Berglund, W.; Colinge, J.; Bennett, K. L.; Loizou, J. I.; Helleday, T.; Knapp, S.; Superti-Furga, G. *Nature* **2014**, *508*, 222-227.

26) Johnson, T. W.; Richardson, P. F.; Bailey, S.; Brooun, A.; Burke, B. J.; Collins, M. R.; Cui, J. J.; Deal, J. G.; Deng, Y.-L.; Dinh, D.; Engstrom, L. D.; He, M.; Hoffman, J.; Hoffman, R. L.; Huang, Q.; Kania, R. S.; Kath, J. C.; Lam, H.; Lam, J. L.; Le, P. T.; Lingardo, L.; Liu, W.; McTigue, M.; Palmer, C. L.; Sach, N. W.; Smeal, T.; Smith, G. L.; Stewart, A. E.; Timofeevski, S.; Zhu, H.; Zhu, Z.; Zou, H.; Edwards, M. P. *J. Med. Chem.* **2014**, *57*, 4720-4744.

27) Zou, H. Y.; Li, Q.; Engstrom, L. D.; West, M.; Appleman, V.; Wong, K. A.; Mctigue, M.; Deng, Y.-L.; Liu, W.; Brooun, A.; Timofeevski, S.; McDonnell, S.; Jiang, P.; Falk, M. D.; Lappin, P. B.; Affolter, T.; Nichols, T.; Hu, W.; Lam, J.; Johnson, T. W.; Smeal, T.; Charest, A.; Fantin, V. R. *Proc. Natl. Acad. Sci. USA* **2015**, *112*, 3493-3498.

28) Morris, S. W.; Kirstein, M. N.; Valentine, M. B.; Dittmer, K. G.; Shapiro, D. N.; Saltman, D. L.; Look, A. T. *Science* **1994**, *263*, 1281-1284.

29) Grande, E.; Bolos, M.-V.; Arriola, E. *Mol. Cancer Ther.* **2011**, *10*, 569-579.

30) Bischof, D.; Pulford, K.; Mason, D. Y.; Morris, S. W. *Mol. Cell. Biol.* **1997**, *17*, 2312-2325.

31) Soda, M.; Choi, Y. L.; Enomoto, M.; Takada, S.; Yamashita, Y.; Ishikawa, S.; Fujiwara, S.;

Watanabe, H.; Kurashina, K.; Hatanaka, H.; Bando, M.; Ohno, S.; Ishikawa, Y.; Aburatani, H.; Niki, T.; Sohara, Y.; Sugiyama, Y.; Mano, H. *Nature* **2007**, *448*, 561-566.

32) Rikova, K.; Guo, A.; Zeng, Q.; Possemato, A.; Yu, J.; Haack, H.; Nardone, J.; Lee, K.; Reeves, C.; Li, Y.; Hu, Y.; Tan, Z.; Stokes, M.; Sullivan, L.; Mitchell, J.; Wetzel, R.; MacNeill, J.; Ren, J. M.; Yuan, J.; Bakalarski, C. E.; Villen, J.; Kornhauser, J. M.; Smith, B.; Li, D.; Zhou, X.; Gygi, S. P.; Gu, T.-L.; Polakiewicz, R. D.; Rush, J.; Comb, M. J. *Cell* **2007**, *131*, 1190-1203.

33) Zou, H. Y.; Li, Q.; Lee, J. Engstrom, L.; Lu, M. W.; Timofeevski, S.; Dinh, D. M.; Yamazaki, S.; Lam, J.; Feng, Z.; Nickel, J.; Lappin, P. B.; Nichols, T.; Wong, A.; Snider, B.; Gukasyan, H.; Bender, S.; Zabludoff, S.; Smeal, T.; Christensen, J. G. *102nd AACR Annual Meeting*（April 2 - 6 , 2011, Orlando, FL）, abstract LB-390.

34) Zou, H. Y.; Li, Q.; Lee, J. H.; Arango, M. E.; McDonnell, S. R.; Yamazaki, S.; Koudriakova, T. B.; Alton, G.; Cui, J. J.; Kung, P.-P.; Nambu, M. D.; Los, G.; Bender, S. L.; Mroczkowski, B.; Christensen, J. G. *Cancer Res.* **2007**, *67*, 4417.

35) Christensen, J. G.; Zou, H. Y.; Arango, M. E.; Li, Q.; Lee, J. H.; McDonnell, S. R.; Yamazaki, S.; Alton, G. R.; Mroczkowski, B.; Los, G. *Mol. Cancer Ther.* **2007**, *6* , 3314-3322.

36) Yamazaki, S. *AAPS J.* **2013**, *15*, 354-366.

37) Camidge, D. R.; Bang, Y.; Kwak, E. I.; Iafrate, A. J.; Varella-Garcia, M.; Fox, S. B.; Riely, G. J.; Solomon, B.; Ou, S. I.; Kim, D.; Salgia, R.; Fidias, P.; Engleman, J. A.; Gandhi, L.; Jänne, P. A.; Costa, D. B.; Shapiro, G. I.; Lorusso, P.; Ruffner, K.; Stephenson, P.; Tang, Y.; Wilner, K.; Clark, J. W.; Shaw, A. T. *Lancet Oncol.* **2012**, *13*, 1011-1019.

38) Kim, D.-W.; Ahn, M.-J.; Shi, Y.; Martino De Pas, T.; Yang, P.-C.; Riely, G. J.; Crinò, L.; Evans, T. L.; Liu, X.; Han, J.-Y.; Salgia, R.; Moro-Sibilot, D.; Ou, S.-H. I.; Gettinger, S. N.; Wu, Y. L.; Lanzalone. S.; Polli. A.; Lyer, S.; Shaw, A. T. *J. Clin. Oncol.* **2012**, *30*, abstract 7533.

39) Langer-Safer, P. R.; Levine, M.; Ward, D. C. *Proc. Natl. Acad. Sci. USA* **1982**, *79*, 4381-4385.

40) Acquaviva, J.; Wong, R.; Charest, A. *Biochim. Biophys. Acta* **2009**, *1795*, 37-52.

41) Matsushime, H.; Wang, L. H.; Shibuya, M. *Mol. Cell Biol.* **1986**, *6* , 3000-3004.

42) Charest, A.; Lane, K.; McMahon, K.; Park, J.; Preisinger, E.; Conroy, H.; Housman, D. *Genes Chromosomes Cancer* **2003**, *37*, 58-71.

43) Shaw, A. T.; Ou, S.-H. I.; Bang, Y.-J.; Camidge, R.; Solomon, B. J.; Salgia, R.; Riely, G. J.; Varella-Garcia, M.; Shapiro, G. I.; Costa, D. B.; Doebele, R. C.; Le, L. P.; Zheng, Z.; Tan, W.; Stephenson, P.; Shreeve, M.; Tye, L. M.; Christensen, J. G.; Wilner, K. D.; Clark, J. W.; Iafrate, A. J. *N. Engl. J. Med.* **2014**, *371*, 1963-1970.

44) Kumara Swamy, K. C.; Bhuvan Kamar, N. N.; Balaraman, E.; Pavan Kumar, K. V. P. *Chem. Rev.* **2009**, *109*, 2551-2651.

45) Constable, D. J. C.; Dunn, P. J.; Hayler, J. D.; Humphrey, G. R.; Leazer, Jr., J. L.; Linderman, R. J.; Lorenz, K.; Manley, J.; Pearlman, B. A.; Wells, A.; Zaks A.; Zhang, T. Y. *Green Chem.* **2007**, *9* , 411-420.

46) 大量スケールでの光延反応の例：Scott, J. P.; Alam, M.; Bremeyer, N.; Goodyear, A.; Lam, T.; Wilson, R. D.; Zhou, G. *Org. Process Res. Dev.* **2011**, *15*, 1116-1123.

47) Brown, H. C.; Chandrasekharan, J.; Ramachandran, P. V. *J. Am. Chem. Soc.* **1988**, *110*, 1539-1546.

48) Veeraraghavan Ramachandran, P.; Gong, B.; Brown, H. C.; Francisco, J. S. *Tetrahedron Lett.* **2004**, *45*, 2603-2605.

49) DeWall, G. *Chem. Eng. News* **1982**, *60*(37), 5 .

50) Rieche, A.; Koch, K. *Ber.* **1942**, *75*, 1016-1028.

51) Baron, O.; Knochel, P. *Angew. Chem. Int. Ed.* **2005**, *44*, 3133-3135.

52) Fan, Y.; Saenz, J. E.; Shi, B.; Srirangam, J. K.; Yu, S. US 2006/0091067.

53) このエナンチオ選択的な変換反応には過去に修飾 $NaBH_4$ の使用が報告されているが，われわれの場合，この変換反応はうまく達成できなかった：Jiang, B.; Feng, Y.; Zheng, J. *Tetrahedron Lett.* **2000**, *41*, 10281-10283.

54) Naud, F.; Spindler, F.; Rueggeberg, C. J.; Schmidt, A. T.; Blaser, H.-U. *Org. Process Res. Dev.* **2007**, *11*, 519-523.

55) Liang, J.; Jenne, S. J.; Mundorff, E.; Ching, C.; Gruber, J. M.; Krebber, A.; Huisman, G. W. WO 2009/036404.

56) Nudelman, A.; Bechor, Y.; Falb, E.; Fischer, B.; Wexler, B. A.; Nudelman, A. *Synth. Commun.* **1998**, *28*, 471-474.

57) de Koning, P. D.; McAndrew, D.; Moore, R.; Moses, I. B.; Boyles, D. C.; Kissick, K.; Stanchina, C. L.; Cuthbertson, T.; Kamatani, A.; Rahman, L.; Rodriguez, R.; Urbina, A., Sandoval（née Accacia）, A.; Rose, P. R. *Org. Process. Res. Dev.* **2011**, *15*, 1018-1026.

58) Martinez, C. A.; Smogowicz, A.; Steflik, J. S.; Brown, M. S.; Midelfort, K. S.; Burns, M. P.; Wong, J. W. *Practical Methods for Biocatalysis and Biotransformations* 2 (**2012**); Whittall, J.; Sutton, P. W., Eds.; 121–124.

59) Barber, C. G.; Dickinson, R. P. *Bioorg. Med. Chem. Lett.* **2002**, *12*, 185–187.

60) Nara, S. J.; Jha, M.; Brinkhorst, J.; Zemanek, T. J.; Pratt, D. A. *J. Org. Chem.* **2008**, *73*, 9326–9333.

61) パラジウム触媒を用いた炭素‐酸素結合の形成を可能にするリガンドがすでに報告されていた. しかし,それらはわれわれの合成研究では検討されなかった. なぜ,われわれの研究で観測された脱ハロゲン化が,それらの条件で避けられたかは不明である: Maligres, P. E.; Li, J.; Krska, S. W.; Schreier, J. D.; Raheem, I. T. *Angew. Chem. Int. Ed.* **2012**, *51*, 9071–9074. Wu, X.; Forrs, B.; Buchwald, S. L. *Angew. Chem. Int. Ed.* **2011**, *50*, 9943–9947.

62) Clegg, I. M.; Daly, A. M.; Donnelly, C.; Hardy, R.; Harris, D.; Jackman, H.; Jones, R.; Luan, A.; McAndrew, D.; McGauley, P.; Pearce, J.; Scotney, G.; Yeow, M.-L. *Appl. Spectrosc.* **2012**, *66*, 574–579.

63) Adimurthy, S.; Ghosh, S.; Patoliya, P. U.; Ramachandraiah, G.; Agrawal, M.; Gandhi, M. R.; Upadhyay, S. C.; Ghosh, P. K.; Brindaban C. Ranu, B. C. *Green Chem.* **2008**, *10*, 232–237.

64) Fussell, S. J.; Luan, A.; Peach, P.; Scotney, G. *Tetrahedron Lett.* **2012**, *53*, 948–951.

Chapter 8 ● マントル細胞リンパ腫，慢性リンパ性白血病，およびワルデンストレーム・マクログロブリン血症治療のためのファースト・イン・クラス Btk 阻害薬

イブルチニブ(Ibrutinib)

1

USAN：イブルチニブ
商品名：イムブルビカ®
　ファーマサイクリクス＆ヤンセン社
市販開始年：2013年

1　背　景

　B 細胞[*1]の外部表面の膜透過受容体タンパク質である B 細胞受容体(B-cell receptor：BCR)は，正常細胞および悪性 B 細胞の両方の機能と生存にとって必須な増殖，分化，アポトーシスを含むいくつかの本質的な細胞プロセスを調節する BCR 経路をスタートさせる[1, 2]．BCR 経路は，Lyn，Syk，およびブルトン型チロシンキナーゼ(Bruton's tyrosine kinase：Btk または BTK)のようなさまざまなタンパク質チロシンキナーゼ類(protein tyrosine kinases：PTKs)を含む[3]．これらの PTKs は，悪性 B 細胞の制御不能な増殖およびその生存を誘導する恒常的活性[*2]および(もしくは)過剰発現されることが見いだされている[4]．Tec ファミリー[*3]中のリン酸化酵素の一つである Btk は，唯一の治療用標的である[5]．BCR の活性化を受けて，たとえば Lyn および(もしくは)Syk のようなほかの PTKs により Btk は活性化し，その結果，B 細胞増殖および分化に必要な下流現象(downstream events)の活性化が起こる[6]．Btk 活性の阻害は，BCR 経路の下流の活性化を妨げ，その結果，悪性 B 細胞の成長，増殖，および生存を遮断する[7]．

　2007年，セレラジェノミクス社(Celera Genomics)の科学者らは，Btk の ATP 結合ポケット(窪み)近傍のシステイン-481(Cys-481)との共有結合をとおして，Btk を阻害する一連の小分子を明らかにした[8]．PCI-32765($IC_{50}=0.5\,nM$)を含むこれら小分子は，標的システインと相互作用をする分子中の活性基により不可逆的に Btk を阻害する．

　ファーマサイクリクス社(Pharmacyclics)は，2006年4月にセレラ社の小分子 Btk 阻害剤プログラムを取得した．その後，PCI-32765(イブルチニブ)がさらなる非臨床と臨床開発のために選抜された．ファーマサイクリクス社とヤンセンバイオテク社〔Janssen Biotech, Inc, ジョンソン＆ジョンソン社(Johnson & Johnson)の子

*1　B 細胞：リンパ球の一つで，T 細胞とともに免疫機能に深くかかわり，抗体を産生する細胞へ分化する．B 細胞は特定の1種類だけの抗体を産生し，この抗体と同じ性質をもつ分子を細胞表面にある受容体として備える．

*2　恒常的活性(constitutively active)：リガンドとの結合がなくても活性化している受容体を，恒常的活性型受容体あるいは構成的活性型受容体と表現する．

*3　Tec ファミリー：B 細胞受容体(BCR)経路の下流でシグナル伝達を行う．この Tec ファミリーとよばれる一群の非受容体型チロシンキナーゼタンパク質の一つが，Btk(ブルトン型チロシンキナーゼ)である．

＊4 マントル細胞リンパ
腫：悪性リンパ腫の一種で，
リンパ球のＢ細胞から発生
する非ホジキンリンパ腫を指
す．

会社〕とで最近共同で開発され上市されているイブルチニブ（商品名イムブルビ
カ®）は，2013年11月13日に FDA（アメリカ食品医薬品局）により，マントル細胞リ
ンパ腫（mantle cell lymphoma：MCL）＊4治療のために承認され，Btk を直接標的と
した最初の薬剤となった．2014年2月12日，FDA は過去に一つ以上の治療法を受
けている慢性リンパ性白血病（chronic lymphocytic leukemia：CLL）患者の治療に
も，イブルチニブの承認を拡張した．そして17番染色体短腕欠損（17p 欠損，17p
deletion）の CLL 患者への拡張も，FDA により2014年7月28日に承認された．

　さらに，再発もしくは難治性成人 MCL 患者と，それまでに一つ以上の治療を受
けたか，もしくは化学免疫療法に適さない17p 欠損もしくは TP53遺伝子変異の成
人 CLL 患者に対する治療のために，イブルチニブは2014年10月17日に欧州委員会
（European Commission）から承認された．また，MCL と CLL 治療のためにイブル
チニブは2014年12月17日にイギリスで市販開始された．最も新しいものとしてはワ
ルデンストレーム・マクログロブリン血症（Waldenström's macroglobulinemia：
WM）＊5治療のため，イブルチニブは2015年1月29日に FDA から承認を受けた．

＊5 ワルデンストレーム・
マクログロブリン血症：形質
細胞腫瘍の一種．

2　薬理作用

　イブルチニブは，Btk に対しナノモル以下で活性を示す選択的な小分子阻害薬で
ある．この薬剤は，Btk の ATP 結合部位周辺の Cys-481（481番目のシステイン）と
反応することで，Btk の酵素活性阻害へ導く[9]．共有結合的不可逆な阻害薬である
ことより，イブルチニブは薬物動態と薬理学的性質の分離（非干渉）を示す．一度イ
ブルチニブが不可逆に結合すると，Btk はタンパク質合成で再生されるまでその酵
素活性を失うことより，Btk 阻害活性の持続を可能にすることがただちに明らかに
された．

　非臨床試験をとおして，相当数の証拠（根拠）が継続中の悪性 B 細胞に対するイ

ブルチニブの臨床試験のための基盤を形成した[10]. イブルチニブは, アポトーシスを促進し, 増殖を阻害し, 微小環境により腫瘍細胞に与えられる生存刺激に応答することを妨げることが報告されていた[11]. 詳細な研究は, 拡散した巨大 B 細胞リンパ腫[12], 慢性リンパ性白血病(CLL)[13], マントル細胞リンパ腫(MCL)[14], 多発性骨髄腫(multiple myeloma)[15],そしてワルデンストレーム・マクログロブリン血症(WM)[16]を含む, 幅広い B 細胞がんに対してイブルチニブが強力な治療法であることを明らかにした.

　イブルチニブはまた, リューマチ性関節炎(rheumatoid arthritis)および狼瘡(lupus)[*6]といった, いくつかの自己免疫疾患(自己免疫異常, autoimmune disorder)の動物モデルに対しても活性であった. ラセミ体のイブルチニブは, コラーゲン(膠原)抗体誘導関節炎(collagen antibody-induced arthritis)モデルに対して疾患の進行を完全に抑制することができている[8]. イブルチニブそれ自身, 自己抗体[*7]産生を抑制することから, 関節炎や狼瘡のマウスモデルに対しても活性である[11, 17].

　受容体占有(受容体占拠, target occupancy あるいは receptor occupancy)[*8]は, *in vivo* での研究において解決されねばならない重要な問題である. 最初にセレラゲノミックス社の科学者により見いだされた, コンパニオン(一対の相手方になる)蛍光プローブ **2**(PCI-33380)が, 細胞および生体動物モデルに用いられた[11, 18]. このプローブ **2** は Btk 上の同じ Cys-481と結合する. もし Cys-481がすでにイブルチニブに占有されていたならば, プローブで標識することはできず, 蛍光をもった Btk バンドは観測されない. 非臨床試験において Btk が完全にイブルチニブに占有されていたことを, このアプローチは成功裏に明らかにした.

3　構造活性相関

　徹底的な構造活性相関研究をとおして, ピラゾロピリミジン骨格をもつ PCI-29732が Btk に対する強力な阻害剤と確立された後(未発表データ), Btk に対する求電子阻害剤(electrophilic inhibitor)設計のために構造を基盤としたアプローチが採用された[8]. Cys-481と相互作用させるため, 異なる反応部位をもつ一連の化合物が設計された. 表8.1に示すように, そのうちいくつかはナノモル以下の IC_{50} をもつことより, これら化合物はきわめて強力な阻害剤である. 構造中の Michael 受容部はよく許容されている. アクリルアミド基末端への種々の置換基の導入は, IC_{50} 値の変化の原因となる. 同様の傾向が, 上皮成長因子受容体(epidermal growth factor receptor/epithelial growth factor receptor:EGFR)に対する共有結合的阻害剤でも観測されていた[19].

　IC_{50} のみが共有結合的阻害剤(covalent inhibitors)の結合能力を示す完全なパラメータでないことに, 注意を払うべきである. しかし, 同様な骨格およびまったく同様な酵素アッセイのパラメータを保持することで, 阻害剤の迅速な評価へ, 容易に到達できる.

＊6　狼瘡：結核菌が血流で運ばれ, 全身の皮膚, とくに顔面組織が破壊されて結節, 潰瘍, 瘢痕などができる病気.

＊7　自己抗体：自己の組織, 細胞やタンパク質などに対してつくられた抗体. 自己免疫疾患の原因となる.

＊8　受容体占有(率)：薬剤が受容体と結合する割合.

表8.1 Btk に対する強力な阻害剤であり，異なるタイプの Michael 受容部をもつ化合物[8]

R	Btk IC$_{50}$(nM)	R	Btk IC$_{50}$(nM)
	0.72		20
1	<0.5		0.58
	1.4		0.72

4 薬物動態と薬物代謝

　イブルチニブは経口投与の後，それぞれ血漿中濃度のピーク（1〜2時間），平均初期半減期（2〜3時間），そして見かけの平均最終半減期（apparent mean terminal half-life）（4〜8時間）で，迅速に吸収かつ排泄される[20]．イブルチニブについては最大忍容投与量（maximum tolerated dose：MTD）には到達しておらず，Btk への占有を基に毎日の投与量として，MCL には560 mg，CLL には420 mg がそれぞれ推奨された．投与量560 mg/日の患者で観測される定常状態における血漿中薬剤濃度-時間曲線下面積（AUC）（平均値±標準偏差値）は953±705 ng*h/mL，投与量420 mg/日の患者で観測される AUC は680±517 ng*h/mL であった．さらなる薬物動態のデータは，65歳以上もしくは食物を摂取した患者は明らかにより高い AUC 値をもつことを示していた[21]．

　代謝は，イブルチニブの排泄の主要経路である．おもに肝臓で代謝され，イブルチニブの曝露の顕著な増大は，肝臓の損傷を患者にもたらす．イブルチニブは，おもにシトクロム P450（CYP）酵素である CYP3A4 および（少量は）CYP2D6により，いくつかの代謝物に変換される．活性代謝物であるジヒドロジオール PCI-45227（p.140参照）は，Btk に対してイブルチニブのおよそ15倍低い可逆的阻害活性をもっている．

5 薬効と安全性

　最初の投与量増加および予備的第 I 相試験において，イブルチニブは多様な B 細胞がんに対して抗腫瘍活性を示した[20]．再発性/難治性慢性リンパ性白血病（CLL）/小リンパ球性リンパ腫（small lymphocytic lymphoma：SLL），およびマントル細胞リンパ腫（MCL），ろ胞性リンパ腫（follicular lymphoma：FL），ろ胞辺縁帯リンパ腫（marginal zone lymphoma：MZL），びまん性大細胞型 B 細胞リンパ腫（diffuse large B-cell lymphoma：DLBCL），およびワルデンストレーム・マクログロブリン血症のような B 細胞非ホジキンリンパ腫（non-Hodgkin lymphoma：NHL）のいずれ

かの患者56人が第Ⅰ相試験に登録された．全体奏功率は60%であり，16%の完全奏功率(complete response rate)を含んでいた．無増悪生存期間[*9]中央値(median progression-free survival)は13.6か月で，最多有害事象[*10](most adverse event)はグレード1もしくは2であった．患者から採取された末梢血単核細胞(peripheral blood mononuclear cell)[*11]へのプローブ(**2**)を用いた拮抗アッセイ試験が示すように，Btk は投与量2.5mg/kg 以上で完全に占有された．

　非盲検[*12]かつ多施設共同での第Ⅱ相試験では，イブルチニブの薬効と安全性を評価するために111人の再発もしくは難治性 MCL 患者が1日1回560mg 投与の治療を受けた[22]．完全奏功率21%および部分奏功率47%，すなわち68%の奏功率が観測された．15.3か月の推定追跡期間の中央値とともに，推定奏功継続時間の中間値は17.5か月，推定無増悪生存期間の中央値は13.9か月であり，そして全体生存の中央値には達しなかった．18か月の時点での推定全体生存率は58%であった．

　再発性または難治性慢性リンパ性白血病(CLL)もしくは小リンパ球性リンパ腫(SLL)の患者に対するイブルチニブの安全性と薬効，薬物動態および薬力学を評価する多施設共同第 Ib-2 相試験では，全体で85人の患者が1日1回の経口投与を受けた(51人へ420mg，34人へ840mg 投与)[23]．両グループとも，全体の奏功率は71%であった．26か月の時点で，推定された無増悪生存率は75%で，全体の生存率は83%であった．

　イブルチニブの薬効と忍容性が，過去に治療を受けた63人の WM 患者を対象とした多施設での第Ⅱ相試験で評価された[24]．11%のきわめて良好な部分奏功率と51%の部分奏功率を含む62%の奏功率が達成された．2.8+から18.8+月の範囲では，奏功持続期間の中央値は達成されなかった．

　イブルチニブによる治療で，患者はしばしば一時的なリンパ球増加症(lymphocytosis)に付随して起こるリンパ節腫脹(腫大)(lymphadenopathy)の迅速な縮小を経験した．このリンパ球増加症は，おそらく細胞組織の微小環境中の因子へ応答するリンパ球細胞のホーミング(cell homing)[*13]または転移(migration)に及ぼす薬剤の効果によるものであろう[25]．臨床試験の期間中，最も共通した有害事象は緩いあるいは中程度の下痢，筋骨格の痛み，上部呼吸器(気道)感染，打ち身，発疹，吐き気，発熱，好中球減少，および便秘である．最も共通したグレード3またはそれ以上の有害事象はまれであるが，それらには好中球減少，血小板減少，貧血，肺炎，そして脱水が含まれる．グレード3またはそれ以上の感染は，治療の初期に最も頻繁に起こる．CLL/SLL 試験において，最初の6か月間での感染の平均的割合は100人の患者に対してひと月当たり7.1人であり，その後はひと月当たり100人に対して2.6人であった．

6　合　成

　PCI-32765(イブルチニブ，**1**)は，もともとセレラジェノミクス社の創薬化学チームにより，類縁体の誘導がより可能なルートで合成された[8]．市販の 1*H*-ピラゾロ[3,4-*d*]ピリミジン-4-アミン(**3**)の DMF(dimethylformamide)中での，*N*-ヨード

*9　無増悪生存期間：治療中および治療後に疾患の悪化なく生存する期間の長さ.

*10　有害事象：治療や処置に際してみられる好ましくない徴候，症状，疾患，検査値異常など.

*11　末梢血単核細胞：健康なドナーの白血球が除去せれた輸血を基に製造した末梢血単核細胞.

*12　非盲検：初期の臨床試験で薬効を確かめる方法の一つで，医師も患者も使う薬剤がプラセボ(偽薬)ではなく本物であることを知っている試験.

*13　リンパ球細胞のホーミング：リンパ球の循環(あるリンパ組織から循環し，再び元のリンパ組織に戻ってくること).

スクシンイミド（*N*-iodosuccinimide：NIS）によるヨード化は，3-ヨード-1*H*-ピラ
ゾロ[3,4-*d*]ピリミジン-4-アミン（**4**）を与え，続くパラジウム触媒を用いた4-フェ
ノキシフェニルボロン酸（**5**）との鈴木クロスカップリング反応は，マイクロ波照
射条件下でカップリング生成物**6**を与えた．**6**と*N*-Boc-3-ヒドロキシピペリジ
ン（**7**）との連結は，ポリマー担持トリフェニルホスフィン（PPh₃）とジイソプロピ
ルアゾジカルボキシレート（diisopropyl azodicarboxylate：DIAD）を用いた光延反
応にて達成された．酸性条件による Boc 基の脱保護は対応する遊離の第二級アミ
ン **8** を生じ，そのものを塩化アクリロイルと反応させて化合物 **1**（イブルチニブ）
を得た（スキーム8.1）．

　合成効率の改良，パラジウム触媒によるクロスカップリングおよび光延反応の不
便さ（不都合さ）の克服を目的として，テレスコーピング合成*14を用いた化合物 **8**
のよりコンバージェントな合成ルートが，ヤンセンファーマ社（Janssen
Pharmaceutica）の科学者らによって明らかにされた[26]．ヒドラジン **9** の水溶液を，
10[27]の冷却された含水エタノール溶液中へ滴下し，続いて 2 当量のトリエチルア
ミンを加えると，化合物**11**を与えた．水を用いた後処理とエタノールへの溶媒交
換の後，15当量のホルマミジン酢酸塩が加えられ，この混合物は120℃にて 5 時間

*14　テレスコーピング合
成：化学合成において，反応
の後処理のみで精製を行わ
ず，次の反応条件にかけるこ
とで手間を節約すること．

スキーム8.1　イブルチニブ **1** の合成ルート

加熱され，Cbz 基で保護された化合物**12**が得られた．もう一度水による後処理と溶媒をメタノールへ交換した後，**12**を Pd(OH)$_2$/C を触媒として加圧水素下（3bar），55〜60℃で反応させた．触媒をろ過で除き，ろ液（反応混合物）に水を滴下することで，生成物**8**が沈殿してきた．その結果，化合物**8**が3工程，通算80% 収率，92.5% の純度で得られた（スキーム8.2）．

スキーム8.2 中間体**8**の簡便な合成ルート

参 考 文 献

1) Mohamed, A. J.; Yu, L.; Bäckesjö, C. M.; Vargas, L.; Faryal, R.; Aints, A.; Christensson, B.; Berglöf, A.; Vihinen, M.; Nore, B. F. *Immunol. Rev.* **2009**, *228*, 58-73.

2) Rickert, R. C. *Nat. Rev. Immunol.* **2013**, *13*, 578-591.

3) Khan, W. N. *Immunol. Res.* **2001**, *23*, 147-156.

4) Bhatt, V.; Alejandro, L.; Michael, A.; Ganetsky A. *Pharmacotherapy* **2014**, *34*, 303-314.

5) Aalipour, A.; Advani, R. H. *Br. J. Haematol.* **2013**, *163*, 436-443.

6) Burger, J. A.; Chiorazzi, N. *Trends Immunol.* **2013**, *34*, 592-601.

7) Chavez, J. C.; Sahakian, E.; Pinilla-Ibarz, J. *Core Evid.* **2013**, *8*, 37-45.

8) Pan, Z.; Scheerens, H.; Li, S.; Schultz, B. E.; Sprengeler, P. A.; Burrill, L. C.; Mendonca, R. V.; Sweeney, M. D.; Scott, K. C.; Grothaus, P. G.; Jeffery, D. A.; Spoerke, J. M.; Honigberg, L. A.; Young, P. R.; Dalrymple, S. A.; Palmer, J. T. *ChemMedChem* **2007**, *2*, 58-61.

9) Akinleye, A.; Chen, Y.; Mukhi, N.; Song, Y.; Liu, D. *J. Hematol. Oncol.* **2013**, *6*, 59.

10) Hendriks, R. W.; Yuvaraj, S.; Kil, L. P. *Nat. Rev. Cancer* **2014**, *14*, 219-232.

11) Honigberg, L. A.; Smith, A. M.; Sirisawad, M.; Verner, E.; Loury, D.; Chang, B.; Li, S.; Pan, Z.; Thamm, D. H.; Miller, R. A.; Buggy, J. J. *Proc. Natl. Acad. Sci. USA* **2010**, *107*, 13075-13080.

12) Davis, R. E.; Ngo, V. N.; Lenz, G.; Tolar, P.; Young, R. M.; Romesser, P. B.; Kohlhammer, H.; Lamy, L.; Zhao, H.; Yang, Y.; Xu, W.; Shaffer, A. L.; Wright, G.; Xiao, W.; Powell, J.; Jiang, J. K.; Thomas, C. J.; Rosenwald, A.; Ott, G.; Muller-Hermelink, H. K.; Gascoyne, R. D.; Connors, J. M.; Johnson, N. A.; Rimsza, L. M.; Campo, E.; Jaffe, E. S.; Wilson, W. H.; Delabie, J.; Smeland, E. B.; Fisher, R. I.; Braziel, R. M.; Tubbs, R. R.; Cook, J. R.; Weisenburger, D. D.; Chan, W. C.; Pierce, S. K.; Staudt, L. M. *Nature* **2010**, *463*, 88-92.

13) Herman, S. E.; Gordon, A. L.; Hertlein, E.; Ramanunni, A.; Zhang, X.; Jaglowski, S.; Flynn, J.; Jones, J.; Blum, K. A.; Buggy, J. J.; Hamdy, A.; Johnson, A. J.; Byrd, J. C. *Blood* **2011**, *117*, 6287-6296.

14) Cinar, M.; Hamedani, F.; Mo, Z.; Cinar, B.; Amin, H. M.; Alkan, S. *Leuk. Res.* **2013**, *37*, 1271-1277.

15) Tai, Y. T.; Chang, B. Y.; Kong, S. Y.; Fulciniti, M.; Yang, G.; Calle, Y.; Hu, Y.; Lin, J.; Zhao, J. J.; Cagnetta, A.; Cea, M.; Sellitto, M. A.; Zhong, M. Y.; Wang, Q.; Acharya, C.; Carrasco, D. R.; Buggy, J. J.; Elias, L.; Treon, S. P.; Matsui, W.; Richardson, P.; Munshi, N. C.; Anderson, K. C. *Blood* **2012**, *120*, 1877-1887.

16) Yang, G.; Zhou, Y.; Liu, X.; Xu, L.; Cao, Y.; Manning, R. J.; Patterson, C. J.; Buhrlage, S. J.; Gray, N.; Tai, Y. T.; Anderson, K. C.; Hunter, Z. R.; Treon, S. P. *Blood* **2013**, *122*, 1222-1232.

17) Chang, B. Y.; Huang, M. M.; Francesco, M.; Chen, J.; Sokolove, J.; Magadala, P.; Robinson, W. H.; Buggy, J. J. *Arthritis Res. Ther.* **2011**, *13*, R115.

18) Pan, Z.; Li, S. J.; Schereens, H.; Honigberg, L.; Verner, E. PCT Int. Appl. WO2008054827, **2008**.

19) Tsou, H. R.; Overbeek-Klumpers, E. G.; Hallett, W. A.; Reich, M. F.; Floyd, M. B.; Johnson, B. D.; Michalak, R. S.; Nilakantan, R.; Discafani, C.; Golas, J.; Rabindran, S. K.; Shen, R.; Shi, X.; Wang, Y. F.; Upeslacis, J.; Wissner, A. *J. Med. Chem.* **2005**, *48*, 1107-1131.

20) Advani, R. H.; Buggy, J. J.; Sharman, J. P.; Smith, S. M.; Boyd, T. E.; Grant, B.; Kolibaba, K. S.; Furman, R. R.; Rodriguez, S.; Chang, B. Y.; Sukbuntherng, J.; Izumi, R.; Hamdy, A.; Hedrick, E.; Fowler, N. H. *J. Clin. Oncol.* **2013**, *31*, 88-94.

21) Sukbuntherng, J.; Jejurkar, P.; Chan, S.; Tran, A.; Moussa, D.; James, D.; Loury, D. J. *J. Clin. Oncol.* **2013**, *31*, 7056.

22) Wang, M. L.; Rule, S.; Martin, P.; Goy, A.; Auer, R.; Kahl, B. S.; Jurczak, W.; Advani, R. H.; Romaguera, J. E.; Williams, M. E.; Barrientos, J. C.; Chmielowska, E.; Radford, J.; Stilgenbauer, S.; Dreyling, M.; Jedrzejczak, W. W.; Johnson, P.; Spurgeon, S. E.; Li, L.; Zhang, L.; Newberry, K.; Ou, Z.; Cheng, N.; Fang, B.; McGreivy, J.; Clow, F.; Buggy, J. J.; Chang, B. Y.; Beaupre, D. M.; Kunkel, L. A.; Blum, K. A. *N. Engl. J. Med.* **2013**, *369*, 507-516.

23) Byrd, J. C.; Furman, R. R.; Coutre, S. E.; Flinn, I. W.; Burger, J. A.; Blum, K. A.; Grant, B.; Sharman, J. P.; Coleman, M.; Wierda, W. G.; Jones, J. A.; Zhao, W.; Heerema, N. A.; Johnson, A. J.; Sukbuntherng, J.; Chang, B. Y.; Clow, F.; Hedrick, E.; Buggy, J. J.; James, D. F.; O'Brien S. *N. Engl. J. Med.* **2013**, *369*, 32-42.

24) Treon, S. P.; Tripsas, C. K.; Meid, K.; Warren, D.; Varma, G.; Green, R.; Argyropoulos, K. V.; Yang, G.; Cao, Y.; Xu, L.; Patterson, C. J.; Rodig, S; Zehnder, J. L.; Aster, J. C.; Harris, N. L.; Kanan, S.; Ghobrial, I.; Castillo, J. J.; Laubach, J. P.; Hunter, Z. R.; Salman, Z.; Li, J.; Cheng, M.; Clow, F.; Graef, T.; Palomba, M .L.; Advani, R. H. *N. Engl. J. Med.* **2015**, *372*, 1430-1440.

25) Seda, V.; Mraz, M. *Eur. J. Haematol.* **2015**, *94*, 193-205.

26) Pye, P.; Ben Haim, C.; Conza, M.; Houpis, I. N. PCT Int. Appl. WO2014139970, **2014**.

27) Chen, W.; Loury, D. J.; Mody, T. D. US Patent 7718662, **2010**.

パルボシクリブ（Palbociclib）

USAN：パルボシクリブ
商品名：イブランス®
ファイザー社
市販開始年：2015年

1 背 景

　がんは医学により認識された太古の疾患の一つであり，「人間の条件へのむち」となっている[1]．人類がより長く生き，より座った姿勢の生活スタイルを取り入れ，そして環境をさらに汚染していることで，われわれががんに罹患する可能性は増大している．われわれのがんに関する分子レベルでの理解の大いなる進展と，その治療のための新しい方法の発見と展開への膨大な投資にもかかわらず，がんと診断されることはあまりにも頻繁に生命の終焉の前兆となっている．がんの化学療法の歴史は，ナイトロジェンマスタード類を最初とする細胞毒性（障害性）(cytotoxic)物質の導入から始まった[2]．これらの化合物は，健常細胞と比べある程度優位にがん細胞に対する殺細胞能力をもつことから選ばれた．このアプローチの一見大まかな本質にもかかわらず，とくに小児科関連における疾患の制御のために，細胞毒性物質を用いることでかなりの成功が達成された．これらの化合物は，一般には組合せ使用をすることで「頼みの綱療法」であり続けており，現在進行中の研究では最適投与量，組合せの仕方，さらに種々の細胞毒性医薬の使用順序を探求している[3]．ホルモン類がいくつかのがんに成長因子として働くという認識が，抗ホルモン療法の導入へつながった．たとえば，エストロゲン受容体(estrogen receptor：ER)アンタゴニスト（拮抗剤），およびアロマターゼ阻害剤(aromatase inhibitor)[*1]である[4]．分子生物学が疾患にかかわる経路やがん抑制因子，がん遺伝子にかかわるタンパク質を明らかにするに従い，さらなる分子標的治療が続いている．これらのアプローチは，グリベック®(Gleevec®)[*2]のような小分子キナーゼ阻害剤を[5]，同様にアバスチン®(Avastin®)[*3]やハーセプチン®(Herceptin®)[*4]を用いる抗体治療アプローチも含まれる[6,7]．最近の関心は，キメラ抗原受容体発現T細胞（遺伝子改変）治療[8]，およびキイトルーダ®(Keytruda®)[*5]やオプジーボ®(Opdivo®)[*6]のような

*1　アロマターゼ阻害剤：テストステロンからエストラジオールを合成する酵素を阻害する薬剤．

*2　グリベック®（登録商標名）：慢性骨髄性白血病および消化管間質腫瘍の治療薬．

*3　アバスチン®（登録商標名）：血管内皮細胞増殖因子(vascular endothelial growth factor：VEGF)に対するモノクローナル抗体で，血管新生を抑え腫瘍の増殖や転移を抑える．

*4　ハーセプチン®（登録商標名）：最初のヒト化モノクローナル抗体治療薬で，ヒトがん遺伝子HER2/neu(c-erbB-2)の産物であるHER2タンパク質に特異的に結合し，抗腫瘍活性を示す抗がん剤．

*5　キイトルーダ®（登録商標名）：進行性再発性非小細胞肺がんに対する免疫チェックポイント阻害抗体薬．

*6　オプジーボ®（登録商標名）：進行性再発性非小細胞肺がんおよび根治切除不能な悪性黒色腫の治療薬．

最近承認された免疫チェックポイント阻害剤（immune checkpoint inhibitor）のような細胞に基礎を置く治療に焦点が当てられている[9, 10]．これらのアプローチのいくつかの衝撃的な成功の一方で，がん治療に対する単剤療法アプローチは普遍的に応用することができず，また成功もしていないという事実が残されており，寛解（病状が，一時的あるいは継続的に軽減した状態）ではなく明確ながんの根治は著しく達成困難なものとして残されている．それゆえ，新規かつ効果的ながん治療に対する切迫した必要性が存在し続けている．

2　薬理作用

　サイクリン（真核生物の細胞周期を移行させるための駆動力として働くタンパク質）依存型キナーゼ類（cyclin-dependent kinases：CDKs）はヘテロ二量化（異なるサブユニットによる二量化）されたタンパク質であり，パートナーであるサイクリン*7による活性化を必要とする触媒的キナーゼが含まれる[11]．キナーゼそれ自身は恒常的に発現される一方，多くの場合サイクリンは単独に発現され，それらの細胞中でのレベル（数量）は外部刺激に応じて変動する．この仕組は，必要に応じてキナーゼ活性を引きだしたり止めたりすることを可能にしている．哺乳類には，およそ20種類の異なるサイクリン依存型キナーゼ類（CDKs）が存在することが確認されている．CDK1, 2, 4と6は細胞周期の重要な駆動力であり，細胞周期は一つの細胞が二つの同一娘細胞（daughter cell）へ分割するという，高度に統制された一連の事象である．細胞周期は通例G0期もしくは静止（休止）状態に加えて，四つのおもなる期（相）（phase）より構成されている．すなわち，細胞が活発に分割するための準備をしているG1期，DNA複製（合成）が起こるS期，DNA複製が高い信頼性で起こっていたかを確実にするために細胞が休止するG2期，そして細胞が分割を起こすM期もしくは細胞分割，である．最初の三つの期はまとめて間期（interphase）とよばれている．そして細胞分割は，完全な分割に必要な二つの異なる工程にさらに細分される．細胞周期は，（ⅰ）巨大分子合成が好ましい代謝状態および適切な栄養補給の条件のもとでのみ開始することを確実にし，そして（ⅱ）完全かつ正確なDNA複製でない場合には細胞分割を中止するというチェックポイント機構によって制御される．G2期後半で見いだされるサイクリン依存型キナーゼ1（CDK1）によって制御されるチェックポイント*8は，細胞分割へ入ることを制御する．G1期のチェックポイントは，CDK4とCDK6により制御され，これら2種類のキナーゼは高度に類似したタンパク質で共通の機能を共有している（そのため，単にCDK4/6とよばれる）．G1期チェックポイントは，細胞が一度このポイントを通過すると細胞分割もしくは細胞死のいずれかに進むことにかかわることから，制限ポイント（restriction point）とよばれる．CDK4/6はD型サイクリンにより活性化され，pRb，p107およびp130を含む網膜芽細胞腫タンパク質〔retinoblastoma（Rb）family of protein〕の構成成分をリン酸化する．Rb（網膜芽細胞腫）タンパク質は，E 2 F転写因子の活性を制御する．CDK4/6と続くCDK2/cyclin EによるRbタンパク質のリン酸化は，E2FからのpRbの解離を引き起こし，DNA合成に必要なタンパク質

*7　パートナーサイクリン：哺乳動物細胞では細胞周期（細胞サイクル）の開始には，サイクリンD依存型キナーゼが必要であるが，多くの間質細胞系ではサイクリンDと構造が類似したパートナーキナーゼとよばれるCDK4とCDK6も発現する．

*8　細胞周期チェックポイント：細胞が正しく細胞周期を進行させているかを監視し，異常や不具合がある場合には細胞周期の進行を停止（もしく遅延）させる制御機構のこと．

の転写と細胞周期の進行を可能にする．INK4 タンパク質(p15 INK4B, p16INK4A, p18INK4C, p19INK4D)として知られる CDK4/6の内部阻害剤物質は，さらなるレベルを制御する．INK4 タンパク質は，CDK4/6 と D 型サイクリンに対し足場的役割をする p27に置き換わるが，CDK2 の阻害物質でもある．ヒトの腫瘍の90% 以上においては，Rb タンパク質の欠損もしくは変異，CDK4 の発現上昇，あるいは p16INK4A の欠損の結果として，G1 期チェックポイントの制御が不完全である．このことは，制御不能な細胞増殖を防ぐために G1 期チェックポイントの決定的な重要性を示しており，小分子医薬発見の必然的な標的として CDK4/6 が同定された．

　細胞増殖調節における CDKs の重要性は，がん療法への使用を目的とした小分子 CDKs 阻害剤の探索へと多くの研究者を導いた[12]．フラボピリドール (flavopiridol)やセリシクリブ(seliciclib)を含む臨床的に評価された最初の化合物類には選択性がなく，多様な細胞周期キナーゼや転写制御にかかわるタンパク質(たとえば，CDK7 や CDK9)も同様に阻害した．これらの化合物には細胞毒性の傾向があり，臨床的には狭い治療指数(therapeutic index)[*9]を示した．パルボシクリブ (palbociclib)は，高度に選択的な CDK4/6 阻害剤として報告された最初のものであり，最も長く臨床開発へ進んだ化合物である．乳がんに対する第 II 相試験におけるデータを基に，パルボシクリブは2014年 8 月にアメリカにおいて申請され，FDA(アメリカ食品医薬品局)により2015年 2 月 3 日に承認された．さらに 2 種類の選択的 CDK4/6 阻害剤，リボシクリブ(ribociclib, LEE 011, **2**)[13]がノバルティス社 (Novartis)にて，そしてアベマシクリブ(abemaciclib, **3**)がリリー社(Lilly)にて，目下開発中である(図9.1)[14]．

*9　治療指数：化合物の治療効果を示す量と致死量との比較のことで，致死量を効果用量で除した比率で与えられる．数量化した場合は，投与した動物の半数が致死する量 LD_{50} を半数が最小限の効果を示す用量，半数効果用量 ED_{50} で除した値で表す．致死量と効果用量の差が小さい場合は，狭い治療指数となる．治療係数ともいう．

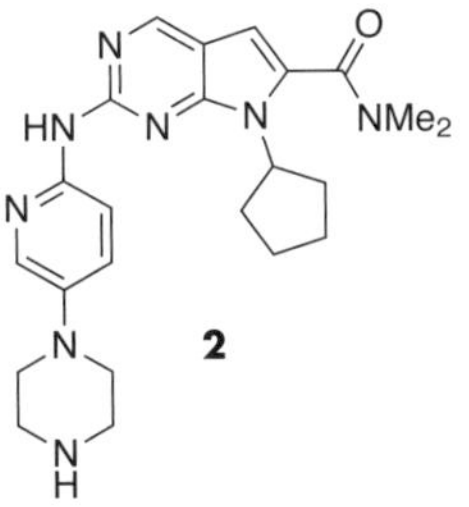

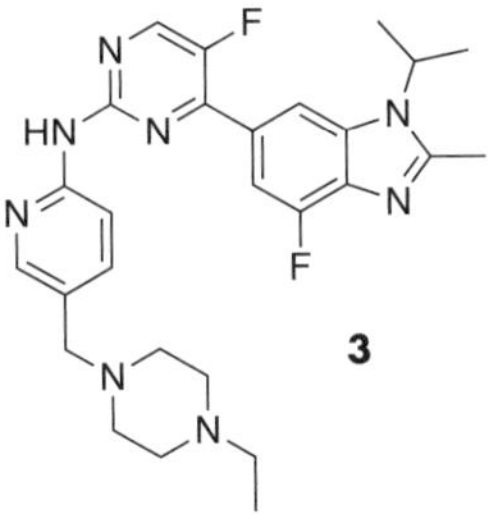

図9.1　リボシクリブ(**2**)とアベマシクリブ(**3**)の構造

3　発見の経緯

　パルボシクリブは，ピリド [2,3-*d*]ピリミジン-7-オンとして知られる化合物群に属する．ピリドピリミジノン骨格は，パーク-ディビス社(Parke-Davis)におけるチロシンキナーゼ Src や血小板由来成長因子受容体(platelet-derived growth factor receptor：PDGFr)に対する阻害剤研究の途上で，キナーゼ阻害剤の構築に有用であるとして見いだされた[15]．さらに，X 線結晶構造解析や分子モデリングから，これらの化合物と標的分子との結合を容易にさせる構造的特徴に関する信頼に足る見解が存在していた[16]．たとえば，ピリミジン N3 窒素および C2 位につく環外 NH 基が，鍵となる水素結合受容体部および供与体部として確認された(図9.2)．

タイプⅠ型キナーゼ阻害剤の多くについて重要であると今日広く認識されている特徴の一つであるキナーゼのヒンジ（蝶つがい）領域[*10]とこれらは非共有結合的水素結合を形成する．化合物 **4** のC6位アリール基が，一つのアミノ酸残基に隣接する選択性ポケット（selectivity pocket）として知られる領域を占有することが現在明らかにされている．そのアミノ酸残基はいわゆるゲートキーパーとよばれ，それぞれの構造を区別している．CDK2の結晶構造とチロシンキナーゼの構造の比較は，このセリン‒トレオニンキナーゼと多くのチロシンキナーゼとの間の鍵となる違いを明らかにした[17]．すなわち，より大きなゲートキーパー残基の存在により，CDK2の特異性ポケットは，チロシンキナーゼのそれより小さいことが見いだされた．CDK2ではゲートキーパーはフェニルアラニン-80（80番目のフェニルアラニン残基）であり，一方たとえば血小板由来成長因子受容体（PDGFr）のゲートキーパー残基は，トレオニンである．この解析と一致しC6アリール基の欠損した化合物（**5**，図9.2）は，ピリドピリミジン型化合物群からの最初のCDK阻害剤であった．さらに，この最初のヒット化合物はセリン‒トレオニンキナーゼ阻害とチロシンキナーゼ阻害に対して中程度の選択性を示した．以上のことから化合物 **5** は強力かつ選択的なCDK4/6阻害剤の探索プログラムの出発点として選ばれた．

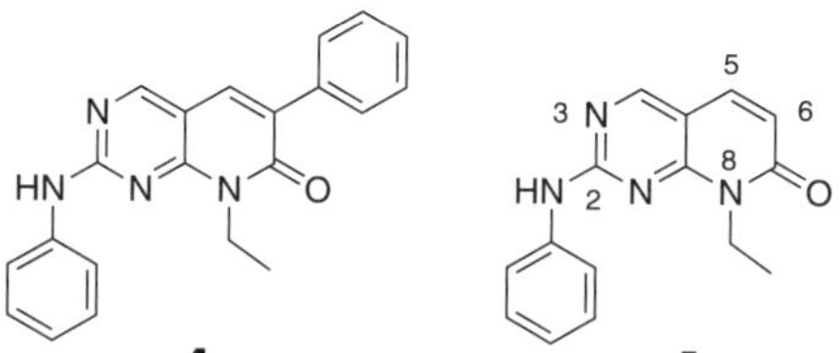

図9.2 　ピリド［2,3-*d*］ピリミジン‒7‒オン骨格をもつ化合物群

　ピリドピリミジノン型CDK阻害剤の構造活性相関の探求を目的とした初期の探索化学研究は，チロシンキナーゼ阻害剤に関する文献を基になされ，最初はC2位アニリン部とN8アルキル基の二つの部位（**5** を参照）に焦点が当てられた[18]．共通の出発物質はエチル 4-クロロ-2-（メチルチオ）ピリミジン-5-カルボキシレート **6** であり，そのチオメチル基はマスク（一時的に形を変えた）された脱離基として機能する．スキーム9.1に示すように，N8アルキル基は初期段階で導入されることから，おもな多様さはC2アミンの選択により生じる．クロロ基のエチルアミンによる置換ののち，得られた **7** の官能基操作でアルデヒド **8** を与えた．続くWittig反応は*trans*-不飽和エステル **9** を与え，このものを加熱することで熱的異性化と閉環が進行し，ピリドピリミジノン **10** を与えた．メチルスルフィド **10** のスルホキシドへの酸化は，種々のアミン類求核種によるC2への置換を容易にし，生成物 **11** を与えた．この反応には，望まぬスルホンへの過剰酸化を防ぐために，スルホキシドを与える信頼性ある反応剤として，Davis酸化剤，すなわち（±）-*trans*-2-（フェニルスルホニル）-3-フェニルオキサジリジンが採用された．

　このルートの変法として，最初の求核種はベンジルアミン（**12→13**）でありN8

DBU：1,8-diazabicyclo
[5.4.0]undec-7-ene

スキーム9.1　単純化されたピリドピリミジノンの合成ルート

スキーム9.2　単純化されたピリドピリミジノン合成の別法

　アルキル置換基はC2アミン導入の前もしくは後にアルキル化で導入された（スキーム9.2）．このアプローチは，N8置換基の多様化のためにはより適していた．

　スキーム9.1および9.2の合成ルートで得られた初期の類縁体から，いくつかの明確な傾向が明らかになった．構造に関する研究より，ATP（adenosine 5'-triphosphate, アデノシン 5'-三リン酸）結合部位のリボースポケットへ突きだしていることがわっているN8位の好ましい置換基は，シクロアルキル基であることが明らかにされた．この部分はポケット（窪み）の相対的に非極性部であり，ピリドン環上にほかの置換基がない場合には，ノルボルニル基まではシクロアルキル基のサイズが大きくなるに従い，CDK4に対する有効性が増大した．C2位に関しては，ベンジルアミン類を含めたアルキルアミン類よりもフェニルアミン類が優れていた．この部位のN-Hはタンパク質との重要な水素結合に関与し，このNH基のアルキル化によりすべての活性が消失することは驚くべきことではない．アニリン芳香族環のオルト位（窒素原子に対して）の置換は許容されず，相当するメタ位置換は準最適であった．それに対してパラ位置換は，極性基やイオン化しやすい基を含む

　多くの置換基が許容であった．その結果，この置換基の適正な選択により物理的性質の調整が可能になった．そのほかの CDKs やチロシンキナーゼと CDK4/6 との選択性を基にして，この構造活性相関研究で得られた初期の化合物の一つ PD0183812（スキーム9.2）が，生化学的評価のために選ばれた[19]．

　スキーム9.1で示した化合物 **8** に類似のアルデヒド中間体（**15**）より出発し，ピリドピリミジノン環の C5 位への置換基導入を可能とする官能基を加えることが可能となった．たとえば，メチル Grignard 反応剤の付加と，続くケトンへの酸化（化合物**16**）は，Horner-Wadsworth-Emmons 反応による二重結合形成を可能にした．その後加熱することで環化が進行し，化合物**17**である C5メチル誘導体が得られた（スキーム9.3）[20]．

TPAP：tetrapropylammonium perruthenate
NMO：*N*-methylmorpholine *N*-oxide

スキーム9.3　C5置換ピリドピリミジノン**17**の合成ルート

　これらの化合物のハロゲン化は問題なく C6 位に進行するが，*N*-クロロスクシンイミドを用いた場合にはメチルスルフィド部分のクロル化と酸化がある程度観測された．必須である C2 置換基の導入前後いずれかで，たとえばパラジウム触媒のクロスカップリング反応を用いて C6 位をアルキン，カルボキシレート，あるいはケトンへと変換することができた（たとえばスキーム9.4）．

　C5 位と N8 位置換基の最適な組合せは，メチル基とシクロペンチル基であるこ

スキーム9.4　C6位ブロム化と続くパラジウム触媒によるクロスカップリング反応

とが見いだされた．C5 位がメチル基の場合，N8 位がシクロペンチル基より大きな基は薬効の低下につながった．同様に，N8 位シクロペンチル基の場合，C5 位エチル基は C5 位メチル基よりもより弱い活性になった．C5 位メチル基との組合せにおける C6 位置換基の研究により，CDK4 阻害が一桁のナノモルオーダーで有効な化合物がはじめて見いだされた．興味深いことに，ピリド[2,3-d]ピリミジノン類に対して展開された構造活性相関の多くは，N8 位窒素原子が炭素原子で置換されたキナゾリン類にも直接応用可能であった[21]．

PD0183812（スキーム9.2）に関する研究から集められた知識は，細胞内でのCDK4 阻害に対する機能的な選択性はフローサイトメトリー（flow cytometry）[*11]で観測されたように，細胞周期 G1 期の遮断と決定的に関連している．PD0183812についてはこの能力は 0.8 μM 以下の濃度に限定されており，これはおそらくこれ以上の濃度ではほかの CDKs 阻害が増大することに起因する．細胞内でのCDK4/6 阻害のための十分に広い濃度幅における堅牢な選択性を得るためには，さらなる一つの変換が必要であった．C2 位の（アニリン部の）フェニル基をピリジン環に変えることで，ほかの CDKs に対する CDK4/6 阻害の実質的な優位性が導入された[22]．C5 位と C6 位の優れた置換基とピリジン部との組合せが，化合物 **1**（パルボシクリブ）へと導いた．**1** は意図された標的（CDK4/6）に対し，優れた選択性をもっていた（スキーム9.5）．この分子のほかの部分に関して展開された構造活性相関研究において，アミノピリジン側鎖は大筋において共存できることが見いだされている．さらに，選択性に及ぼすその効果はすべてにわたるものである（表9.1参照）．驚くべきことに，近年開発の終盤にあるほかの二つの CDK4 阻害剤もまたこの構造上の特徴をもっている事実が示すように，CDK4 阻害の選択性に対するこのアミノピリジン部の寄与はさらに一連の化学研究にも及んでいる．これら選択性の

*11 フローサイトメトリー：分子生物学的な手法で蛍光標識した抗体を用い，標的細胞を特定する方法で，細胞分化の研究だけでなく移植，腫瘍免疫学，化学療法，遺伝学，再生医学などで用いられている．

スキーム9.5 パルボシクリブ（**1**）の創出

特徴のすべてを備えたこの化合物は，最初に PD0332991として登録され，現在パルボシクリブとして知られている化合物である．

表9.1 CDK4阻害選択性に及ぼす側鎖部窒素置換の一般的な効果を例証した化合物[23]

構造	X	CDK4 IC$_{50}$ (μM)	CDK2 IC$_{50}$ (μM)
A	CH	0.002	0.043
A	N	0.016	6.05
B	CH	0.005	0.439
B	N	0.16	>5.00
C	CH	0.002	0.230
C	N	0.011	>5.00

4　パルボシクリブの非臨床プロファイル

　CDK4/6 阻害選択性を明らかにするために，PD0332991（パルボシクリブ，**1**）は種々の酵素と細胞を用いたアッセイをとおして特徴づけられた[24]．その当時，タンパク質キナーゼアッセイの顔ぶれ（パネル）がようやく入手可能になり，CDK 類やほかのセリン-トレオニンキナーゼ類，および代表的なチロシンキナーゼ類を含む，およそ40種類の生化学アッセイ用キナーゼに対して，**1**が試験された．CDK4/D1，CDK4/D3，CDK6/D2 はそれぞれ11，9，および15nM の IC$_{50}$値で阻害された一方，ほかのキナーゼは2000nM 以下の IC$_{50}$値では阻害を受けなかった．それらの多くは，IC$_{50}$値10μM 以上であった．CDK4に対する選択的阻害のさらなる立証は，細胞の読み取りで明白になり，PD0332991（**1**）は10μM という高濃度まで細胞周期 G1 期の遮断を強いた．加えてチミジンの取り込み阻害，DNA 合成の程度，既知のCDK4 リン酸化部位であるセリン-780での pRb（網膜芽細胞腫タンパク質）リン酸化阻害が，G1 細胞周期遮断に必要なものと同様な濃度で観測された．同様に，**1**は投与量依存的にいくつかの E2F 調節遺伝子の発現を下方（下流）制御した（発現を減少させた）．これらの効果のすべては pRb に依存的であり，作用機序から予測されるように pRb タンパク質欠損細胞は **1**による阻害には無反応であった．

　PD0332991（**1**）は，pRb 陽性のヒト腫瘍を異種移植したマウスモデルに対して幅広い抗がん活性を示す[24]．たとえば，1 日 1 回150mg/kg の **1**を14日間投与されたヒト乳がん細胞 MAD-MB-435を移植されたマウスは，32日間の腫瘍成長の遅

延を経験した．この治療の終了後，はじめ腫瘍は安定であるが，その後は媒体(水などの薬剤を輸送する溶媒)のみで処理した腫瘍(vehicle-treated tumors)の場合に匹敵する速度で再成長することが明らかにされた．バイオマーカーとして Rb-セリン-780のリン酸化を用いた薬物動力学(pharmacodynamic)研究は，治療期間中の最高抗腫瘍効果は CDK4 の完全阻害を必要とすることを明らかにした．その当時ヒト乳がんに由来すると信じられていた MDA-MB-435細胞株が，その後メラノーマ(悪性黒色種)として再び特徴づけられたことは，興味深い追記である．マウスへの異種移植で成長させた Colo-205ヒト大腸(結腸)悪性腫瘍(human colon carcinoma)は，高投与量の **1** に対してとくに影響を受けやすく，衝撃的な腫瘍退縮(tumor regression)と，150 mg/kg 投与による14日間の治療後およそ50日間の腫瘍成長遅延が認められた．**1** による治療後に再成長した腫瘍は，その腫瘍が CDK4 阻害への感受性を失ったか否かを調べるために，新しいマウスに再移植された．これら再移植された腫瘍は，**1** を用いた治療で同様に感受性がある(影響を受けやすい)ことが見いだされ，このことは，CDK4 阻害に耐性になっていないことを示唆した．これらの研究は，CDK4 を阻害するという潜在的な治療法の利用に関する多くの疑問を明らかにした．最初に，この機構は単なる細胞増加抑制(cytostatic)ではなく，ある種の腫瘍においては完全な腫瘍退縮をもたらすことを可能とした．二番目に，CDK4/6 阻害はほかの CDKs(たとえば CDK2)の作用，あるいは pRb の迅速な欠損では容易に妨げられなかった．一方で予想されたように pRb タンパク質が欠損した細胞には非感受的(影響を受けにくい)であった．

5　パルボシクリブの臨床プロファイル

　パルボシクリブ(**1**)のヒトに対するはじめての試験(first-in-human study)は，2種類の異なったスケジュールで実施された[25]．14日もしくは21日間の1日1回(QD)の治療後，好中球[*12]数(neutrophil count)を回復させるため1週間の回復期が置かれた．好中球減少症(neutropenia)は，この細胞周期阻害剤について予想された影響であり，パルボシクリブの作用機序と一致している．両スケジュールをとおして，71名の患者が初期の第I相試験を受け，これらは非ホジキンリンパ肉種，脂肪肉腫，悪性黒色種，結腸(大腸)がん，乳がん，腎がん，睾丸がん，そして卵巣がんを含む種々の Rb 陽性がんの患者であった．2/1スケジュールに関し，1人の睾丸がん患者は部分奏功(partial response)[*13]に達し，9名の患者は安定(stable disease)[*14]であった[26]．3/1スケジュールに関し，9名の患者が安定であった．用量制限(規定)毒性(dose-limiting toxicity)[*15]は，おもに血液学上の好中球減少症(hematological primarily neutropenia)であった．ヒトにおけるパルボシクリブの薬物動態評価は，緩やかな吸収，26時間ほどの長い終末相半減期(terminal half-life)[*16]，そして大きな分布容積であることを明らかにした．試験した範囲の投与量全般について，曝露は幅広く投与量に比例した．これらの研究結果から，推奨される第II相試験の投与量は2/1スケジュールでは1日1回200 mg で，3/1スケジュールの場合は1日1回125 mg であった．固形がんに対する非臨床データを基に，こ

れらの投与量は最大薬効に必要と見積もられる400mg以下であった.

　マウスを用いた非臨床試験を基に，パルボシクリブは多発性骨髄腫（multiple myeloma）やいくつかの形態のリンパ腫のような血液学上の悪性腫瘍（hematologic malignancy）に効果があることが期待された[27]. マントル細胞リンパ腫（mantle cell lymphoma）はサイクリンDの異常な発現で特徴づけられ，この疾患に対するパルボシクリブの潜在能力（薬効性）を追求することには，強固な科学的合理性が存在する[28]. 17名の患者への試験が，1日1回125mgのパルボシクリブ投与スケジュール（スケジュール3/1）で実施され，増殖ならびに代謝マーカーとあわせてRbリン酸化の減少について分析された[29]. この試験において，5名の患者はすくなくも1年間の無増悪生存（progression-free survival）に到達し，そのうち1名は完全，そして2名は部分奏功であった. 興味深いことに, 早期の（最初のサイクル間における）リン酸化Rb（phospho-Rb）レベルの測定とPET（positron emission tomography, ポジトロン断層法）法による3-デオキシ-3-[^{18}F]-フルオロチミジンの取り込みは，数名の患者に顕著な変化があることを明らかにしたが，全体として臨床結果は予測通りのものではなかった.

　酵素アロマターゼ阻害剤であるレトロゾール（letrozole）[*17]との組合せ使用でのパルボシクリブの最初の第Ⅰ相臨床試験の結果が，2010年のアメリカ臨床腫瘍学会年会〔national meeting of the American Society of Clinical Oncology（ASCO）〕で明らかにされた[30]. この試験に登録された12名のエストロゲン受容体（estrogen receptor：ER）陽性，ヒト上皮成長因子受容体-2（human epidermal growth factor receptor-2：HER-2）陰性の乳がん患者のうち，3名が部分奏功を示し，9名の患者が安定（stable disease）に達した. その後，PALOMA-1とよばれる第Ⅱ相試験が実施され，あらたに転移と診断され，ER陽性でHER-2陰性の婦人乳がん患者が，パルボシクリブ（125mg）とレトロゾール（2.5mg）の組合せ投与で試験された. この試験は二つの群（cohort）の患者が登録した. このうち第二群の被験者は，増大したサイクリンD1を示すかもしくはp16が欠損している腫瘍をもつ患者群だった. 第一群の被験者の無増悪生存期間の中央値（median progression-free survival）は，26.1か月でレトロゾール単独の場合は5.7か月であった. 第二群では，組合せ治療の患者の無増悪生存期間の中央値は18.1か月で，レトロゾール単独の場合は11.1か月であった[31]. 当時，衝撃的で前例がないとされたこれらの結果から，パルボシクリブはFDAから「ブレークスルーとなる治療法」と賞賛されることになった. 当時の標準的治療法に比べ，パルボシクリブは患者にとって明らかに有益であり，ファイザー社（Pfizer）は第Ⅱ相試験のデータに基づき，パルボシクリブを市場にだすための承認申請手続きをした. その後5か月以内にパルボシクリブは，商品名イブランス®（Ibrance®）として承認された. PALOMA-1と同様なデザインのPALOMA-2と称された第Ⅲ相試験が，進行性がんと診断された患者に対して継続中である. PALOMA-3では，パルボシクリブとERアンタゴニストであるフルベストラント（fulvestrant）との組合せについても試験されている. さらなる医師主導型治験（investigator-initiated trial）[*18]では，乳がんやほかの固形がんと同様に，肺がん,

*17　レトロゾール：乳がん治療用のアロマターゼ阻害薬の一種で，アロマターゼでつくられるエストロゲンの産生を抑え，ホルモン依存性の腫瘍に効果を発揮する.

*18　医師主導型治験：医師が主体となって実施する臨床試験. 従来の治験は，医薬品などの承認申請を目的として企業が主体となって計画し，医療機関に実施を依頼する企業主体型治験が大半であった.

マントル細胞リンパ腫，多発性骨髄腫，胃腸間質がん，卵巣がん，脂肪肉腫，肝がん，前立腺がん，神経膠芽腫(脳腫瘍の一種)，頭部および頸部のがんに対しても，パルボシクリブが評価されるであろう．

6 パルボシクリブの初期プロセス展開

　パルボシクリブプログラムは臨床用に見込みがあるものとして開始したので，プロセス化学チームは臨床サイドの要望を叶えるために合成ルート改良に労力を注いだ．チームは，グリーンケミストリーの原則を応用しながら環境への負荷の最少化を計る一方で，製品の品質，プロセス工程の堅牢さ，収率，処理量の改良に焦点を当てた．探索およびプロセス化学チーム双方によりなされた相当量の合成努力に基づき，プロセス開発の比較的初期段階で三つのおもな変更がなされた[32,33]．最初に，スルフィド18(スキーム9.5)はクロロ類縁体21へ置き換えられた(スキーム9.6)．このことはスルフィド酸化を必要とせずに，比較的効果的なS_NAr反応を可能にした．二番目として，Stille カップリング(スキーム9.5)は Heck カップリングへ置き換えられた(スキーム9.6)[34]．この新しい工程は，化学両論量のスズ副生成物を与えることなく，最後から二番目の化合物であるビニルエーテル体(23)を与えた．最後に，全体のプロジェクト戦術は医薬品有効成分(active pharmaceutical ingredient：API)[*19]の最終形態を塩酸塩からイセチオン酸塩(isethionate)への変更を加えた．この初期のプロセス化学ルートがスキーム9.6に示されている．この合成ルートは，初期の臨床研究やほかのプロジェクトからの要望に対する供給のために用いられた．この反応スキームの開発中にもいくつもの別ルートが検討され，こ

*19 医薬品有効成分(API)：医薬品有効成分は原薬と表記されることもある．

LHMDS：lithium hexa-methyldisilazide

スキーム9.6　パルボシクリブ 1 のプロセス合成ルート

れらの別法は確立されたルートに含まれており（スキーム9.6），そして完全に新規なものである．これらの別ルートのいくつかは次節以降で議論されるであろう．

6.1 パルボシクリブへのもう一つのルートに対する評価

すでに確立されたルートの変更の一つは，S_NAr 反応と Heck 反応の順番の入れ換えを含むものであった．全工程中のパラジウム触媒工程をより早い段階に移すことで，このプロセス合成においてのパラジウム除去の改良が期待された．このプロセスはスキーム9.7に示されている．この目的のため，Heck 反応触媒のスクリーニングが実施された．このアプローチにより所望の生成物**24**は得られたが，試みられたいずれの条件下でも Heck 反応の効率は芳しくなかった．そして多くの条件で，位置異性体の混合物として Heck 反応生成物を与えた．さらに，クロロピリミジン**21**は種々の溶媒および（もしくは）塩基と反応することも見いだされた．これらの理由から，この一連の変換反応はさらには追求されなかった．

スキーム9.7 パルボシクリブ **1** のプロセス合成の別法（その１）

探索された他ルートでは，コンバージェントなパラジウム触媒アミノ化反応が採用された（スキーム9.8）[35]．化合物**25**は，化合物**21**（スキーム9.7）とアンモニア/メタノール溶液との反応を経て容易に入手された．化合物**21**とは異なり，アミノ化合物**25**はすみやかに Heck 反応が進行し，エノールエーテル**26**を与えた．ついで化合物**26**は**27**とカップリングのため，パラジウム触媒アミノ化条件で処理され，所望の化合物**23**が生成した．このアプローチにおける各工程は効率の良いもので

スキーム9.8 パルボシクリブ **1** のプロセス合成の別法（その2）

あり，さらなる最適化も期待されたが，2種類のパラジウム触媒反応を用いる点は価格および廃棄物の観点から好ましいものではなく，残留金属を除去することに関しての課題が増えることも予想された．これらの理由から，スキーム9.8に示されたルートはさらには検討されなかった．

　パルボシクリブ合成のために，Friedländer反応（Friedländerキノリン合成）のいくつかの変法が研究され，その一つがスキーム9.9に示されている[36]．このアプローチでは，ピリミジン**28**がシクロペンチルアミンと処理され，アミノピリミジン**29**を与えた．*n*-ブチルビニルエーテルを用いたHeck反応は**30**を与え，ついでトリフルオロ酢酸水溶液を用いて加水分解され，ケトン体**31**が得られた．**31**とアミノピリジン**22**とのパラジウム触媒によるアミノ化は，鍵となるケトン中間体**32**を与えた．次に種々のアセト酢酸エステルやジケテン類縁体を用いてFriedländer環化が検討されたが，残念なことに痕跡量の所望の生成物**33**が生成するのみであり，このアプローチは断念された．

　Larockおよび共同研究者らの報告を基に[37]，プロセスチームはブロモアミノピリミジン**29**，イノン**34**，および一酸化炭素を用いた三成分環化反応を研究した（スキーム9.10）．痕跡レベルの環化生成物が確認され，全体としてのルートには期待がもてたが，このアプローチを効果的にするためには十分な最適化が必要であることも明らかであった．この理由から，また工業的には一酸化炭素の使用は相当難題

BINAP：2,2'-bis（diphenyl-
phosphino）-1,1'-binaphthyl

スキーム9.9 Friedländer 反応を用いるピリド[2,3-d]ピリミジン-7-オン骨格構築の試み

スキーム9.10 三成分連結による環化反応の試み

であったので，このアプローチも断念された．

　もう一つの一般的なアプローチとして研究されたものは，枢軸となるKnorr環化を含んでいた．Knorr環化は，一般にはケトエステルと芳香族アミンとの環化反応を含む[38]．この領域における初期の研究は，アミノピリミジンとエチルジアセトアセテート（ethyl diacetoacetate）のような化合物との直接的な反応は成功しそうにないことを示していた．より過激な条件のもとでは，所望の環化反応が進行するよりもエチルジアセトアセタートがむしろアシル化剤として働く傾向があった．これらの理由から，スキーム9.11に示すような段階的なKnorr環化が試みられた．イソオキサゾールアミド構造はマスクされたジケトアミドとして機能すると仮定された．このアプローチを検証するために，クロロピリミジン**36**と保護されたアミノピリジン**37**とのパラジウム触媒を用いたアミノ化にてジアミノピリミジン**38**が調

スキーム9.11　Knorr 環化反応によるピリド [2,3-d] ピリミジン-7-オン
　　　　　　　骨格構築の試み

製された．**38**のシクロペンチルアミン部分のアシル化はきわめて遅く，またアミ
ノピリミジン環のもう一つのアミノ基の保護（ベンジル基）もこの位置での優先的ア
シル化を防ぐため必要であった．アシル化が進行した場合でも，所望のアミド**39**
はきわめて加水分解されやすかったが，加水素分解で中間体**40**が得られた．残念
なことに，中間体**40**から所望の化合物（**41**）への変換は成功しなかった．痕跡程度
の環化生成物は確認されたが，多くの条件でも，競合するアミドの加水分解生成物
が主生成物であった．この極端なアミド結合の不安定さは，このルートが実用的に
も堅牢にも進行しないことをプロセスチームに確信させるに十分だった．

　これまで論じてきた合成ルートに加えて，いくつかの追加ルートやアプローチも
検討された．それらのルートのうちの二つは，初期のプロセス化学ルートと類似の
ものであったが，Heck 反応が薗頭反応もしくはアセチルトリメチルシランとの直
接的アシル化反応に置き換えられた[39, 40]．薗頭反応は良く機能したが，驚くべきこ
とでもないがアルキン部の加水分解はエノールエーテル部の加水分解よりも困難で
あった．エノールエーテルの加水分解がきわめて迅速かつきれいな反応であったの
で，プロセスチームはこの薗頭反応ルートを断念した．Garg とその共同研究者ら
の報告を基に，アセチルトリメチルシランを用いた直接的なアシル化が少しの間，

検討された．報告された条件を用いた場合，わずかな変換が観測された．さらなる最適化でもこの反応が改善されることが懐疑的であった一方，エノールエーテル**23**（スキーム9.6）がケトン体**33**（スキーム9.9）よりも容易に単離されたことから，このアシル化ルートも断念することが決定された．

この段階で，プロセス化学チームにより開発された初期の合成ルート（スキーム9.6）が，実際にパルボシクリブ分子の最良の結合切断戦略であることが確認された．そこでこのプロセス合成の条件の改良と，さらなる理解を得ることへ努力が移された．各工程の開発，コンバージェントな S_NAr 反応のための各構築成分の合成に関しては，続項で論じられる．

6.2　アミノピリジン**22**とクロロピリミジン**21**の合成

アミノピリジン**22**の合成がスキーム9.12に示されている．合成は Boc 基で保護されたピペラジン**42**とニトロピリジン**43**より開始し，両者の S_NAr 反応は生成物**44**を与えた．塩化リチウムの添加はこの反応を加速し，さらにブロモ基の代わりにニトロ基が S_NAr 置換した結果生成する副生成物の生成を抑制した．この置換反応に続きニトロ基の水素化は比較的問題なく進行し，アミノピリジン**22**を与えた．

クロロピリミジン**21**の合成がスキーム9.13に示されている．その合成はシクロペンチルアミンとピリミジン**28**との S_NAr 反応から開始し，ブロモピリミジン**29**

スキーム9.12　アミノピリジン**22**の合成ルート

スキーム9.13　クロロピリミジン**21**の合成ルート

を与えた．この反応は所望の生成物**29**と，もう一つのクロロ基が置換し生成する位置異性体とがおよそ９：１の選択比であった．続く Heck 反応は最適化のために多くの条件検討を要したが，効率良い Heck 反応のために確立された条件はクロトン酸との反応であった．この生成物をついで無水酢酸で処理すると環化生成物**45**が得られ，続く *N*-ブロモスクシンイミド（NBS）とシュウ酸で処理したところ所望のクロロピリミジン**21**が好収率で得られた．シュウ酸はブロモ化の触媒として働き，これらの条件は臭素を用いるよりも優れていることがわかった．このより穏やかな反応条件は，メチル基のブロモ化および（もしくは）いくつかの求核剤によるクロロ基の置換で生成する主なる不純物の生成を制御するのに役立った．

6.3 S$_N$Ar の反応のプロセス開発

初期のプロセス開発は，強い塩基を用いた場合に化合物**21**と**22**との S$_N$Ar 反応が最も良く進行することを示した．これらの初期の研究を基に，リチウムヘキサメチルジシラジド（LHMDS）を用いたプロセスが開発され，初期の臨床試験への供給量生産に有効であった（スキーム9.14）．しかし，この工程にはおもな二つの問題があった．まず，２当量の塩基と２当量のアミノピリジン**22**が必要であること，二番目に，最初にアミノピリジン**22**を LHMDS で処理することが必要で，ついでクロロピリミジン**21**を滴下しながら加えねばならないことであった．２当量の塩基が必要なわけは，出発物質**22**に比べて生成物**20**の酸性度が増大していることに起因する．２当量の**22**が必要な点ははっきりしていなかったが，さらなる研究により最終的に，**22**の脱プロトン化体がより弱い塩基として振舞う（LHMDS と比較して）ことを明らかにした．クロロピリミジン**21**と生成物**20**が LHMDS に対して不安定であることから，この点は重要であった．

これらの問題ゆえに，この S$_N$Ar 反応のため別の条件が研究された．それらには，高温での中性条件，より弱いアミン塩基，フロリド触媒[41]，そして酸性条件が含まれた．これらの研究を通じて，アミノピリミジン**22**がきわめて乏しい求核種であり，一般的に競争的な S$_N$Ar 反応もしくは**46**のような化合物の生成が観測された（図9.3）．後者は，アミノピリジンのピリジン環窒素による求核攻撃の結果である．この生成物は中性，弱塩基性，あるいは弱酸性条件下でも所望の生成物**20**へ転位はしなかった．

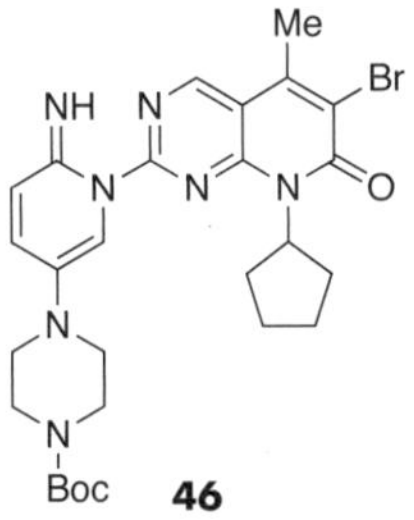

これらの結果を基に，LHMDS を用いる反応が再検討された．*In situ*（実験系内）

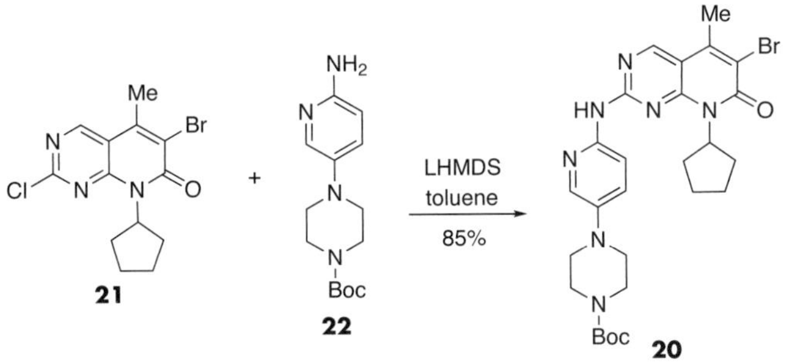

図9.3 化合物**46**の構造

スキーム9.14 化合物**21**と**22**の S$_N$Ar 反応

のIRとコンピュータに接続されていないHPLC-MS分析は，中間体**46**がこの反応で生成され，その条件下でその後ゆっくりと所望の化合物**20**へ変換されることを示していた．速度論的研究では，**46**の**20**への変換は単分子反応で脱プロトン化されたアミノピリジン**22**が，この工程には含まれていないことを示していた．ほかの強塩基の検討から，さらなる興味深い反応機構が得られた．調べられた強塩基のなかで，Grignard 塩基が最良の結果を与えた．興味深いことに，中間体**46**は Grignard 塩基を用いた場合は観測されなかった．そして目的物の生成は Grignard 反応剤の使用量により実質的に制御された．**46**から**20**の転位が Grignard 塩基の場合により速いのか，あるいはこの中間体**46**が Grignard 塩基を用いることで迂回されるのかは不明である．初期の研究では，容易に入手可能な塩化イソプロピルマグネシウム（*i*-PrMgCl）の使用に焦点が当てられた．しかし，ガス抜き（ガスが発生しない）への関心から塩化シクロヘキシルマグネシウム（CyMgCl）への変更が必要であった．興味あることに，この Grignard 塩基の場合は LHMDS と比較してより反応が速く，ぴったり１当量（あるいはわずかに過剰に）アミノピリジン**22**の使用を可能にした．この反応では依然として２当量の塩基が必要であったが，プロセス操作を簡便にした．つまり，二つの出発物質を THF 中に一緒にして，その後塩基を加える．この Grignard 塩基でより迅速に目的物が生成することで，Grignard 反応剤の迅速な消費につながり，その結果，反応時間がより短くなり，塩基で誘導されるクロロピリミジン**21**と生成物**20**の分解が少なくなったと，推測される（スキーム9.15）．

この反応の唯一の顕著な副生成物は，脱ハロゲン化物**47**（図9.4）であり，このものはおそらくハロゲン–金属交換を経て生成したものである．驚くことではないが，この副生成物は反応温度の上昇および過剰な Grignard 反応剤の使用で増加した．この副生成物はまた，次の Heck 反応でも生成するが，この両反応を制御することは可能である．

前述した反応の開発に加えて，生成物**20**の単離に関しても相当な努力が向けられた．生成物**20**は有機溶媒にきわめて難溶であり，反応のクエンチ（反応停止）後制御できない生成物の沈殿となった．大スケール装置でのこの固体のろ過は問題であった．結晶多形スクリーニング（polymorph screening）や結晶工学の試みは，このろ過工程を顕著に改善しそうな，さらなる結晶形や結晶化の改良は存在しないこ

図9.4 脱ハロゲン化物**47**の構造

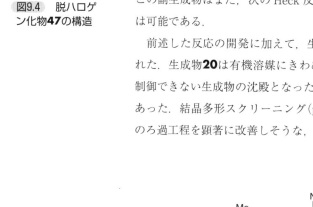

スキーム9.15 シクロヘキシル Grignard 塩基を用いた**20**の合成

とを示した．そこで，非水性酢酸による反応のクエンチが開発され，その結果，水によるクエンチの場合と比べより良いろ過速度が得られた．興味あることに，この非水クエンチは副生成物であるマグネシウム塩のより優れた除去にもつながった．この改良は生成物の薬効の一貫性にとって重要であり，また続く Heck 反応が水に対して反応性が高いことからも重要である．

6.4　Heck 反応のプロセス開発

　前述の Heck 反応がスキーム9.16(スキーム9.6参照)に再度示されている．この反応は好収率で進行したが，三つの問題となる不純物(副生成物)が存在した(図9.5)．これらの不純物は脱ブロモ体**47**，ビニル置換体**48**，そして位置異性 Heck 型生成物**49**であり，後者は *E, Z* 異性体の混合物として生成した．脱ブロモ体**47**と位置異性体**49**は一般的な Heck 反応の副生成物である．ビニル体**48**はおそらく還元的 Heck カップリングに続く *n*-ブタノールの脱離反応の生成物と考えられる．これら3種類の副生成物はこの Heck 反応では制御されねばならず，位置異性体**49**の制御が第一の焦点となった．位置異性体**49**生成の制御条件はまた，ほかの二つの副生成物をも制御する．

　Heck 反応における添加物のスクリーニングの結果，トリフルオロメタンスルホン酸銀(0.25 当量)の添加が**49**の生成を劇的に減少させることを明らかになった．このアプローチは実験室スケールには効果的である一方，トリフルオロメタンスル

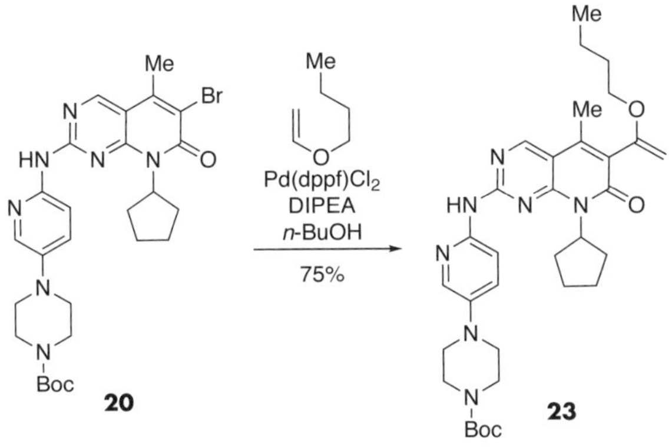

スキーム9.16　Heck 反応のプロセス化学

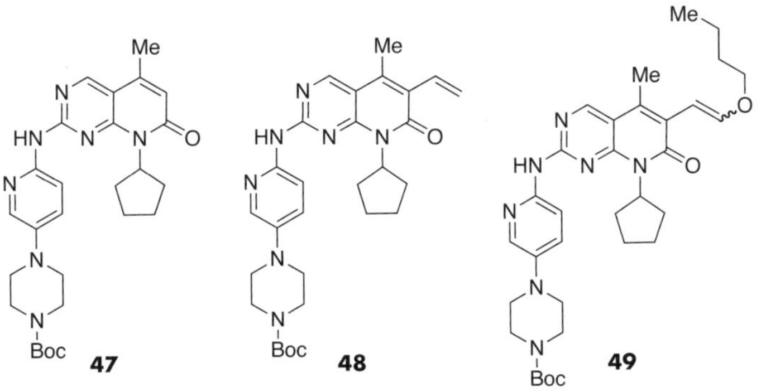

図9.5　Heck 反応における3種類の副生成物

スキーム9.17　改良 Heck 反応

ホン酸銀の価格と取扱いが問題であった．さらに大きな問題は，この反応剤が工業規模の装置の重大な汚れの原因となるであろうことである．トリフルオロメタンスルホン酸銀ほどには効果的ではないが，トリフルオロメタンスルホン酸リチウム（1.0当量）の添加も位置選択性に顕著な改良を与えた[42]．トリフルオロメタンスルホン酸リチウムの添加は結果として改良された純度プロファイルを与えた一方，トリフルオロメタンスルホン酸リチウムは比較的高価であり，商業スケールの合成においてはトリフルオロメタンスルホン酸塩含有の廃棄物は問題となろう．この理由から，さらに膨大な触媒探索が開始された．種々のリガンドや塩基とともに，ニッケルとパラジウムの双方が評価された．以前の溶媒スクリーニングの結果，後処理の検討，そして n-ブタノールからの単離を基に，この反応のための新規な溶媒の検討はなされなかった．期待したとおり，二座配位（bidentate）リガンドが単座配位リガンドと比べ一般的により良い位置選択性を示した．そして DPEPhos〔ビス〔（2-ジフェニルホスフィノ）フェニル〕エーテル〕が最良の結果を与えた．添加物としてトリフルオロメタンスルホン酸リチウムを加えてなくても，Pd(OAc)$_2$/DPEPhos 系は実質的にビニル体**48**も位置異性体**49**も含まない生成物を与えた．脱ブロモ体**47**も，許容可能な範囲内のレベルであった（スキーム9.17）．

　触媒が選ばれたので，結晶化および単離条件の開発とあわせて，パラジウムに関する良好な除去を確立することにさらなる多大な努力が向けられた．この工程におけるパラジウムの除去は，固体を取り除く直列（一列に並んだ）インラインろ過，および1,2-ジアミノプロパンを含んだ水洗を用いることで達成された．生成物の最終的な結晶化には，迅速なろ過を確保するために結晶多形の注意深い制御が求められた．一般に結晶多形状態を制御することは API の最終的単離にかかわっており，パイロットプラントスケールの場合では所望の結晶形の単離には数時間であることが求められる一方，異なる結晶形のろ過には日数を要するという例であった．

6.5　加水分解と脱保護工程のプロセス開発

　パルボシクリブ合成の最終工程は，中間体**23**のエノールエーテル部の酸触媒による加水分解と Boc 保護基の脱保護である．エノールエーテル部の加水分解はき

わめて迅速であるが，Boc基の脱保護はより遅い工程である．初期の臨床試験のために，**1**のイセチオン酸塩が選ばれた（スキーム9.18）．イセチオン酸塩の製法（製剤）は臨床試験用スケールでは扱いやすいものであった一方，この塩の物理的性質は商業的製剤作製のためには大きな問題が予想された．さらなる数種類の塩が考慮された後，**1**の遊離塩基（塩を形成していないアミン）が最終形態として選ばれた．**1**の遊離塩基はイセチオン酸塩よりも，より良好な物理的性質をもっていたが，一般的な有機溶媒には極端に難溶であった．測定された溶解度はジクロロメタンには3 mg/mLであり，調べられた非ハロゲン化溶媒のすべてに対しては1 mg/mL以下であった．プロセス合成における価格と環境への配慮からは，たえず最少量の溶媒使用が望ましい．その点でこの低い溶解性は，プロセス開発チームにはきわめて難問であった．

スキーム9.18　パルボシクリブのプロセス合成：最終工程（脱保護）

　イセチオン酸塩を遊離塩基に変えることで，反応触媒としてイセチオン酸（2-ヒドロキシエタンスルホン酸）を用いる必要はなくなった．反応条件のスクリーニングは，種々の強酸がこの反応を触媒することを示した．価格，反応プロファイル，後処理，および単離の簡便さから塩酸が選ばれた．n-ブタノールと水の混合液が反応溶媒として選択され，この系はきれいな反応プロファイルを与えた（スキーム

スキーム9.19　エノールエーテル**23**の塩酸加水分解による**1**（遊離塩基）への変換

9.19）．後処理は共溶媒としてのアニソールの添加，水による後処理，蒸留および結晶化からなる．結晶化条件は，最終生成物の適切な粒子サイズを確保するために制御がなされた．計算化学的また実験化学的研究は，アルコールと芳香族溶媒の混合物がより良い生成物の溶解性を与えることを示した．製剤に際しての適切な物理的性質を備えていることから，n-ブタノールとアニソールの混合物が蒸留時の水の除去，後処理と単離のための良好な温度幅，および最終生成物の最適粒子サイズを与えた[43]．

7　パルボシクリブ合成の商業的プロセスルート

　前節で論じたプロセス開発は，最終的にスキーム9.20に示す工業プロセスとなり，商業的製造として成功裏に実施されることとなった．最初の工程の改良は，より少ない物質利用，収率改善，純度の改善，ろ過の改良，および操作の単純化へと結びついた．二番目の工程の改良は，きわめて良好な純度とより改良された単離につながった．最後に，最終工程の改良はきわめてクリーンな反応の実現と高純度のパルボシクリブを常時供給する単離を可能とした（スキーム9.20）．

スキーム9.20　パルボシクリブ 1 の商業的合成ルートの全容

謝　辞

　あらゆる医薬品候補の場合と同様に，パルボシクリブの開発には幅広い学術分野からの多くの共同研究者の努力，専門性，およびチームワークが要求された．さらに，初期の探索研究は，パークデービス社（Parke-Davis）とオニキスファーマシューティカルズ社（Onyx Pharmaceuticals）との共同研究であった．著者は，もはや独立に存在しないこれら二つの

組織に所属する，現在，そして過去の創薬探索分野の同僚たちの素晴らしい貢献に感謝したい．それと同様に，パークデービス社とファイザー社の医薬品科学および工業生産部門の同僚にも感謝したい．

参考文献

1）American Cancer Society. "Early history of cancer", http://www.cancer.org/cancer/cancerbasics/thehistoryofcancer/the-history-of-cancer-what-is-cancer（Accessed June 16, 2015).

2）Goodman, L. S.; Wintrobe, M. M. Nitrogen mustard therapy; use of methyl-bis-(beta-chloroethyl) amine and tris-(beta-chloroethyl) amine hydrochloride for Hodgkin's disease, lymphosarcoma, leukemia and certain allied and miscellaneous disorders. *J. Am. Med. Assoc.* **1946**, *132*, 126-132.

3）Chabner, B. A.; Longo, D. L. *Cancer Chemotherapy and Biotherapy: Principles and Practice,* 5 th ed. 2010; Lippincott Williams & Wilkins: Philadelphia, PA.

4）Li, J. J.; Corey, E. J.（Eds.）*Drug Discovery: Practices, Processes and Perspectives,* 2013, Wiley: Hoboken, NJ.

5）(a) Druker, B. J. et al. *Nature Med.* **1996**, *2*, 561-566. (b) Druker, B. J. *N. Engl. J. Med.* **2001**, *344*, 1031-1037.

6）Ferrara, N.; Hillan, K. J.; Gerber, H-P.; Novotny, W. *Nature Rev. Drug Disc.* **2004**, *3*, 391-400.

7）Hudis, C. A. *N. Engl. J. Med.* **2007**, *357*, 39-51.

8）For a recent review see: (a) Shi, H.; Sun, M.; Liu, L.; Wang, Z. *Mol. Cancer* **2014**, *74*, 6383-6389. (b) Dotti, G.; Gottshchalk, S.; Savoldo, B.; Brenner, M. K. *Immunol. Rev.* **2014**, *257*, 107-126.

9）(a) Tumeh, P. C.; Harview, C. L.; Yearley, J. H.; Shintaku, I. P.; Taylor, E. J.; Robert, L.; Chmielowski, B.; Spasic, M.; Henry, G.; et al. *Nature* **2014**, *515*, 568-571. (b) Poole, R. M. *Drugs* **2014**, *74*, 1973-1981.

10）(a) Berman, D.; Korman, A.; Peck, R.; Feltquate, D.; Lonberg, N.; Canetta, R. *Pharmacol. Therapeut.* **2015**, *148*, 132-153. (b) Deeks, E. D. *Drugs* **2014**, *74*, 1233-1239.

11）(a) Nurse, P. *Cell* **2000**, *100*, 71-78. (b) Malumbres, M.; Barbacid, M. *Trends Biochem. Sci.* **2005**, *30*, 630-641. (c) Malumbres, M.; Harlow, E.; Hunt, T.; Hunter, T.; Lahti, J. M.; Manning, G.; et al. *Nat. Cell Biol.* **2009**, *11*, 1275-1276. (d) Diaz-Moralli, S.; Tarrado-Castellarnau, M.; Miranda, A.; Cascante, M. *Pharmacol. Therapeut.* **2013**, *138*, 255-271.

12）(a) Asghar, U.; Witkiewicz, A. K.; Turner, N. C.; Knudsen, E. K. *Nature Rev. Drug Disc.* **2015**, *14*, 130-146. (b) Bruyere, C.; Meijer, L. *Curr. Opin. Cell Biol.* **2013**, *25*, 772-779. (c) Stone, A.; Sutherland, R. L.; Musgrove, E. A. *Crit. Rev. Oncol.* **2012**, *17*, 175-198. (d) Wesierka-Gadek, J.; Maurer, M.; Zulehner, N.; Komina, O. *J. Cell Physiol.* **2011**, *226*, 341-349. (e) Shapiro, G. *J. Clin. Oncol.* **2006**, *224*, 1770-1783.

13）Rader, J.; Russell, M. R.; Hart, L. S.; Nakazawa, M. S.; Belcastro, L. T.; Martinez, D.; Li, Y.; Carpenter, E. L.; Attiyeh, E. F.; Diskin, S. J.; Kim, S.; Parasuraman, S.; Caponigro, G.; Schnepp, R. W.; Wood, A. C.; Pawel, B.; Cole, K. A.; Maris, J. M. *Clin. Cancer Res.* **2013**, *19*, 6173-6182.

14）(a) Gelbert, L. M.; Cai, S.; Lin, X.; Sanchez-Martinez, C.; del Prado, M.; Lallena, M. J.; Torres, R.; Ajamie, R. T.; Wishart, G. N.; Flack, R. S.; Neubauer, B. L.; Young, J.; Chan, E. M.; I. P.; Cronier, D.; Kreklau, E.; de Dios, A. *Invest. New Drugs* **2014**, *32*, 825-837. (b) Tate, S. C.; Cai, S.; Ajamie, R. T.; Burke, T.; Beckmann, R. P.; Chan, E. M.; De Dios, A.; Wishart, G. N.; Gelbert, L. M.; Cronier, D. M. *Clin. Cancer Res.* **2014**, *20*, 3763-3774.

15）See for example (a) Panek, R. L.; Lu, G. H.; Klutchko, S. R.; Batley, B. L.; Tawny, K.; Hamby, J. M.; Hallak, H.; Doherty, A. M.; Keiser, J. A. *J. Pharmacol. Exp. Ther.* **1997**, *283*, 1433-1444. (b) Boschelli, D. H.; Wu, Z.; Klutchko, S. R.; Showalter, H. D. H.; Hamby, J. M.; Lu, G.; Major, T. C.; Dahring, T. K.; Batley, B.; Panek, R. L.; et al. *J. Med. Chem.* **1998**, *41*, 4365-4377.

16）(a) Trumpp-Kallmeyer, S.; Rubin, R. J.; Humblet, C.; Hamby, J. M.; Showalter, H. D. *J. Med. Chem.* **1998**, *41*, 1752-1763. (b) Nagar, B.; Bornmann, W. G.; Pellicena, P.; Schindler, T.; Veach, D. R.; Miller, T. W.; Clarkson, B.; Kuriyan, J. *Cancer Res.* **2002**, *62*, 4236-4243.

17）Liao, J. J-L. *J. Med. Chem.* **2007**, *50*, 409-424.

18）Barvian, M.; Boschelli, D. H.; Cossrow, J.; Dobrusin, E.; Fattaey, A.; Fritsch, A.; Fry, D.; Harvey, P.; Keller, P.; Garrett, M.; La, F.; Leopold, W.; McNamara, D.; Quin, M.; Trumpp-Kallmeyer, S.; Toogood, P.; Wu, Z.; Zhang, E. *J. Med. Chem.* **2000**, *43*, 4606-4616.

19）Fry, D. W.; Bedford, D. C.; Harvey, P. J.; Fritsch, A.; Keller, P. R.; Wu, Z.; Dobrusin, E.; Leopold, W. R.; Fattaey, A.; Garrett, M. D. *J. Biol. Chem.* **2001**, *276*, 16617-16623.

20）VanderWel, S. N.; Harvey, P. J.; McNamara, D. J.; Repine, J. T.; Keller, P. R.; Quin III, J.; Booth, R. J.; Elliott, W. L.; Dobrusin, E. M.; Fry, D. W.; Toogood, P. L. *J. Med. Chem.* **2005**, *48*, 2371-2387.

21）（a）Bathini, Y.; Sidhu, I.; Singh, R.; Micetich, R. G.; Toogood, P. L. *Tetrahedron Lett.* **2002**, *43*, 3295-3296.（b）Bathini, Y.; Singh, I.; Harvey, P. J.; Keller, P. R.; Singh, R.; Micetich, R. G.; Fry, D. W.; Dobrusin, E.; Toogood, P. L. *Bioorg. Med. Chem. Lett.* **2005**, *15*, 3881-3885.

22）Toogood, P. L.; Harvey, P. J.; Repine, J. T.; Sheehan, D. J.; VanderWel, S. N.; Zhou, H.; Keller, P. R.; McNamara, D. J.; Sherry, D.; Zhu, T.; Brodfuehrer, J.; Choi, C.; Barvian, M. R.; Fry, D. J. *Med. Chem.* **2005**, *48*, 2388-2406.

23）ピリジン部の窒素原子がCDK 4の選択性にどのようにかかわるかに関する計算化学的説明： Mascarenhas, N. M.; Battacharyya, D.; Ghoshal, N. *J. Mol. Graph. Model.* **2010**, *28*, 695-706.

24）Fry, D. W.; Harvey, P. J.; Keller, P. R.; Elliott, W. L.; Meade, M.; Trachet, E.; Albassam, M.; Zheng, X.; Leopold, W. R.; Pryer, N. K.; Toogood, P. L. *Mol. Cancer Ther.* **2004**, *3*, 1427-1437.

25）（a）Schwartz, G. K.; LoRusso, P. M.; Randolph, S. S.; Shaik, M. N.; Wilner, M. N.; Courtney, R.; O'Dwyer, P. J. *Br. J. Cancer* **2011**, *104*, 1862-1868.（b）Flaherty, K. T.; LoRusso, P. M.; DeMichele, A.; Abramson, V. G.; Courtney, R.; Randolph, S. S.; Shaik, M. N.; Wilner, K. D.; O'Dwyer, P. J.; Schwartz, G. K. *Clin. Cancer Res.* **2012**, *18*, 568-576.

26）Vaugh, D. J.; Flaherty, K.; Lal, P.; Gallagher, M.; O' Dwyer, P.; Wilner, K.; Chen, J.; Schwartz, G. *N. Engl. J. Med.* **2009**, *360*, 423-424.

27）（a）Menu, E.; Garcia, J.; Huang, X.; Di Liberto, M.; Toogood, P. L.; Chen, I.; Vanderkerken, K.; Chen-Kiang, S. *Cancer Res.* **2008**, *68*, 5519-5523.（b）Baughn, L. B.; Di Liberto, M. D.; Wu, K.; Toogood, P. L.; Louie, T.; Gottschalk, R.; Niesvizky, R.; Cho, H.; Ely, S.; Moore, M. A. S.; Chen-Kiang, S. *Cancer Res.* **2006**, *66*, 7661-7667.

28）Marzec, M.; Kasprzycka, M.; Lai, R.; Gadden, A. B.; Wlodarski, P.; Tomzcak, E.; Nowell, P.; DePrimo, S. E.; Sadis, S.; Eck, S.; Schuuster, S. J.; Diehl, A.; Wasik, M. A. *Blood* **2006**, *108*, 1744-1750.

29）Leonard, J. P.; LaCasce, A. S.; Smith, M. R.; Noy, A.; Chirieac, L. R.; Rodig, S. J.; Yu, J. Q.; Vallabhajosula, S.; Schoder, H.; English, P.; Neuberg, D. S.; Martin, P.; Millenson, M. M.; Ely, S. A.; Courtney, R.; Shail, N.; Wilner, K. D.; Randolph, S.; Van den Abbeele, A. D.; Chen-Kiang, S. Y.; Yap, J. T.; Shapiro, G. I. *Blood* **2012**, *119*, 4597-4607.

30）Slamon, D. J.; Hurvitz, S. A.; Applebaum, S.; Glaspy, J. A.; Allison, M. K.; DiCarlo, B. A.; Courtney, R. D.; Kim, S. T.; Randolph, S.; Finn, R. S. *American Society of Clinical Oncology Annual Meeting*, 2010, Abstract #3060.

31）（a）Finn, R. S.; Crown, J. P.; Lang, I.; Boer, K.; Bondarenko, I. M.; Kulyk, S. O.; Ettl, J.; Patel, R.; Pinter, T.; Schmidt, M.; Shparyk, Y. V.; Tummala, A. R.; Voytko, N. L.; Huang, X.; Kim, S. T.; Randolph, S. S.; Slamon, D. J. *American Association for Cancer Research Annual Meeting*, 2014, Abstract #CT101.（b）Finn, R. S.; Crown, J. P.; Lang, I.; Boer, K.; Bondarenko, I. M.; Kulyk, S. O.; Ettl, J.; Patel, R.; Pinter, T.; Schmidt, M.; Shparyk, Y.; Thummala, A. R.; Voytko, N. L.; Fowst, C.; Huang, X.; Kim, S. T.; Randolph, S.; Slamon, D. *Lancet Oncol.* **2015**, *16*, 25-35.

32）Erdman, D. T.; Flamme, C. M.; Nelson, J. D. Preparation of 2-（pyridin-2-ylamino）-pyrido [2,3-d]pyrimidin-7-ones. WO 2008032157, March 20, 2008.

33）Beylin, V. G.; Blackburn, A. C.; Erdman, D. T.; Toogood, P. L. A preparation of isethionate salts of pyridopyrimidine a derivative, useful as CDK4 inhibitors. WO 2005005426, January 20, 2005.

34）Beletskaya, I. P.; Cheprakov, A. V. *Chem. Rev.* **2000**, *100*, 3009-3066.

35）Kienle, M.; Dubbaka, S. R.; Brade, K.; Knochel, P. *Eur. J. Org. Chem.* **2007**, *20*, 4166-4176.

36）Marco-Contelles, J.; Pérez-Mayoral, E.; Samadi, A.; do Carmo Carreiras, M.; Soriano, E. *Chem. Rev.* **2009**, *109*, 2652-2671.

37）Kadnikov, D. V.; Larock, R. C. *J. Org. Chem.* **2004**, *69*, 6772-6780.

38）Sai, K. K. S.; Gilbert, T. M.; Klumpp, D. A. *J. Org. Chem.* **2007**, *72*, 9761-9764.

39）Chinchilla, R.; Nájera, C. *Chem. Soc. Rev.* **2011**, *40*, 5084-5121.

40）Ramgren, S. D.; Garg, N. K. *Org. Lett.* **2014**, *16*, 824-827.

41）Senanayake, C. H.; Hong, Y.; Xiang, T.; Wilkinson, H. S.; Bakale, R. P.; Jurgens, A. R.; Pippert, M. F.; Butler, H. T.; Wald, S. A. *Tetrahedron Lett.* **1999**, *40*, 6875-6879.

42）Crisp, G. T. *Chem. Soc. Rev.* **1998**, *27*, 427-436.

43）Chekal, B. P.; Ide, N. D. Preparation of acetylcyclopentylmethylpiperazinyl-pyridinylaminopyridopyrimidinone derivatives for use as selective CDK4/6 inhibitors. WO 2014128588, August 28, 2014.

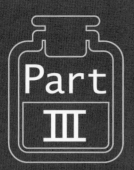

Part III

心血管疾患治療の創薬

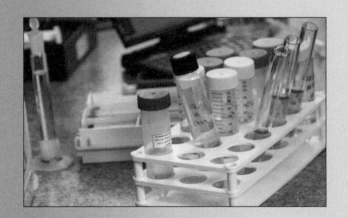

ダビガトラン エテキシラート（Dabigatran Etexilate）および チカグレロル（Ticagrelor）

1

USAN：ダビガトラン エテキシラート メタンスルホン酸塩
商品名：プラダキサ®
　　　　ベーリンガーインゲルハイム社
市販開始年：2008年

2

USAN：チカグレロル
商品名：ブリリンタ®
　　　　アストラゼネカ社
市販開始年：2010年

1　背　景

　凝固は，血液を塞ぎその後止血するために，血液が塊を形成する複雑な過程であり，血小板とフィブリン*¹（繊維素）を含む塊により塞がれる¹⁾．抗凝血剤は血液凝固を防止する薬剤であり，深部静脈血栓（症）（deep vein thrombosis：DVT），肺動脈塞栓症（pulmonary embolism：PE），心電図のST*²波上昇を伴う心筋梗塞（myocardial infarction），そして虚血性脳卒中（ischemic stroke）を防ぐ²⁾．現在，抗凝血剤はおもに2種類の抗血液凝固機構に基づいている．すなわち，直接的トロンビン*³阻害剤（direct thrombin inhibitor：DTI），および血小板凝集阻害剤である．本章では，血栓塞栓症（thromboembolic event）を防ぐための使用が承認され，そして今日，抗凝血剤を代表するダビガトラン エテキシラートとチカグレロルについて述べる．

2　ダビガトラン エテキシラート
2.1　ダビガトラン エテキシラートに関する一般的情報

　ダビガトランのプロドラッグとして機能するダビガトラン エテキシラート〔オーストラリア，ヨーロッパ，そしてアメリカではプラダキサ®（Pradaxa®），カナダで

*1　フィブリン（繊維素）：トロンビンがフィブリノーゲンに作用してできる血液凝固に関係した繊維状タンパク質で，傷が生じた際に血小板とともに重合し，血球をまるめて血栓を形成する．

*2　ST波：心電図における波形に関する用語で，小さな下向きのS波が水平に変わる部分をST部分という．

*3　トロンビン：血液凝固にかかわる酵素（セリンプロテアーゼ）の一種で，フィブリノーゲンをフィブリンに変える反応を触媒する．

はプラダックス®（Pradax®），日本ではプラザキサ®（Prazaxa®）〕は，医薬品メーカー，ベーリンガーインゲルハイム社（Boehringer Ingelheim Pharmaceuticals, Inc.）で開発された．この製品は血栓（あるいは血餅）（blood clot）の生成を遅延かつ阻害する処方箋医薬品（prescription medication）である．ダビガトラン エテキシラートは，直接的トロンビン阻害剤（DTI）であり，経口および可逆的な最初の抗凝血薬として FDA（アメリカ食品医薬品局）から承認された．

＊4　ヘパリン：ムコ多糖類の一種で，α-ヘパリンとβ-ヘパリンとがある．一般にヘパリンとはαで，D-グルクロン酸と D-グルコサミン残基が交互に結合し，D-グルクロン酸の第一級アルコール基および D-グルコサミンのアミノ基の大半が硫酸基でエステル化されている．

＊5　急性冠症候群：独立した疾患名ではなく，不安定な狭心症，急性心筋梗塞および心臓突然死などを指す．

　ヘパリン＊4とビタミン K アンタゴニストが，ある種の心血管そして血栓塞栓性疾患の抗凝血のために50年以上の間使用されている第一次的医薬である．しかし，それらは投与することが難しく，そして限界があった．新規な抗凝血薬の要望に応じ，これまでに予防目的の使用および静脈血栓塞栓症（venous thromboembolisim：VTE），ヘパリン誘導型血小板減少症（heparin-induced thrombocyctopenia：HIT），急性冠症候群（acute coronary syndrome：ACS）＊5，ACS 後の冠症発症の二次的予防，さらに非弁膜症心房細動（non-valvular atrial fibrillation）の治療のために，直接的トロンビン阻害剤（DTI）が開発および探求されてきた[3]．ダビガトランは，血液凝固カスケードのトロンビン因子 II の活動を遮断し，血栓形成過程を阻害することで作動する[2,4]．この薬剤は，直接的な活性部位のみとの結合（univalent binding）でトロンビンの活性部位と反応し，それによってフィブリン結合および非結合のトロンビンの双方を不活性化する[5]．フィブリン結合型トロンビンは，血栓拡大を誘発し続ける[6]．未分画ヘパリンや低分子量ヘパリンのような間接的トロンビン阻害剤は，フィブリン結合型トロンビンを阻害することはできない．そのため，凝固剤としてヘパリンに比べてダビガトランは重要な理論的な優位性を有している．

＊6　ワルファリン：芳香族系低分子抗血液凝固剤．

　古典的な抗凝血剤であるワルファリン（warfarin）＊6は，新規な動脈血栓を防ぐにはあまりにも非効果的であるが，ダビガトランはかなり良く作動する[7]．ダビガトランはまた種々の臨床の目安のために研究され[7~14]，そしていくつかの場合において同様な薬効を与える一方，国際標準化比（international normalized ratio）モニタリングのための頻繁な血液検査が不要であったことより，経口で処置される優れた抗凝血剤としてワルファリンに代わるものとなった[8]．古くからの抗凝固薬ワルファリンとは異なり[15]，ダビガトランには大量出血時に際して抗凝固効果を入れ替える（逆にする，すなわち凝固薬として働く）作用はない[14]．

　2008年3月18日に欧州医薬品庁（European Medicines Agency）は，人工股関節もしくは膝関節置換手術後の血栓塞栓疾患（thromboembolic disease）の予防のため，および非弁膜性心房細動のためにプラダキサ®の販売を許可した[16]．FDA は2010年10月19日に非弁膜性心房細動患者の発作予防に対してプラダキサ®を承認したが，その時点ではアメリカで，唯一非弁膜性心房細動症患者にのみ承認されている[17]．2014年4月7日に FDA は，深部静脈血栓症（DVT）および肺動脈塞栓症（PE）の治療と再発リスクの軽減のためにプラダキサ®を承認した[18]．

2.2　ダビガトラン エテキシラートの発見

スキーム10.1　α-NAPAP からダビガトランへの創薬化学

ダビガトラン(化合物 BIBR953)はベンズアミジンを基本としたトロンビン阻害剤，N-α-(2-ナフチルスルホニルグリシル)-4-アミジノフェニルアラニンピペリジド(α-NAPAP)誘導体 **3** に類似構造の化合物群から見いだされた．**3** は，酵素と結合した阻害剤の立体配座，およびとくに酵素トロンビンの活性部位の窪み部分の残基との相互作用を示した[19]．α-NAPAP **3** と Asp-189(189番目のアスパラギン酸)との相互作用の情報を基に，**3** のグリシンアミノ基あるいはカルボニル基と酵素との間の水素結合を考慮せずに，α-NAPAP の代りにいくつかの環状の足場(骨格)が設計された．そして，それらの化合物群の一例として三置換ベンズイミダゾール **4** が見いだされた(スキーム10.1)．化合物 **4** は低い忍容性を示すのみであったが，α-NAPAP と比べ相当に長いその半減期から，さらなる定量的構造活性相関(quantitative structure–activity relationship：QSAR)研究のための重要なリード構造として選ばれた．その QSAR 研究は，活性化合物 **5** に至った．最終的に，化合物 **5** からアルカリ加水分解で化合物 **6** (BIBR953，ダビガトラン)が得られた．**6** に至る QSAR は，顕著な活性の失活が生ずることなく，また in vivo 生物試験で強力な抗凝血作用を獲得しながら，末端のフェニル基とエトキシカルボニル基が，それぞれより親水性の 2-ピリジル基とカルボキシ基に置換できることを明らかにした(スキーム10.2)．一方でその高極性および双極イオン構造により，**6** の経口による体内吸収は不十分であった．そして **6** に疎水性側鎖としてエチルエステル構造とヘキシルオキシカルボニルカルバマート疎水性構造を導入した結果，経口吸

α-NAPAP：N-α-(2-naphthyl-sulfonyl-glycyl)-4-amidino-phenylalanine piperidide

スキーム10.2 ダビガトランのプロドラッグの創薬化学

収に優れた化合物 **7**（BIBR1048, ダビガトラン エテキシラート）が **6** のプロドラッグ
として得られた[20]. 化合物 **7** は, **5** を THF/水中で *n*-ヘキシルクロロホルメート
と反応させることで中程度の収率で得られた. 続く生物学的研究は, ダビガトラン
エテキシラートは体内へ入ったあとでのみ活性化合物 **6** へと変換されることを明
らかにした[8, 21].

2.3 ダビガトラン エテキシラートのプロセス化学

　スキーム10.3に示すように, ダビガトラン エテキシラートの構造は四つの化学的
フラグメントよりなる. ダビガトラン エテキシラートのプロセス化学に関して, おも
な課題はこれらのフラグメントの化学的な組み立ての順番とその方法を決定する
ことである.

　ベーリンガーインゲルハイム社は, 1998年から2012年の期間に特許としてダビガ
トラン エテキシラートのプロセス合成ルートとして四つの戦略を明らかにした.
1998年に, それぞれスキーム10.4およびスキーム10.5に図示したように最初の合成
ルートとその別法が特許で示された[22]. ブロック（構成単位）**I** と **III** が最初に構築さ

スキーム10.3 ダビガトラン エテキシラートの四つのフラグメント

スキーム10.4 ダビガトラン エテキシラートの合成ルート

DCM：dichloromethane

スキーム10.5 ダビガトラン エテキシラート合成のもう一つの方法

＊7　Pinner 反応：酸触媒（塩酸など）を用いたニトリル化合物とアルコールの反応，すなわちニトリルの加アルコール分解．この反応の生成物はイミド酸エステルの塩酸塩である．

れ，連結されて**12**が得られた．ついで鍵中間体 **8** を得るためにブロック**II**が導入された．この中間体 **8** はついで古典的な Pinner 反応（Pinner reaction）＊7でアルキルイミデート（**5**）へ誘導された．n-ヘキシルクロロホルマートを用いたイミデートのアミド化は，プロドラッグ **7** を与えた．二重プロドラッグである最終生成物 **1** は，メタンスルホン酸塩として得られた．この合成ルートの明らかな不都合な点は，プロセスの初期工程で用いる Pd/C 触媒の量に起因する高額な生産コストである．さらに，このプロセスは工業的生産の点からは煩雑であり，処理を要する大量の酸を生じる結果となった．

　もう一つの方法（スキーム10.5）では，ブロック**I**と**II**が連結されて化合物**17**を与え，ついで Pd/C を用いた水素化で**18**を与えた．鍵中間体 **8** は**18**と化合物**11**との反応で合成され，それ以降の反応は前述の合成ルートと同様である．この別法は，Pd/C を用いた水素化を全工程の中間段階に移したが，処理を要する大量の酸は依然として克服されねばならない問題である[23]．

　ダビガトラン エテキシラートおよびその類縁化合物の改良合成プロセスを，以下に述べる．2006年，ベーリンガーインゲルハイム社は酸の使用を避けたダビガトラン エテキシラート合成に関する三番目のルートを見いだした（スキーム10.6）[24, 25]．4-アミノベンゾニトリル（**19**）をヒドロキシアミン塩酸塩と反応させ，ついで炭酸ジエチルと反応させることで，オキシジアゾールアニリン（**20**）が得られた．**20**とブロモ酢酸エチルとの反応で化合物**21**が得られ，アルカリ加水分解で中間体**22**へ誘導された．二番目の合成ルートでも同様に用いられたフラグメント**18**（ブロッ

PPA：polyphosphoric acid

スキーム10.6　ダビガトラン エテキシラートの改良合成ルート

クⅠとⅡより構成される)と化合物**22**との反応で鍵中間体**23**が得られ，こうしてブロックⅢが導入された．**23**から THF 溶媒中 Pd/C 触媒による水素化により，同一中間体**5**が得られた．この改良合成では，適切に置換されたジアミノベンゼン誘導体がオキシジアゾール部をもつ化合物**22**と縮合され，ついで最終目的物が塩酸を用いない水素化，およびカルボニル化中間生成物を単離して**5**が得られた．より多くの反応工程のため，このルートの総収率は前述のルートよりは低いものであった．

2011年，ベーリンガーインゲルハイム社はダビガトラン エテキシラートの最後となる合成プロセスルートを提出した(スキーム10.7)[26, 27]．新規な出発物質**24**と無水クロロ酢酸の使用への変更，カップリング反応剤なしのベンズイミダゾールの生成，アミジン**25**と塩化アルキル**26**(**18**と無水クロロ酢酸より生成)とのカップリングにおける相間移動触媒(臭化テトラブチルアンモニウム)の使用により，高位置選択性(>99.7%)によるきわめて効率的な**1**の合成が達成された．中間体のカップリング(ステップ2)におけるこの高い選択性が，新規な合成ルートの経済性に顕著に貢献している．

スキーム10.7 ダビガトラン エテキシラートの新規合成ルート

3 チカグレロル

3.1 チカグレロルに関する一般的情報

血小板凝集は，不安定狭心症(unstable angina)，心筋梗塞(myocardial infarction)もしくは血栓性脳卒中(thrombotic stroke)のような，急性かつ潜在的に生命を脅かす動脈血栓塞栓症に関する決定的なメカニズムである．アドレナリン[*8]，トロンビン，5-ヒドロキシトリプタミン，そしてとくにアデノシン二リン酸エステル(adenosine diphosphate：ADP)は，血小板凝集を妨げることによる血栓形成の最も重要なメディエーターである[28]．いわゆる $P2Y_1$，$P2Y_{12}$，そして $P2X_1$ とよばれるプリン(作動型)受容体をとおして ADP によって活性化された血小板が良く認識されている[29]．プリン[*9]作動型シグナル伝達(purinergic signaling)の領域で

*8 アドレナリン：4〔1-ヒドロキシ-2-(メチルアミノ)エチル〕ベンゼン-1,2-ジオール．副腎髄質より分泌されるホルモンで，脳神経系における神経伝達物質．

*9 プリン(体)：核酸塩基の一つで，動物性食品に豊富に含まれる．プリン体の最終代謝産物である尿酸の量が多すぎると，痛風が発症する．

*10 P2Y 受容体：G-タンパク質共役型 ATP 受容体，P2X 受容体．ATP をリガンドとする細胞表面受容体であり，Na$^+$，Ca^{2+} および K$^+$ のいずれもとおすリガンド依存性非選択的陽イオンチャネル．

*11 G-タンパク質共役受容体：G-タンパク質結合受容体，または細胞膜を 7 回貫通する構造から 7 回膜貫通型受容体ともよばれる．細胞外の神経伝達物質やホルモンを受容し，シグナルを細胞内に伝える．その際に，G-タンパク質とよばれる三量体タンパク質を介して，シグナル伝達が行われる．

*12 アテローム血栓症：アテローム血栓性梗塞ともいわれ，頸動脈や頭蓋内の比較的太い動脈が硬化（アテローム硬化）することが原因で起こる梗塞．

は，血小板表面での血液凝固に関し，P2Y$_{12}$タンパク質がおもに重要な調節役であることが見いだされている[30]．P2Y$_{12}$受容体*10は，とくに血小板表面に局在している G-タンパク質共役受容体（G-protein-coupled receptor：GPCR）*11であり，このものは ADP シグナル伝達に際し，事前の形態変化なしに進行かつ維持された凝集を仲介する[31, 32]．このことが，P2Y$_{12}$を抗血小板（血小板凝集阻害）医薬（antiplatelet drug）発見のための魅力的な標的としている[33~37]．

血小板 ADP 受容体 P2Y$_{12}$の阻害は，危険性が高い状況にある再発性のアテローム血栓症（recurrent atherothrombotic event）*12の二次的予防において，重要な役割を果たしている[38, 39]．P2Y$_{12}$受容体の重要性に対する理解の進展は，クロピドグレル（clopidogrel，血小板凝集阻害薬，P2Y$_{12}$受容体遮断作用），プラスグレル（prasugrel，抗血小板薬），チクロピジン（ticlopidine，抗凝血薬，血小板のアデニル酸シクラーゼ活性の増強），カングレロル（cangrelor，ADP 受容体 P2Y$_{12}$阻害薬），およびチカグレロル（ticagrelor）のような医薬品開発へと結びついた．これらは血栓性疾患治療において臨床上成功裏に用いられている．

アストラゼネカ社（AstraZeneca）で発見，開発されたチカグレロルは，最初の可逆的 P2Y$_{12}$受容体アンタゴニスト（拮抗薬，遮断薬）であり，効果のすみやかな開始と相殺を伴いながら，ADP により誘導される血小板凝集を遮断する．チカグレロルは，P2Y$_{12}$受容体のアンタゴニストとして機能しながら薬理活性を示し，それゆえにたとえば脳卒中（stroke），心臓発作（heart attack），急性冠症候群（ACS），あるいは（心電図の）ST 波の上昇を伴う心筋梗塞，同様に血小板凝集に関係したほかの疾患などのような血栓症の治療あるいは予防が示唆されている[40]．チカグレロルは，ヨーロッパ連合（EU）では2010年に承認され，2011年には急性冠症候群患者の治療用としてドイツとイギリスで販売が開始された．血管関連の死亡減少のためにすでに存在していた医薬品よりも優れていることが ACS 患者への臨床治療で明らかになったことを受けて，アメリカとカナダで2011年にチカグレロルが承認された[38, 41]．チカグレロルはまた，成人の ACS 患者〔不安定狭心症，非 ST 波上昇型心筋梗塞（non-ST elevation myocardial infarction：NSTEMI），もしくは ST 波上昇型心筋梗塞（ST elevation myocardial infarction：STEMI）〕に関する血栓症の予防のため，アセチルサルチル酸（アスピリン）と組み合わせて使用することが指示されている経口医薬品である．

クロピドグレルは血小板凝集阻害薬としてきわめて成功しているが，作動の開始が遅く，中程度の抗血小板凝集効果，併存疾患に結びついた薬物応答の変動というような限界を含んでおり，酵素の遺伝子多型は活性代謝物や薬剤-薬剤相互作用への変換も含んでいる[41]．そのため，改良された P2Y$_{12}$ ADP 受容体ブロッカー（阻害剤）の開発には相当な努力が向けられている．より強力な薬効とクロピドグレルよりも作動開始時間の迅速さをもつが，高い出血リスクもあるチエノピリジン化合物，プラスグレル〔エフィエント®（Effient®）：第一三共／イーライリリー社（EliLilly）〕が ACS の患者におけるアテローム血栓症の予防を目的として，2009年にヨーロッパとアメリカで承認された[42, 43]．現在ヨーロッパでは，チカグレロル〔ブリリク®

〔Brilique®，アストラゼネカ社〕が加わっている．

　競争相手である生体内活性化を必要とするプラスグレルやクロピドグレルとは異なり，チカグレロルの結合および効果は可逆的であり，作動以前の代謝的活性化は必要ではない．チカグレロルは，迅速な作動開始，比較的速い可逆性，強力な活性をもち，そして一貫した血小板凝集阻害を示す[44]．上述したように，チカグレロルは最初の可逆的結合型の経口 ADP 受容体アンタゴニストである．このものは ADP 結合部位とは異なる部位に結合し，受容体を不活性状態に固定し，その結果 ADP シグナル伝達と受容体のコンホメーションの変化を阻害する．ほかのチエノピリジン類（thienopyridines）とは異なり，チカグレロルは P2Y$_{12}$受容体の非競合的アンタゴニスト（拮抗剤）であり，ADP 濃度が増大しても受容体活性にはつながらない[45]．チカグレロルによる ACS の治療では，クロピドグレルと比べ顕著に死亡率が減少している[20, 46]．

3.2　チカグレロルの発見

　チカグレロルの最初の発見と構造活性相関研究は，炭素環状ヌクレオシド類縁体から得られ，初期の発見に関する特許申請も含め，2007年に公刊された[47]．チカグレロルの発見は，最も複雑な創薬化学上の課題の一つである．このプロジェクトは，アデノシン 5′‐三リン酸（adenosine 5′‐triphosphate：ATP）が ADP 結合への天然のアンタゴニストとして振舞うことができるという観測結果からスタートした[48]．存在する負電荷の多さ，極性，そして水素結合の潜在性，同様に受容

スキーム10.8　ATP からチカグレロルへの創薬化学

体に対するきわめて弱い親和性という理由から，ATP それ自体は経口医薬として最も魅力に欠ける出発点の一つであることを意味しており，このプロジェクトでは経口医薬としての性質を付与することとあわせて，薬効の著しい増大がなされねばならない．この難問への挑戦に対し，有望な化合物を有効な医薬へと推進することは不可能であろうと，多くの研究者が去っていった．

しかし，アストラゼネカ社の創薬科学者たちは三リン酸エステルを安定化させることに固守し，薬効を増大させ，最終的にカングレロル（スキーム10.8）を見いだした．この化合物は経口投与には適してはいなかったが，静脈注射剤としては有用であった．薬効と選択性を維持し経口投与を可能にする薬剤を発見することを目的に，さらなるカングレロルの化学的修飾研究がチカグレロルの発見に至った（スキーム10.8）[47, 48]．カングレロルからチカグレロルへのルートは，Spingthorpe らにより以下のように簡単に述べられている．すなわち，（ⅰ）親和性増強のために5,7-疎水性置換基の導入，（ⅱ）不安定な三リン酸エステルの置換，（ⅲ）中心プリン塩基をトリアゾロピリミジンへ変更，この結果，親和性が100倍以上に増大，（ⅳ）最初の非酸性可逆的アンタゴニストの発見，（ⅴ）trans-2-フェニルシクロプロピルアミノ置換基の導入，この結果親和性が10倍以上に増大，および（ⅵ）疎水性のフェニルシクロプロピル基と水酸基側鎖の修飾による代謝的に安定な中性化合物の特定である．

3.3 チカグレロルのプロセス合成

2007年のチカグレロルの発見以来，この医薬品合成のためになされたさまざまな改良，とくに大量スケール合成に関する数多くの特許が発表された[49~56]．この分子は共通中間体のさまざまな修飾を用いて合成されている一方，大量スケール合成はスキーム10.9に示した三つの鍵中間体のカップリングを含むコンバージェントな戦略で実施されている[49, 50]．これら三つのフラグメント 27 [50~56]，28 [50~54, 57, 58]，および29 [50~55, 59~62]，の合成に関しては，いくつかの公刊物や総説が詳細な要約を

2
チカグレロル (AZD6140)

27 **28** **29**

スキーム10.9 チカグレロルの三つのフラグメント

提供している[63~66]. ここでは，大量スケールプロセスに向けてのいくつかの実用的な合成についてのみ紹介する.

シクロペンチルアミノアルコール**27**の合成には，いくつかのルートが報告されている[50~57]. これらのルートの大半は，シクロペンテンアセテート**30**と市販の適切なアミン体との反応に基づいている. チカグレロル合成に必要な鍵となるシクロペンチルアミンの最も格好なプロセススケール合成が，スキーム10.10に表示されている[52, 53].

市販の純粋なエナンチオマーとしての酢酸エステル（アセテート）**30**は，パラジウム触媒存在下にジ-*tert*-ブトキシジイミドでアミノ化され，ビス-Boc 保護アミン体**31**を与えた. このものは THF/水溶媒中で触媒量の四酸化オスミウムと *N*-メチルモルホリン *N*-オキシド（*N*-methyl morpholine *N*-oxide：NMO）を用い，定量的にジヒドロキシ化され，*cis*-ジオール**32**を生じた. 遊離塩基（遊離のアミノ体）**33**は，**32**を濃塩酸で処理し，ついで *cis*-ジオール部を保護することで得られた. *N*-保護されたシクロペンチルアルコール**34**は，カリウム *tert*-ブトキシドとブロモ酢酸エチルで処理され，得られたエステル中間体は水素化ホウ素リチウムで還元され，アルコール体**35**を 2 工程86％収率で与えた. ついで 5 ％Pd/C とともに**35**を加水素分解して，アミノアルコール中間体**27**を得た. このアミン（**27**）はシュウ酸[54]，酒石酸[53]のような有機酸と混合され，その有機塩が高収率で得られた. この塩は続くチカグレロルの最終合成のために用いられた. ここで示したプロセスは最終的に所望のチカグレロルを供給したが，大半の中間体は油状もしくは液体であり，価格，収

Cbz：benzyloxycarbonyl

スキーム10.10　チカグレロルフラグメント**27**の合成ルート

スキーム10.11　チカグレロルフラグメント**27**のもう一つの合成ルート

スキーム10.12　チカグレロルフラグメント**28**の合成ルート

率，安全性，そして環境への負荷の点で不都合ないくつかの大きな問題を提起した．

　最近，医薬品における中間体として広く用いられ，そして価格的に高価なD-リボース**36**より鍵中間体**33**が得られることが報告された（スキーム10.11）．この**33**の別合成ルートでは，大半の中間体が固体として得られ，生成物の単離と精製を大いに容易にした[50, 67, 68]．興味あることに，重水素化チカグレロルの合成を目的としたルートでは，アミノ基を環に導入するためにシクロペンタジエンを用いたニトロキシド Diels-Alder 反応が用いられた[57]．

　チカグレロルの第二フラグメントと呼称された，ジクロロアミノピリミジンチオエーテル**28**の合成についてもいくつかのルートが報告された[50～54, 57, 58]．スキーム10.12に，**28**の大量スケール合成の改良法が示されている[58]．中間体**42**は，ナト

リウムメトキシドの存在下，マロン酸ジメチルとチオ尿素との反応で合成された．得られたチオ塩**42**を，含水メタノール性水酸化ナトリウム中でヨウ化プロピルと反応させ，塩酸にてクエンチ（反応停止）して所望のチオエーテル**43**が得られた．この**43**は酢酸中で発煙硝酸にてニトロ化し，**44**が収率75% で得られた．この中間体**44**を，ジイソプロピルエチルアミン（diisopropylethylamine：DIPEA）を触媒としてオキシ塩化リン（POCl₃）と反応させると，**45**がほぼ定量的に得られた．ついで水素化にてフラグメント**28**がおよそ収率95% で得られた[54, 69]．

　もう一つの実用的な改良合成法は，チオ尿素をマロン酸ジエチルと処理した後，塩酸にて酸性として**46**を構築し，塩基性条件下で中間体**43**とするものであった（スキーム10.13）[70]．ニトロジクロロピリミジンチオエーテル**45**の還元は，酢酸中鉄粉を用いて行われた[64]．

スキーム10.13　チカグレロルフラグメント**28**のもう一つの合成ルート

　すでに述べたように，シクロプロピルアミン中間体**29**の合成にはいくつかのルートが報告されている[50〜55, 59〜64]．そのうち，一般的な大量スケールルートがスキーム10.14に示されている[61]．このルートでは，*l*-メントールがキラル補助剤として用いられており，**50**が収率93% そして92%ee にて得られている．DMSO（dimethyl sulfoxide）中でのジメチルスルホキソニウムメチリドによるシクロプロパン化は，所望の *trans*-シクロプロパン**51**をおよそ収率40%，および92%ee で与えた．エステルの加水分解，続く酸塩化物の生成で**53**が得られた．この**53**を炭酸ナトリウムとテトラブチルアンモニウムブロミドの存在下でアジ化ナトリウムと反応させ，得られたアシルアジド中間体**54**をただちにトルエン中で加熱すると，鍵フラグメント**29**が収率88%，92%ee で得られた．

　改良合成ルートがSun らのグループより報告されており，そのなかでは(*S*)-ジフェニルプロリノールがキラルな還元反応剤として，エチレンオキシド**58**の構築に用いられている[50, 59]．一方，酸塩化物のアミド化はアンモニアを用いて行われ，

TBAB : tetrabutylammo-
nium bromide

スキーム10.14　チカグレロルフラグメント**29**の合成ルート

Hofmann分解には次亜塩素酸ナトリウムが用いられた（スキーム10.15）.

　前述のルートで三つすべてのフラグメントが入手でき，チカグレロル合成の最終的な連結はいくつかの異なるアプローチで達成することができる．これまでにいくつもの既知の合成方法があり，最も重要な報告は特許になっている．すなわち，最初はアストラゼネカ社よりの三つの応用特許[52~54]，オースペックファーマシューティカルズ社（Auspex Pharmaceuticals）よりの二つの重陽子（deuteron）への応用に関する特許，レックファーマシューティカルズ社（Lek Pharmaceuticals）からのワンポット合成に関する一つの特許[57]，それにテバファーマシューティカルズ社（Teva Pharmaceuticals）よりの新規な中間体を含む一つの特許である．さらに，アストラゼネカ社がすでに雑誌で報告している一つの合成ルートがある[47].

　アストラゼネカ社による改良プロセスルートが，スキーム10.16で述べられている[53, 54].　フラグメント**27**はトリエチルアミン存在下に**28**と反応し**61**を与えた．中間体**61**は亜硝酸ナトリウムにて環化され，トリアゾール**62**を与えた．このものはフラグメント**29**と反応し，脱保護の後にチカグレロルを生成した．もう一つの連結戦術は，フラグメント**28**が最初にフラグメント**29**と反応し，ついで得られた中間体がフラグメント**27**と結合し，チカグレロルを生成するものである[55].

スキーム10.15 (S)-ジフェニルプロリノールをキラルな還元反応剤として用いた，チカグレロルフラグメント29の合成ルート

スキーム10.16 チカグレロル合成のためのコンバージェントな戦術

スキーム10.17　チカグレロル合成のためのワンポット戦略

　早い時期より明らかであったように，チカグレロル生成のためのこれら合成ス
キームのおもな欠点は，合成ルートが長過ぎることである．ごく最近，チカグレロ
ル構築のための三成分連結に関するワンポットプロセスが，レックファーマシュー
ティカルズ社より報告された（スキーム10.17）[57]．フラグメント**29**のアミノ基は中
間体**45**との反応に先立ち保護された．**45**との反応が終了後，中間体**33**がトリエ
チルとともに反応混合物に加えられ，ついで環化され**64**が収率52％にて得られた．
段階的な４工程の反応では**64**の総収率は38％であった．これら三フラグメントは
ワンポットで連結され，この反応は迅速であり，工業的にも応用可能，かつ経済的
に改善されたチカグレロルの入手手段となった．

　新規な三つの中間体**68**，**69**および**70**を含む新しいプロセス合成が，2012年に
テバファーマシューティカルズ社から報告された（スキーム10.18）[64]．これら新規
な中間体の導入は，フラグメント**27**と**28**のカップリングの収率を著しく改善した．
これら三つの新規な中間体はいずれも固体であり，以前の合成においていくつかが
油状中間体であった点を回避できた．

4　将来の展望

　凝固（血液凝固）は，心血管疾患における最も危険な過程（プロセス）でる．本章で
は，抗凝固剤として用いられている直接的トロンビン阻害薬であるダビガトランエ
テキシラートと，P2Y$_{12}$血小板凝集阻害薬であるチカグレロルを述べた．一般的な
情報，発見，およびこれら二つの代表的な医薬に関する化学プロセス（プロセス合成）
について論じた．

スキーム10.18 新規中間体を経由するチカグレロル合成ルート

　抗凝固剤(抗凝集剤)は現代の医薬市場の大きな需要である．アメリカにおける心房細動(atrial fibrillation)の羅患率は，2010年の5.2百万人から2030年には12.1百万人へ増加することが予測されている[71]．人口が高齢化すれば，この羅患者は2050年にはおよそ倍になることが予想されている．心房細動の患者は，心房細動のない患

者と比べるとおよそ５倍の脳卒中の危険性（リスク）がある[7]．新規な抗血液凝集剤として，従来の上市薬に比べてダビガトラン エテキシラートとチカグレロルの双方は顕著な臨床応用を示している．しかし，薬効および安全性の面からは新規な抗血液凝集（凝固）剤への要望が依然として存在する．

　トロンビンは，強力な血小板アゴニストである．血液凝固の最終エフェクター（作動因子）として，トロンビンは新規血液凝集剤のための論理的標的となっている．トロンビンは，フィブリノーゲンをフィブリンへと変換するばかりでなく，因子Ⅴ，Ⅷ，Ⅺの活性化フィードバックによりそれ自体の生成を増幅（増殖）する．そのため，トロンビン阻害はフィブリン生成を減衰させることができ，またトロンビンの生成および血小板活性化を減少させることができる[72]．ワルファリンやヘパリンと比べ，直接的トロンビン阻害剤（DTI）であるダビガトラン エテキシラートにはいくつかの有利な点があげられているが，この医薬品を用いた際の最も重要な副作用は出血である[73]．出血のリスクを減らすために，臨床上この医薬品はアセチルサルチル酸（アスピリン）と組み合わせられる．しかし，後者はある割合の患者には禁忌である．このリスクを最少にするために，薬効と安全性のバランスを最適化するために新たな化合物の発見が求められている．最近，新たな標的としてNQO2〔ヒトの遺伝子の一つ，NAD（P）H dehydrogenase, quinone reductase 2〕が，トロンビン以外でダビガトラン エテキシラートと結合することが確認されている[74]．この事実は，薬効を強めかつ毒性を減らすための，二重または多重な標的部位をもつダビガトラン誘導体の発見へ有望な可能性を与えるものである．

　凝固のメカニズムには，血小板の活性化，接着，凝集，およびフィブリンの成熟が含まれる．直接的トロンビン阻害剤によるフィブリン成熟化阻止は別にして，凝固を防ぐためのもう一つの効果的なアプローチを血小板の不活性化が提供する．心血管関係患者の死亡率を減らすために，チカグレロルはP2Y$_{12}$受容体アンタゴニストとしてクロピドグレルに比べ明らかに卓越した有効性を示している[43, 75]．その一方で，種々のタイプの出血が高い割合で観測されていることは，明らかに不都合な副作用である[76]．冠（状）動脈ステント[*13]移植（coronary artery stenting）を受けている患者や，または急性冠症候群（ACS）を発症している患者への多剤投与はよくあることである．チカグレロルは，酵素シトクロム P450 3A（CYP3A4）で代謝され，肝臓を経て排出されることより[77]，CYP3A4 の活性に強く影響を及ぼす医薬品は忌避された．チカグレロルとの薬剤–薬剤相互作用の臨床上の影響が例証されている[78]．さらに，チカグレロルは毎日２回投与されねばならないことから，患者へのコンプライアンス（服薬指導）もまた重要である．すなわち抗凝固治療には，対処されていない医療上の要求が依然としてあり，抗凝固剤として新規な抗血小板凝集剤が強く求められている．

*13　ステント：人体の管状の部（血管，気管，食道，十二指腸，大腸，胆道など）を管内部から広げる医療機器で，多くの場合，金属でできた網目筒状のもの．

参考文献

1 ） Freiman, D. The Structure of Thrombi. In: Colman, R. W.; Hirsh, J.; Marder, V. J.; Salzman, E. W. eds. *Hemostasis and Thrombosis: Basic Principles and Clinical Practice*. 2 nd ed. Philadelphia, PA: J. B. Lippincott; 1987, pp. 1123-1135.

2) Lillicrap, D.; Key, N.; Makris, M.; O'Shaughnessy, D. *Practical Hemostasis and Thrombosis.* Wiley-Blackwell. 2009, pp 1‒5.

3) Lee, C. J.; Ansell, J. E. *Br. J. Clin. Pharmacol.* **2011**, *72*, 581‒592.

4) Spinler, S. A.; Willey, V. J. *Circulation* **2011**, *124*, e209‒e211.

5) Ryn, J.; Hauel, N.; Waldman, L.; et al. *Arterioscler. Thromb. Vasc. Biol.* **2008**, *28*, e136‒e137.

6) Weitz, J. I.; Leslie, B.; Hudoba, M. *Circulation* **1998**, *97*, 544‒552.

7) Leimbach, W. N. *Oklahoma Heart Inst. Mag.* **2011**, *6*, 5‒8.

8) Hankey, G. J.; Eikelboom, J. W. *Circulation* **2011**, *123*, 1436‒1450.

9) Connolly, S. J.; Ezekowitz, M. D.; Yusuf, S.; et al. *N. Engl. J. Med.* **2009**, *361*, 1139‒1151.

10) Schulman, S.; Kearon, C.; Kakkar, A. K.; et al. *N. Engl. J. Med.* **2009**, *361*, 2342‒2352.

11) Ryn, J.; Stangier, J.; Haertter, S.; et al. *Clin. Focus* **2010**, 1116‒1127.

12) "Breakthrough therapy dabigatran provides consistent benefit across all atrial fibrillation types and stroke risk groups", http://www.boehringer-ingelheim.com/news/news_releases/ press_releases/2011/04_april_2011_dabigatran.html, Boehringer Ingelheim. Ingelheim, Germany（April 4, 2011）.

13) Connolly, S. J.; Wallentin, L.; Ezekowitz, D. Z.; et al. *Circulation* **2013**, *128*, 237‒243.

14) Eerenberg, E. S.; Kamphuisen, P. W.; Sijpkens, M. K.; et al. *Circulation* **2011**, *124*, 1573‒1579.

15) Hanley, J. P. *J. Clin. Pathol.* **2004**, *57*, 1132‒1139.

16) "Pradaxa EPAR", European Medicines Agency（Retrieved January 30, 2011）.

17) "FDA approves Pradaxa to prevent stroke in people with atrial fibrillation", http://www.fda. gov/NewsEvents/Newsroom/PressAnnouncements/ucm230241. U.S. Food and Drug Administration（Accessed October 19, 2010）.

18) "FDA approves Pradaxa® for treatment and reduction in risk of recurrent deep vein thrombosis（DVT）and pulmonary embolism（PE）," http://www.boehringer-ingelheim.com/ news/news_releases/press_releases/2014/08_april_2014_dabigatranetexilate.html, Germany（April 8, 2014）.

19) Banner, D. W.; Hadváry, P. *J. Biol. Chem.* **1991**, *266*, 20085‒20093.

20) Hauel, N. H.; Nar, H.; Priepke, H.; et al. *J. Med. Chem.* **2002**, *45*, 1757‒1766.

21) Blech, S.; Ebner, T.; Ludwig-Schwellinger, E.; et al. *Drug Metab. Dispos.* **2008**, *36*, 386‒399.

22) Hauel, N.; Ries, U.; Priepke, H.; et al. Patent WO 98/37075, **1998**.

23) Dwivedi, S. D.; Singh, R. C.; Raval, J. M. Patent WO 2013111163, **2013**.

24) Zerban, G.; Hausherr, A.; Schlarb, K.; et al. Patent WO 2006000353, **2006**.

25) Zerban, G.; Hausherr, A.; Hamm, R.; et al. Patent WO 2007071742 A1, **2007**.

26) Gnad, F.; Heitger, H.; Mueller-Boetticher, H.; et al. CN 102612517 A, **2010**.

27) Gnad, F.; Dach, R.; Heddesheimer, I.; et al. CA 2780715 A1, **2010**.

28) Frishman, W. H.; Burns, B.; Atac, B.; et al. *Am. Heart J.* **1995**, *130*, 877‒892.

29) Murugappa, S.; Kunapuli, S. P. *Front. Biosci.* **2006**, *11*, 1977‒1986.

30) Dorsam, R.T.; Kunapuli, S.P. *J. Clin. Invest.* **2004**, *113*, 340‒345.

31) Gachet, C. *Thromb. Haemostasis* **2001**, *86*, 222‒232.

32) Jacobson, K. A.; Jarvis, M. F.; Williams, M. *J. Med. Chem.* **2002**, *45*, 4057‒4093.

33) Storey, R. F. *Curr. Pharm. Des.* **2006**, *12*, 1255‒1259.

34) Cattaneo, M. *Eur. Heart J.* **2006**, *27*, 1010‒1012.

35) Cattaneo, M. *Circulation* **2010**, *121*, 171‒179.

36) Parlow, J. J.; Burney, M. W.; Case, B. L.; et al. *J. Med. Chem.* **2010**, *53*, 2010‒2037.

37) Bach, P.; Antonsson, T.; Bylund, R.; et al. *J. Med. Chem.* **2013**, *56*, 7015‒7024.

38) Nylander, S.; Mattsson, C.; Ramstrom, S.; et al. *Br. J. Pharmacol.* **2004**, *142*, 1325‒1331.

39) Vivas, D.; Angiolillo, D. J. *Am. J. Cardiovasc. Drugs* **2010**, *10*, 217‒226.

40) Husted, S.; van Giezen, J. J. *Cardiovasc. Ther.* **2009**, *27*, 259‒274.

41) "Breakthrough therapy dabigatran provides consistent benefit across all atrial fibrillation types and stroke risk groups", http://www.boehringer-ingelheim.com/news/news_releases/ press_releases/2011/04_april_2011_dabigatran.html, Boehringer Ingelheim. Ingelheim, Germany（April 4, 2011）.

42) Huber, K.; Hamad, B.; Kirkpatrick, P. *Nature Rev. Drug Discov.* **2009**, *8*, 449‒450.

43) Huber, K.; Hamad, B.; Kirkpatrick, P. *Nature Rev. Drug Discov.* **2011**, *10*, 255‒256.

44) Storey, R. F.; Husted, S.; Harrington, R. A.; et al. *J. Am. Coll. Cardiol.* **2007**, *50*, e1852‒1856.

45) Sinha, N. *Indian Heart J.* **2012**, *64*, 497‒502.

46) Wallentin, L.; Becker, R. C.; Budaj, A.; et al. *N. Engl. J. Med.* **2009**, *361*, 1045‒1047.

47) Springthorpe, B.; Bailey, A.; Barton, P.; et al. *Bioorg. Med. Chem. Lett.* **2007**, *17*, 6013‒6018.

48) Jakubowski, J. A.; Sugidachi, A. Thienopyridyl and direct-acting $P2Y_{12}$ receptor antagonist

antiplatelet drugs, in: J. Fischer, C. R. Ganellin, D. P. Rotella, editors. *Analogue-based Drug Discovery III*, Wiley-VCH, **2012**, p154-165.

49) Larsson, U.; Magnusson, M.; Musil, T.; et al. Patent WO 2001092263 A1, **2001**.

50) Zhang, H.; Liu, J.; Zhang, L.; et al. *Bioorg. Med. Chem. Lett.* **2012**, *22*, 3598-3602.

51) RaGuile, S.; Springthorpe, B. Patent WO 2001036421 A1, **2001**.

52) Guile, S.; Hardern, D.; Ingall, A.; et al. Patent WO 2000034283 A1, **2000**.

53) Larsson, U.; Magnusson, M.; Musil, T.; et al. Patent WO 2001092263 A1, **2001**.

54) Aufdenblatten, R.; Bohlin, M. H.; Hellstroem, H.; et al. Patent WO 2010030224 A1, **2010**.

55) Nair, V.; Trivedi, N.; Khile, A. S.; et al. Patent WO 2012085665 A2, **2012**.

56) Kumar, A. S.; Trivedi, N.; Pradhan, N. S.; et al. Patent WO 2012063126 A2,, **2012**.

57) Rao, T.; Zhang, C. Patent WO 2011017108 A2,, **2011**.

58) Khile, A. S.; Patel, J.; Trivedi, N.; et al. Patent WO 2011101740 A1, **2011**.

59) Dejonghe, J.-P.; Peeters, K.; Renard, M. Patent WO 2008018822 A1, **2008**.

60) Mitsuda, M.; Moroshima, T.; Tsukuya, K.; et al. Patent WO 2008018823 A1, **2008**.

61) Clark, A.; Jones, E.; Larsson, U.; et al. Patent WO 2001092200 A1, **2001**.

62) Khile, A. S.; Patel, J.; Trivedi, N.; et al. Patent WO 2011132083 A2, **2011**.

63) Sterk, D.; Zupancic, B. Patent WO 2013124280 A1, **2013**.

64) Kansal, V. K.; Pandey, D. M. G.; Shindey, P. K.; et al. Patent WO 2012138981 A2, **2012**.

65) Ding, H. X.; Liu, K. K.-C.; Sakya, S. M.; et al. *Bioorg. Med. Chem. Lett.* **2013**, *21*, 2795-2825.

66) Chen, L.; Cen, J. *Chin. J. Pharm.* **2011**, *42*, 146-151 (in Chinese).

67) Barrett, A. G. M. *J. Org. Chem.* **1990**, *55*, 3853-3857.

68) Gallos, J. K.; Goga, E. G.; Koumbis, A. E. *J. Chem. Soc., Perkin Trans.* **1994**, 613-614.

69) Larsson, U.; Radevik, K. Patent WO 2005095358 A2, **2005**.

70) Quittmann, W.; Zhu, W.; Ye, F.; et al. Patent WO2007093368, **2007**.

71) Colilla, S.; Crow, A.; Petkun, W.; et al. *Am. J. Cardiol.* **2013**, *112*, 1142-1147.

72) Wikelboom, J. W.; Weitz, J. I. *Circulation* **2010**, *121*, 1523-1532.

73) Weitz, J. I.; Quinlan, D. J.; Eikelboom, J. W. *Circulation* **2012**, *126*, 2428-2432.

74) Michaelis, S.; Marais, A.; Schrey, A. K.; et al. *J. Med. Chem.* **2012**, *55*, 3934-3944.

75) Siller-Matula, J. M.; Krumphuber, J.; Jilma, B. *Br. J. Pharmacol.* **2009**, *159*, 502-517.

76) James, S. K.; Roe, M. T.; Cannon, C. P.; et al. *BMJ* **2011**, *342*, d3527.

77) Haberfeld, H. ed. (2010). Austria-Codex (in German) (2010/2011 ed.). Vienna: Österreichischer Apothekerverlag.

78) Siller-Matula, J. M.; Trenk, D.; Krähenbühl, S. *J. Thromb. Haemost.* **2014**, *12*, 2-14.

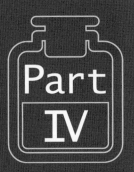

Part IV

中枢神経系
疾患治療の創薬

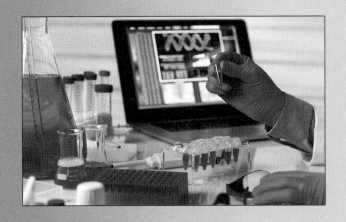

スボレキサント（Suvorexant）

1

USAN：スボレキサント
商品名：ベルソムラ®
　　　　メルク社
市販開始年：2014年

1 背 景

　不眠症（insomnia）は，睡眠開始の遅延そして（あるいは）睡眠維持の困難さ，睡眠が維持されるべき夜間の目覚め，早期の起床（早期の目覚め），睡眠からの不十分な回復（睡眠不足），と特徴づけられる．多くの内科医は，現代の不眠治療が効果と安全性の点で疑わしいものと信じている．不眠症患者の間で広く受け入れられている，彼らの状況がとるに足らない（問題にならない）ものだという信念とともに，このことが過小診断と低い治療率になっている[1]．

　不眠症は，本来明白な医学的または精神医学的原因が存在しないと見なされている．10〜20% の国民が 1 週間に 3 夜以上の睡眠障害と特徴づけられる慢性不眠であるという，一般的な臨床上の問題が存在する[2]．そのことは日中の疲労，不注意，短気（怒りっぽさ），無気力，エネルギーレベルの低下といった個人への数々の影響に直接結びついている．そのため，それらは生産性を減少し，常習的な労働欠勤を高め，かつ鬱病や薬物乱用のリスクを増大させている．また，交通および労働関連の事故の大きなリスクともなっている[1,3]．さらには，概日リズム障害（circadian rhythm disturbance）が，糖尿病，代謝異常，鬱病のような健康上の問題のリスク増大と直接結びついていることを，いくつかの研究が明らかにしている[4]．不眠症は，二次的にはたとえばがん，心臓障害，鬱病，喘息（asthma），関節炎（arthritis），疼痛，薬物治療あるいはアルコールなどの物質の副作用，といった健康状態の外的要因が原因であると考えられている．

　不眠症は，直接または間接的にアメリカに年間1000億ドル以上の経済的損失を与えていると見積もられている[5,6]．結果として，不眠症治療のための新規な薬剤はいまだに解決されていない課題であり，同様にアメリカに限ってもかなりの商業上の好機である．

　不眠症に対する最新の治療は，GABA$_A$（γ-アミノ酪酸，γ-aminobutyric acid）受容体シグナル伝達に中心が置かれ，たとえばゾルピデム〔zolpidem，アンビエン®（Ambien®），**2**〕のような GABA$_A$ 受容体に対するポジティブアロステリックモ

ジュレーター*1, *2〔GABA_A receptor PAM（positive allosteric modulator）〕が含まれている．2007年にゾルピデムは特許期限切れとなった一方で，もう一つの類縁化合物であるエスゾピクロン〔eszopiclone，ルネスタ®（Lunesta®），3〕は，2010年にはおよそ10億ドルに達する売上げで不眠症のために依然として処方され続けている[7]．これらの化合物は，催眠鎮静薬（sedative-hypnotic）に分類され，その副作用としては認知機能障害（cognitive impairment），筋骨格障害（musculoskeletal impairment），および軽度な精神不安（mild dysphoria）が含まれる[8]．

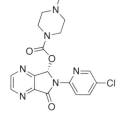

2：ゾルピデム（アンビエン®）　　3：エスゾピクロン（ルネスタ®）

これらいわゆる「Z薬（Z-drug）」*3は，従来の GABA_A ポジティブアロステリックモジュレーター（PAM）やベンゾジアゼピン類に関する安全性への懸念に応じて開発された．ロラゼパム（lorazepam）4 とジアゼパム（diazepam）5 のようなベンゾジアゼピン類もまた，歴史的に睡眠障害のために処方され続けている．しかし，これらの薬剤は鬱病，性的不能，忍容性，また常用といった顕著な副作用を有する．それらは，急速眼球運動（rapid eye movement：REM）を伴う睡眠（レム睡眠）を低減することができるが，逆説的に睡眠パターンを中断させ，うとうと寝（drowsiness）や朝への調整欠陥の原因となる[9]．非ベンゾジアゼピン類とベンゾジアゼピン類のいずれも GABA に作用する薬剤は，ブラックボックス（黒枠）警告*4の対象であり，使用に制限があり，一時期に4週間以上処方されることは稀である．これらの理由により，睡眠問題の治療のために新規なメカニズムの探求がおもな研究対象であり続けている．オレキシンシグナル伝達システム（orexin signaling system）の発見までの30年以上の間，新規な作動機序により承認された唯一の化合物はラメルテオン〔ramelteon，ロゼレム®（Rozerem®），6〕*5であった．このものは2005年に承認され，武田薬品工業より販売されている[10, 11]．GABA_A 受容体との結合ではなく，ラメルテオンは視交叉上核（suprachiasmatic nucleus：SCN）*6において選択的に MT_1と MT_2受容体（メラトニン受容体 MT_1/MT_2）に結合する．しかし，ラメルテオンは成人での長期間の研究をとおしてプラセボ（偽薬）と比較した場合，持続的な眠りまでの反応時間（latency to persistent sleep：LPS）が改善された時点で，その効果がおよそ33% 弱くなっていることが見いだされている．このことは，このメカニズムの効果が時間とともに減少していくことを示唆している[12]．

神経ペプチドであるオレキシン*7A とオレキシン B は，1998年に同時に独立した二つの研究グループにより発見された．Yanagisawa に率いられたダラス市にあ

4：ロラゼパム
（アチバン®/オーフィデル®）

5：ジアゼパム
（バリウム®）

6：ラメルテオン（ロゼレム®）

る Howard Hughes 医学研究所のチームは，オーファン G タンパク質結合受容体〔orphan（G-protein-coupled receptors：GPCRs），リガンドが同定されていない受容体タンパク質の一種〕のリガンドを探求している過程で「食欲（appetite）」を意味するギリシャ語の *orexis* に由来するオレキシン（orexin）とよばれる一対のペプチドを発見した[13]．これらのペプチドは視床下部（hypothalamus）[*8]に限定されており，脳に直接注射された場合，食欲を刺激することが示された．一方，カリフォルニア州 Scripps 研究所の Sutcliffe のチームは，視床下部で発現する肥満に関連した遺伝子を探索していた際に，同一のペプチドを同定した．彼らはこのものを神経ペプチド，ヒポクレチン（hypocretin）とよんだ[14]．一般的に文献中でオレキシン（類）とよばれている．オレキシン A とオレキシン B は当時オーファン GPCRs であったオレキシン受容体 1（OX_1R）とオレキシン受容体 2（OX_2R）に結合することが見いだされた．当初は肥満を対象とされたが，オレキシンのシグナル伝達が睡眠/覚醒の概日サイクルに重要な役割をもつことがただちに見いだされ，その後の研究活動はこれらの受容体に対する小分子アンタゴニストに向けられた．

　驚くべきことに，これらの G タンパク質結合受容体（GPCRs）と神経ペプチドが同時に発見されたのみならず，それらは異なったアプローチをとおして同定された．一つはオーファン受容体から始まり，他は推定のペプチドから開始された．その後の数年間で，イヌとヒトのナルコレプシー（narcolepsy）[*9]あるいはカタプレキシー（cataplexy）[*10]が，イヌの OX_2R GPCR の機能欠損変異（loss-of-function mutation）および患者の脳脊髄液（cerebrospinal fluid：CSF）中のオレキシンペプチドのレベル低下と結びついていることが決定された．なお後者では，外側視床下部（lateral hypothalamus）に存在するオレキシン産生細胞が一般的に欠如していた[15〜18]．オレキシン A とオレキシン B はともに，同じ前駆体，すなわち133個のアミノ酸より構成されるペプチドであるプレプロオレキシンの分解を経て産生される．オレキシン A は33個のアミノ酸より構成され，二つの安定化されたジスルフィド架橋をもち，C 末端はアミド化されている．オレキシン B は28個のアミノ酸よりなり，およそ46% がオレキシン A と相同配列であり，大半の種（ヒト，マウス，ウシ，イヌ）においてオレキシン A よりその相同性の保存が乏しい．オレキシン GPCRs は64% のアミノ酸配列の相同性をもっている[13, 14, 19〜22]．オレキシン A は，OX_1R および OX_2R 双方と同様な親和性で結合する一方，オレキシン B は OX_2R に対して OX_1R よりも高い親和性をもつ[23]．そのため，*in vivo* および *in vitro* 手法によるこれら受容体を標的とする化合物のスクリーニングは結果として，片方もしくは両方のオ

*8　視床下部：間脳（視床の前下方で，第三脳室下側壁）に存在し，自律機能の調節を行う．

*9　ナルコレプシー：日中のひどい眠気，驚いた際に全身の力が抜ける発作，就寝時の金縛りなどの睡眠麻痺や，就寝時の幻覚症状などの慢性疾患．

*10　カタプレキシー：喜怒哀楽や恐れ，羞恥などの感情の高ぶりから，全身の筋力が抜ける発作．

表11.1 臨床試験へ進んだ二重オレキシン受容体アンタゴニスト類（DORAs）

化合物	構　造	臨床試験
ACT-078573 （Almorexant）[24] アクテリオン	**7**	第Ⅲ相試験が，安全性データ確認後に中止．
SB-649868[25] グラクソスミスクライン	**8**	第Ⅱ相試験，理由未公表で中止．
MK-6096 （Filorexant）[26] メルク	**9**	第Ⅱ相試験，完了．
ACT-462206[27] アクテリオン	**10**	第Ⅰ相試験，進行中．
MK-4305 （Suvorexant） メルク	**1**	2014年承認．

レキシン受容体と結合するオレキシン受容体アンタゴニストを見いだすことになった．これらは，単独および二重のオレキシン受容体アンタゴニスト（SORAs と DORAs）として知られている．SORAs は個々のオレキシン受容体の役割を決定するプローブとして用いられており，DORAs は睡眠疾患の潜在的治療薬として臨床用に展開されている．これらは表11.1に要約されている．

2　薬　理　作　用

スボレキサント（**1**）は，OX_1R（0.55 nM で結合，50 nM で作動）および OX_2R（0.35 nM で結合，56 nM で作動）の双方を遮断する効力ある DORA である．覚醒状態を促進する内因性神経ペプチド，オレキシン A および B のシグナル伝達を阻害することで睡眠を促進させる不眠治療薬である（表11.2）[28]．

表11.2　PSG[*11]パラメータに対するスボレキサント（1）の臨床上の性能

パラメータ	プラセボ	スボレキサント10mg	スボレキサント50mg	スボレキサント100mg
SWA	102.2	105.0	107.0	98.8
LPS	18.9	16.7	7.4	6.1
WASO	22.8	19.8	15.9	15.7
SE	91.7	93.1	95.2	95.9
TST	440.7	448.3	458.9	461.4
Stage 1	26.3	28.4	32.2	34.9
Stage 2	194.1	197.6	192.2	189.7
Stage 3	74.1	72.0	74.1	72.6
Stage 4	49.8	51.7	58.4	56.8
SWS	123.9	123.7	132.5	129.4
REM	96.4	98.6	102.1	107.7
NREM	344.2	349.7	356.7	354.0
NSS	216.3	210.0	212.0	211.1

[*11]　PSG：ポリソムノグラフィー（PSG）検査は，脳波，眼球運動のほかに，呼吸，心電図，いびき，体位，体動などの生体現象を同時記録すること．

データは異なるステージで過ごした期間を「分単位」でリストアップした．例外はNSSで，このものはステージシフトの絶対値とSE（%）である．
SWA：パワースペクトル解析から求めた，遅延波活動（slow wave activity），LPS：睡眠潜時（latency to onset of persistent sleep），WASO：覚醒時間（wake after sleep onset），SE：睡眠効率（sleep efficiency）（全睡眠時間/在床時間×100），TST：全睡眠時間，睡眠段階（ステージ1,2,3,4），SWS：徐波睡眠（slow wave sleep，ステージ3＋4），REM：急速眼球運動（rapid eye movement：REM）睡眠，NREM：ノンレム睡眠，NSS：段階移動数（number of stage shift）[29, 30]

3　薬物動態と薬物代謝

　Winrow らにより報告されているスボレキサント（1）の薬物動態データが，表11.3に要約されている[28, 29, 31, 32]．

表11.3　スボレキサント（1）の薬物動態プロファイル[31]

投与量	生物学的利用能 F %	T_{max}(h)	C_{max} (ng/mL；nM)	$t_{1/2}$	$AUC_{0\sim\infty}$ (ng・h/mL；μM*h)
イヌ （3 mg/kg）	56	0.4	817	3.3	4.0
ラット （10mg/kg）	19	3.3	1600	0.6	12.4
ヒト （10mg）	—	3.0	440	9.0[a]	6.7
ヒト （50mg）	—	3.0	870	10.8[a]	10.9
ヒト （100mg）	—	3.0	2120	13.1[a]	29.8

a）見かけ上の終末相半減期（apparent terminal $t_{1/2}$）．

　スボレキサントの最大血漿濃度にはおよそ2時間で到達する（t_{max}）．10mg投与時，絶対生物学的利用能の中心値は82%であった．高脂肪食とともに実施された場合には，全身の薬物曝露に関する顕著な臨床上の変化を伴わずに，T_{max}は平均で1.5時間遅らされた．体内分布の平均容積はおよそ49 Lで，3日間以内に定常状態に達した．スボレキサント（1）は，99%以上血漿タンパク質と結合し，とくに

優位な赤血球細胞への分布を伴わずにアルブミンとα1-酸性糖タンパク質*12
（α1-acid glycoprotein）との結合を含んでいた[33]．

　スボレキサントの平均半減期（mean half-life）は，およそ12時間である．スボレ
キサントはおもに代謝酵素シトクロム P450（CYP3A4）で代謝され，量は少ないが
CYP2C19でも代謝される．よって，強い CYP3A4 誘導薬〔たとえば，リファンピ
ン（rifampin），カルバマゼピン（carbamazepine），フェニトイン（phenytoin）〕を投
与されている患者には，スボレキサントの使用は推奨されない．これらの医薬品と
の併用は，スボレキサントの薬効を下げることになる[33]．

　腎機能不全患者や軽度または中程度の肝不全患者へのスボレキサントの投与量調
節は，不要である[33]．高齢者へのスボレキサントの使用には，潜在的な危険性がある．

4　薬効と安全性

　スボレキサントは，10～100 mg の範囲の投与量で無作為，二重盲検，プラセボ（偽
薬）対照試験で評価された．4 週間にわたるこの試験で，被験者はポリグラフ終夜（一
晩中）睡眠パラメータ〔polysomnography（PSG）overnight sleep parameter〕にて評
価された．二日酔い残存効果（morning-after residual effect）が，主観的評価
（subjective assessment）と精神運動機能テスト（psychomotor performance test）に
より評価された．すべての投与量において，プラセボに比べ統計上顕著な睡眠促進
効果が観測された．10 mg のスボレキサントが，顕著に覚醒時間（WASO）を減少さ
せた一方，50 mg と 100 mg 投与においては顕著な睡眠潜時（LPS）と覚醒時間が観
測され，睡眠効率が増大した[29]．

　もう一つの無作為，二重盲検のプラセボ対象試験では，スボレキサントは最初の
一夜および 4 週間後の睡眠効率の主要評価項目に関して顕著な改善を示した[34]．ス
ボレキサントは，投与量に関係した眠気（うとうと症状）の増加，めまい（dizziness）
（4.9%），異常夢（abnormal dream）（4.9%），頭痛（4.9%），上部呼吸器系感染（3.3%），
泌尿器系感染（3.3%）のような，頻発する副作用に対して十分に忍容であった．ア
ラニンアミノ転移酵素（alanine aminotransferase）のレベルの増大もまた観測され，
これらすべてが投与量依存的に起こった．アラニンアミノ転移酵素の増大に関した
すべての報告は，それらが穏やかで自然に回復すると考えられた．1 人の患者につ
いては，80 mg 投与での入眠時幻覚（hypnagogic hallucination）が報告された．離脱
症状（withdrawal effect）も不眠の再発（rebound insomnia）もなかった．すなわち，
以前の不眠治療と比べた場合のスボレキサントの明らかな優位点は，常用と依存性
の低さである[35]．

　不眠治療用として 5, 10, 15, 20 mg 経口用タブレットとしてのスボレキサントの
使用が，2014年に FDA（アメリカ食品医薬品局）により承認された．

5　構造活性相関

　メルク社（Merck）の研究者は，彼らのサンプルコレクションのハイスループット
スクリーニングを実施し，化合物 **11** を最適化のための有望なリード化合物と同定

した[36]. ヒット分子としての良好な薬効を示すと同様, とくに**11**の構造は迅速な部分変換が可能であり, 類縁体合成を可能にした.

OX₁R: K_i = 150 nM, IC₅₀ = 630 nM
OX₂R: K_i = 5 nM, IC₅₀ = 98 nM

11

その後のヒット化合物からリード化合物への取り組みは新規なジアゼパン構造に基づく二重オレキシン受容体アンタゴニスト(DORA), 化合物**12**の同定に至った. 放射性リガンド置換結合アッセイ法(radioligand-displacement binding assay)(K_i で表示)および FLIPR(fluorometric imaging plate reader)アッセイを用いた機能情報解読(IC₅₀で表示)による測定の結果, 化合物**12**は強力かつ効果的なオレキシン受容体阻害剤であった. この化合物は, ラットに対し100 mg/kg を経口投与した場合, レム睡眠とデルタ睡眠を増大することでその睡眠を促進した[37, 38]. しかし, **12**は優れた脳透過性, 良好な物理的性状, *in vitro, in vivo* ともに優れた薬効をもっていたが, ラット, イヌともに生物学的利用能には乏しいものであった(表11.4). ラットでの, 高い血漿からの排出, およびイヌでの肝臓での初回通過代謝(first-pass metabolism)[*13]がおもな要因である.

*13 初回通過代謝：肝臓で発現している代謝酵素によって, 投与された薬剤が代謝されること.

OX₁R: K_i = 1.2 nM, IC₅₀ = 29 nM
OX₂R: K_i = 0.6 nM, IC₅₀ = 27 nM

12

表11.4 化合物**12**の薬物動態評価

種	静脈注射[a]				経口投与 [b]			
	投与量 (mg/kg)	クリアランス (mL/min/kg)	Vdss[c], *14 (L/kg)	$T_{1/2}$ (h)	投与量 (mg/kg)	AUC (μM・h)	C_{max} (μM)	F (%)
ラット	2	52.6	1.08	0.35	100	1.50	0.65	2
イヌ	0.5	11.6	0.86	1.28	3	1.81	1.44	16

a) 媒体：DMSO, n = 2(ラット), n = 3(イヌ).
b) ラット：20％ビタミン E の TPGS(D-α-tocopherol polyethylene grycol succinate)100 中塩酸塩として投与, n = 3；イヌ：PEG(polyethylene glycol)200中遊離塩基として投与, n = 2.
c) Vdss：distribution volume, 分布容積.

*14 Vd：分布容積のことで, 薬物を注射すると薬物は血液など体のあらゆる組織に分布する. このとき薬物が血液などに対し, どれだけの体積に分散したかを表す見かけの容積が分布容積(Vd)である.

In vitro 研究から得られた代謝物の同定, 合成研究をとおして除去したり修飾したりできる代謝部位を示唆していた. とくに, ジアゼパン骨格とキナゾリン環はともに酸化が起こることが明らかになった. そのため, **12**の薬物動態の改善には複素環部の変更および骨格の修飾が求められた.

続く構造活性相関研究は, 改善された薬効のみならず静脈注射後の排出の減少を

示した化合物**13**に至り，予想したとおりにイヌにおいて生物学的利用能を37% にまで増大させた[32]．

OX$_1$R: K_i = 1.8 nM, IC$_{50}$ = 27 nM
OX$_2$R: K_i = 0.17 nM, IC$_{50}$ = 27 nM
イヌ：クリアランス (mL/min/kg) 5.2
イヌ：生物学的利用能 37%

13

　最終的に，キナゾリン部をクロロベンゾオキサゾール環に置換することで，体外への排出（クリアランス）の低下〔イヌの場合：クリアランス（*C*）(mL/min/kg) 4.0および生物学的利用能（*F*）は56%〕で示されたように，強力な薬効と改善された薬物動態をもつ化合物が見いだされた．この化合物スボレキサント（**1**）がMK-4305として臨床研究へ進められた．

OX$_1$R: K_i = 0.55 nM, IC$_{50}$ = 50 nM
OX$_2$R: K_i = 0.35 nM, IC$_{50}$ = 56 nM
イヌ：クリアランス (mL/min/kg) 4
イヌ：生物学的利用能 56%

1

6　合　成
6.1　探索合成

　スボレキサントの創薬合成ルートには，中心骨格であるジアゼパン環の効率的かつ大量合成が必要であり，市販の *N*-Boc で部分保護された1,2-ジアミノエタン**15**より出発した[32]．メチルビニルケトン（**14**）への**15**の共役付加と，続く系中でのクロロギ酸ベンジルによる捕捉で，ケトン**16**が生じ，ついで**16**は脱保護された．ナトリウムトリアセトキシボロヒドリド(sodium triacetoxyborohydride：STAB)を用いた標準的条件による**16**の分子内還元的アミノ化は，ジアゼパン環を与えた．このものは精製を容易にする目的で再度 Boc 基で保護され，4 工程収率38% でラセミ体として**17**を与えた．

　構造活性相関研究から，オレキシン受容体に対しては(*R*)-異性体がより活性が強いことが示された．(*S*)-異性体はOX$_1$R K_i = 54nM および OX$_2$R K_i = 8.5nM であり，(*R*)-異性体に比べるとそれぞれ 8 および18倍活性が低下している．そのため，ラセミ体**17**のキラル固定相 HPLC を用いた分割が実施された．この HPLC で，最初に所望の(*R*)-エナンチオマーが溶出し，集められた．ついで得られた(*R*)-**17**の Boc 基が脱保護され，その後 **1** の右側ビアリール部分**18**を備えるためのアミドカップリング（アミド化）により，**19**が 2 工程87% 収率で得られた．

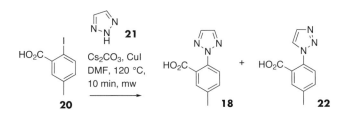

右側鎖部トリアゾール**18**は，ヨード体**20**とトリアゾール**21**とを DMF（*N,N*-dimethylformamide）中マイクロ波（microwave）照射下で120℃にてアミノ化させ，合成された．この反応は，異性体**18**と**22**を55：45の比で生成した．これらはフラッシュクロマトグラフィー[*15]にて分離された．

EDC： 1-ethyl-3-(dimethyl-aminopropyl)carbodiimide

HOAT： 1-hydroxybenzo-triazole

NMM：*N*-methylmorphorine

*15 フラッシュクロマトグラフィー：カラムクロマトグラフィーの際，シリカゲルなどの吸着剤を太くて短い耐圧カラムに充填し，移動相の溶媒を空気圧により加圧送液する分離方法．

最後に**19**の CBz 保護基を加水素分解で除去し，2,5-ジクロロ-1,3-ベンゾオキサゾール（**23**）との求核置換で2工程収率92％で，スボレキサント（**1**）が得られた．

　このルートの最長リニアールートは 9 工程であり，スボレキサント（**1**）を総収率12% で与えた．適切に保護された**17**の合成は，中心のジアゼパン環周りについての構造活性相関が探求できることを意味していた．しかし，この探索合成ルートは**17**の大量供給，さらには類縁体合成やリード化合物の *in vivo* 評価のためには十分に堅牢なものであった一方，いくつかの理由で **1** のスケールアップには受け入れ難いものであった．すなわち，これらは，合成のいろいろな場面でクロマトグラフィー精製が必要とされたこと，同様に**17**のエナンチオマー分離に高価なキラルHPLC が必要であったことなどである．とくに，後者は数キログラムレベルへのスケールアップを困難にした．さらに，このルートはいくつかの保護基の操作を含んでいる．それらを取り除くことで合成をより短く，総収率をより高いものすることが可能となる．

6.2　プロセス合成

　スボレキサントのプロセス合成は，いくつかの鍵となる前駆物質を軸として展開しており，それらの最初は中間体**27**であった[39]．ケトン**27**の合成は，出発物質としてベンゾオキサゾール**25**が必要であった．化合物**25**は市販であったが，リード化合物として長く存在したため，大量に必要とされる場合は経費がかかった．幸運にもベンゾオキサゾール**25**は，より安価かつより容易に入手可能な出発物質，2-アミノ-4-クロロフェノール**24**とチオホスゲンとで合成することができ，また**25**は水/メタノール反応混合物より沈殿として析出し収率90% で得られることより，クロマトグラフィーを回避することができた．得られたチオール**25**のクロロベンゾオキサゾール**23**への変換と，続く同一系内での *N*-Boc 保護されたエチレンジアミン**15**による置換にて，**26**が得られた．水による後処理と溶媒をアセトニトリルに代えた後，中間体**26**はメチルビニルケトン（**14**）と DBU（1,8-diazabicyclo［5.4.0］undec-7-ene）とともに処理された．その結果，得られたケトン体**27**は，水を加えることで反応混合物から結晶として析出した．

　以前の探索合成ルートでは，気体の塩化水素が Boc 基の脱保護に用いられているが，この方法は明らかに大量スケールには実行できない．そのため，プロセス合成チームはこの脱保護のためにスルホン酸誘導体の使用をスクリーニングした．その結果, ケトン体 **27** を THF 溶液として 2 当量のメタンスルホン酸（methanesulfonic acid：MSA）と 60 ℃にて一夜反応させたところ，所望の生成物 **28** の沈殿が析出した．このものをろ過にて単離し，**28** を収率 94% にて得た．ついで **28** の側鎖カルボニル基還元に優先して，生成する環状イミンの還元を可能にする，チャレンジングな七員環生成による **28** の分子内還元的アミノ化が実施された．この反応ではさらに，二量体や三量体の生成ではなく分子内反応が求められた．この工程は，ジクロロメタン中で **28** をあらかじめ酢酸ナトリウム（ベンゾオキサゾール環が開環した副生成物を防ぐ目的で）と酢酸とともに混合し，ついでナトリウムトリアセトキシボロヒドリド（STAB）で処理して，**29** が 98% で得られた．

　プロセス合成チームは，キラル HPLC 分離を必要としないラセミ体 **29** の古典的な光学分割の最適条件を決定するために，幅広いスクリーニングを実施した．そのために，アミン **29** はキラルな分割剤である二つの水酸基がジベンゾイルエステル化された L-酒石酸で処理された．最終的には，酢酸イソプロピル/メタノール（4：1）混合溶媒（25 倍容積）にて室温に 16 時間放置することで，エナンチオマー（R）-**29** が収率 74%，96%ee で得られた．この ee は所望の医薬品有効成分（原薬，API）を得るために質的に十分に満足できるものであることを示しており，さらにその質は以降の合成化学での評価からも決定されている．

　トリアゾール異性体 **18** と **22** の選択比は，**20** と **21** との反応で用いる塩基を炭酸セシウムから炭酸カリウムに代えること，および溶媒を DMF から THF：DMF（5：1）の混合溶媒に代えることで改良された．この反応は，マイクロ波照射を回避した加熱条件で実施が可能であり，より高い転換率（98%）が達成された．これらの最

適化された条件で，より良好な収率(65%)とより良い選択性(**18**：**22**＝81：19)に結びついた．

最後のカップリングは，**18**を酸塩化物に変換しついで光学活性アミン(*R*)-**29**と反応させることで実施された．後処理とジクロロメタンの留去の後，所望の生成物**1**はアセトニトリル/水から結晶化され，収率95%にて単離された．この改良プロセススケール合成にて，スボレキサント(**1**)の合成は最長リニアールート5工程，総収率19%にて達成された．

6.3　もう一つの合成法

プロセス合成チームはその後，上述の合成ルートにおけるおそらく最も効率の悪い工程，すなわち望まない(*S*)-エナンチオマー〔(*S*)-**29**〕の生成を避けることを期待して，不斉還元的アミノ化の開発に焦点を置いたさらなる合成ルートの改良を追求した．この課題は，ジアルキルケトンと脂肪族アミンとの分子内不斉還元的アミノ化を開発することにより達成された[40]．この工程の開発のために，野依触媒(*S, S*)-RuCl(*p*-cymene)(ArSO$_2$DPEN)とその修飾体を用いた幅広い研究がなされた．この Ru に基づく水素移動型触媒の使用は，97% 以上の収率，優れたエナンチオ選択性(94.5%ee)でスボレキサントに存在するジアゼパン環を生成した．この反応は二酸化炭素の生成で阻害され，反応速度を低下させ，そして生成物の単離を困難にさせるこれらの望ましくない効果は，系内から二酸化炭素を取り除くことで克服された．触媒量は 2 mol% が効果的であることが明らかにされ，このジアゼパン環(*R*)-**29**の合成は100 kg 以上のスケールで実施されている．

DPEN：1,2-diphenyl-ethylenediamine

さらに最近メルク社のほかのグループは，重金属触媒とハロゲン化炭化水素系の溶媒の使用を回避するための試みとして，ジアゼパン環構築のために興味深い連続したトランスアミノ化/中員環環化反応を報告している[41]．この連続工程は，生体

触媒を用いるトランスアミノ化法で実施され，この操作は反応の卓抜さと環境保全の点で有利さを示した．このチームは，シタグリプチン(sitagliptin)*16製造プロセスにおいて展開させた(R)-選択的なトランスアミナーゼを用いて，ケトン**31**より収率62%と99%以上のエナンチオ選択性にて塩酸塩として**32**を得た[42]．最新のルートを経るこの戦略を用いて，スボレキサントのエナンチオ選択的合成が総収率43%，最長リニアルート4工程のみで達成された．

*16 シタグリプチン：通常リン酸塩水和物として用いられ，酵素ジペプチジルペプチダーゼ-4(dipeptidyl peptidase-4:DPP-4) を阻害する血糖降下作用を示す経口医薬品．

要約すると，スボレキサント(**1**)は最初のそして今日上市されている唯一の二重オレキシン受容体アンタゴニストである．このものは，ラメルテオン(**6**)以降はじめての，機構的に新規な不眠症治療薬である．探索合成では，最長リニアルート9工程，総収率12%でスボレキサントが合成された．工業的ルートでは，最長リニアルート5工程，総収率19%でスボレキサントが製造された．この工業的ルートについても，さらなる最適化で各工程が改良されている．

ごく最近，スボレキサントと結合したヒトOX$_2$R GPCRの結晶構造が解明された[43]．この高分解能(2.5Å)の結晶構造に関する情報は，改良されたオレキシン受容体アンタゴニスト設計のさらなる研究を可能とし，その結果より優れた不眠症治療薬の開発へつながるであろう．

参考文献

1) Passarella, S.; Duong, M.-T. *Am. J. Health-Syst. Pharm.* **2008**, *65*, 927-934.
2) Scammel, T. E.; Winrow, C. J. *Ann. Rev. Pharmacol. Toxicol.* **2011**, *51*, 243-266.
3) Daley, M.; Morin, C. M.; LeBlanc, M.; Gregoire, J. P.; Savard, J.; Baillargeon, L. *Sleep Med.* **2009**, *10*, 427-438.
4) Colten, H. R.; Altevogt, B. M. *Sleep Disorders and Sleep Deprivation: An Unmet Public Health Problem*, National Academies Press (US): Washington, DC 2006.
5) Sullivan, S. S.; Guilleminault, C. *Expert Opin. Emerging Drugs* **2009**, *14*, 411-422.
6) Renger, J. J. *Curr. Top. Med. Chem.* **2008**, *8*, 937-953.
7) www.drugs.com/top200.html.
8) Siriwardena, A. N.; Qureshi, M. Z.; Dyas, J. V.; Middleton, H.; Orner, R. *Br. J. Gen. Pract.* **2008**, *58*, 417-422.
9) Longo, L. P.; Johnson, B. *Am. Family Phys.* **2000**, *61*, 2121-2128.
10) Owen, R. T. *Drugs Today* **2006**, *42*, 255-63.
11) Kato, K; Hirai, K; Nishiyama, K; Uchikawa, O; Fukatsu, K; Ohkawa, S; Kawamata, Y; Hinuma, S; Miyamoto, M. *Neuropharmacology* **2005**, *48*, 301-310.
12) Mayer, G.; Wang-Weigand, S.; Roth-Schechter, B.; Lehmann, R.; Staner, C.; Partinen, M. *Sleep* **2009**, *32*, 351-360.
13) Sakurai, T.; Amemiya, A.; Ishii, M.; Matsuzaki, I.; Chemelli, R.; Tanaka, H.; Williams, S. C.; Richardson, J. A.; Kozlowski, G. P.; Wilson, S.; Arch, J. R. S.; Buckingham, R. E.; Haynes, A. C.; Carr, S. A.; Annan, R. S.; McNulty, D. E.; Liu, W.; Terrett, J. A.; Elshourbagy, N. A.; Bergsma, D. J.; Yanagisawa, M. *Cell* **1998**, *92*, 573-585.
14) De Lecea, L.; Kilduff, T. S.; Peyron, C.; Gao, X.-B.; Foye, P. E.; Danielson, P. E.; Fukuhara, C.; Battenberg, E. L. F.; Gautvik, V. T.; Bartlett, F. S., II; Frankel, W. N.; Van Den Pol, A. N.;

Bloom, F. E.; Gautvik, K. M.; Sutcliffe, J. G. *Proc. Natl. Acad. Sci. U.S.A.* **1998**, *95*, 322–327.

15）Chemelli, R. M.; Willie, J. T.; Sinton, C. M.; Elmquist, J. K.; Scammell, T.; Lee, C.; et al. *Cell* **1998**, *98*, 437–451.

16）Lin, L.; Faraco, J.; Li, R.; Kadotani, H.; Rogers, W.; Lin, X. Y.; Qiu, X. H.; de Jong, P. J.; Nishino, S.; Mignot, E. *Cell* **1998**, *98*, 365–376.

17）Peyron, C.; Faraco, J.; Rogers, W.; Ripley, B.; Overeem, S.; Charnay, Y.; Nevsimalova, S.; Aldrich, M.; Reynolds, D.; Albin, R.; Li, R.; Hungs, M.; Pedrazzoli, M.; Padigaru, M.; Kucherlapati, M.; Fan, J.; Maki, R.; Lammers, G. J.; Bouras, C.; Kucherlapati, R.; Nishino, S.; Mignot, E. *Nat. Med.* **2000**, *6*, 991–997.

18）Thannickal, T. C.; Moore, R. Y.; Nienhuis, R.; Ramanathan, L.; Gulyani, S.; Aldrich, M.; Cornford, M.; Siegel, J. M. *Neuron* **2000**, *27*, 469–474.

19）Sakurai, T.; Nagata, R.; Yamanaka, A.; Kawamura, H.; Tsujino, N.; Muraki, Y.,Kageyama, H.; Kunita, S.; Takahashi, S.; Goto, K.; Koyama, Y.; Shioda, S.; Yanagisawa, M. *Neuron* **2005**, *46*, 297–308.

20）Shibahara, M.; Sakurai, T.; Nambu, T.; Takenouchi, T.; Iwaasa, H.; Egashira, S.I.; Ihara, M.; Goto, K. *Peptides* **1999**, *20*, 1169–1176.

21）Alvarez, C. E.; Sutcliffe, J. G. *Neurosci. Lett.* **2002**, *324*, 169–172.

22）Nilaweera, K. N.; Barrett, P.; Mercer, J. G.; Morgan, P. J. *Neuroscience* **2003**, *119*, 713–720.

23）Boss, C. *Exp. Opin.* **2014**, *24*, 1367–1381.

24）Hoever, P.; Dorffner, G.; Benes, H.; et al. *Clin. Pharmacol. Ther.* **2012**, *91*, 975–85.

25）Renzulli, C.; Nash, M.; Wright, M.; et al. *Drug Metab. Dispos.* **2011**, *39*, 215–27.

26）Winrow, C. J.; Gotter, A. L.; Cox, C. D.; et al. *Neuropharmacology* **2012**, *62*, 978–87.

27）Boss, C.; Roch-Brisbare, C.; Steiner, M. A.; Trieber, A.; Dietrich, H.; Jenck, F.; von Raumer, M.; Sifferlen, T.; Brotschi, C.; Heidmann, B.; Williams, J. T.; Aissaoui, H.; Siegrist, R.; Gatfield, J. *ChemMedChem* **2014**, *9*, 2486–2496.

28）Winrow, C. J.; Gotter, A. L.; Cox, C. D., Doran, S. M., Tannenbaum, P. L., Breslin, M. J.; et al. *J. Neurogenet.* **2011**, *25*, 52–61.

29）Sun, H.; Kennedy, W. P.; Wilbraham, D.; Lewis, N.; Calder, N.; Li, X.; et al. *Sleep* **2013**, *36*, 259–267.

30）Jacobsen, L. H.; Collander, G. E.; Hoyer, D. *Exp. Rev. Clin. Pharmacol.* **2014**, *7*, 711–730.

31）Winrow, C. J.; Renger, J. J. *Br. J. Pharmacol.* **2014**, *171*, 283–293.

32）Cox, C. D.; Breslin, M. J.; Whitman, D. B.; Schreier, J. D.; McGaughey, G. B.; Bogusky, M. J.; et al. *J. Med. Chem.* **2010**, *53*, 5320–5332.

33）Merck and Co. BELSOMRA®（suvorexant），US prescribing information. 2014. http://www.merck.com/product/usa/pi_circulars/b/belsomra/belsomra_pi.pdf

34）Herring, J. W. *Neurology* **2012**, *79*, 2265–2274.

35）Briefing Materials from Peripheral and Central Nervous System Advisory Committee 2013 Available at: http://www.fda.gov/downloads/AdvisoryCommittees/CommitteesMeetingMaterials/Drugs/PeripheralandCentralNervousSystem-DrugsAdvisoryCommittee/UCM352969.pdf （Accessed June 17, 2015).

36）Whitman, D. B.; Cox, C. D.; Breslin, M. J.; Brashear, K. M.; Schreier, J. D.; Bogusky, M. J.; Bednar, R. A.; Lemaire, W.; Bruno, J. G.; Hartman, G. D.; Reiss, D. R.; Harrell, C. M.; Kraus, R. L.; Li, Y.; Garson, S. L.; Doran, S. M.; Prueksaritanont, T.; Li, C.; Winrow, C. J.; Koblan, K. S.; Renger, J. J.; Coleman, P. J. *ChemMedChem* **2009**, *4*, 1069–1074.

37）Coleman, P. J.; Schreier, J. D.; McGaughey, G. B.; Bogusky, M. J.; Cox, C. D.; Hartman, G. D.; Ball, R. G.; Harrell, C. M.; Reiss, D. R.; Prueksaritanont, T.; Winrow, C. J.; Renger, J. J. *Bioorg. Med. Chem. Lett.* **2010**, *20*, 2311–2315.

38）Coleman, P. J.; Schreier, J. D.; Roecker, A. J.; Mercer, S. P.; McGaughey, G. B.; Cox, C. D.; Hartman, G. D.; Harrell, C. M.; Reiss, D. R.; Garson, S. L.; Anderson, W. B.; Prueksaritanont, T.; Winrow, C. J.; Renger, J. J. *Bioorg. Med. Chem. Lett.* **2010**, *20*, 4201–4205.

39）Baxter, C. A.; Cleator, E.; Brands, K. M. J.; Edwards, J. S.; Reamer, R. A.; Sheen, F. J.; Stewart, G. W.; Strotman, N. A.; Wallace, D. J. *Org. Process Res. Dev.* **2011**, *15*, 367–375.

40）Strotman, N. A.; Baxter, C. A.; Brands, K. M. J.; Cleator, E.; Krska, S. W.; Reamer, R. A.; Wallace, D. J.; Wright, T. J. *J. Am. Chem. Soc.* **2011**, *133*, 8362.

41）Mangion, I. K.; Sherry, B. D.; Yin, J.; Fleitz, F. J. *Org. Lett.* **2012**, *14*, 3458–3461.

42）Savile, C. K.; Janey, J. M.; Mundorff, E. C.; Moore, J. C.; Tam, S.; Jarvis, W. R.; Colbeck, J. C.; Krebber, A.; Fleitz, F. J.; Brands, J.; Devine, P. N.; Huisman, G. W.; Hughes, G. J. *Science* **2010**, *329*, 305.

43）Yin, J.; Mobarec, C.; Kolb, P.; Rosenbaum, D. M. *Nature* **2015**, *519*, 247–251.

ロルカセリン（Lorcaserin）

USAN：ロルカセリン
商品名：ベルビーク®
　　アリーナファーマシューティカルズ社
市販開始年：2012年

1　背　景

　肥満は世界中で，とくにアメリカでは主要な問題であり，しかもこのリスクの増大化傾向に対して効果的な解決策が存在しない．アメリカにおいては，人口のおよそ2/3が体重過多である一方，およそ1/3は肥満である．さらに，人口のおよそ11%はⅠ型もしくはⅡ型糖尿病である．この問題の最も重大な点は，その数が増大の一途をたどっていることである．たとえば，アメリカにおいて糖尿病に罹患している人口数は2050年までには2倍になることが予想されている[1]．これらの事実は，喫煙だけがより大きな死亡原因であるが，肥満も死亡原因の第二位であるという不安を引き起こす[2]．体重過多または肥満から派生するリスク要因は数多く存在し，糖尿病（Ⅱ型糖尿病の80%は肥満である），睡眠時無呼吸症候群（sleep apnea），身体の可動性（mobility），鬱症状，高血圧，血圧，および高コレステロール症が含まれる[1~3]．数多くの要因が肥満と密接に関係していることより，この増大する肥満の問題に対する解決策が明らかにより一層切望されている．個人の健康に加えて，肥満はアメリカの経済に対しても，少なからぬ影響を及ぼしている．全損失がおよそ1400億ドルと見積もられている一方，肥満による直接的な年間損失（annual cost）はおよそ700億ドルである[3]．過去において，これらへの解決策の大半はダイエットや運動のような生活スタイルの改善であったが，これらも多くの人びとが短時間のうちに元の生活スタイルに戻ってしまうので，長時間にわたっては効果的ではない[3]．

　効果的解決策への要望は，多くの医薬品の発見とそれらを入手可能とすることへとつながったが，安全性の問題で多くは不成功に終わっている．過去において，体重減少のおもな要因は甲状腺ホルモン（thyroid hormone）*1と考えられてきたが，大部分は不適切に治療処方されていた．ワイス社（Wyeth）により製造されたフェンテルミン塩酸塩（phentermine hydrochloride, **2**）が，1972年に体重減量のためとしてFDA（アメリカ食品医薬品局）に承認された．1973年には，ワイス社により製造されたフェンフルラミン塩酸塩（fenfluramine hydrochloride, **3**）が食欲抑制用とし

*1　甲状腺ホルモン：全身の細胞に作用し細胞代謝を上昇させるアミノ酸誘導体．甲状腺ホルモンとしてトリヨードチロニンとチロキシンの2種類の化合物が知られている．

てFDAに承認された．フェンフルラミンは，患者のセロトニンレベルを調整することで抗肥満薬として機能し，大量の食物を摂取せずとも患者が満足感を得ることができる．ロチェスター大学のグループがこれらの医薬品をあわせて用いることで顕著な体重減量の実現につながるまで，これらの化合物は大きな成功をおさめたわけではなかった．1997年に原発性肺高血圧症（primary pulmonary hypertension）に加えて逆流性心臓弁障害（regurgitant heart valve damage）の原因であることが見つかるまで，この2種類の医薬品の組合せはフェン-フェン（Fen-Phen）としてきわめて一般的であった．この事実を受けて，これらの医薬品はただちに市場から撤去された．1997年にFDAにより承認されたもう一つの一般的な医薬品であるシブトラミン（sibutramine, **4**）は，これまで100万回も処方されてきている．その作用メカニズムはフェン-フェンのそれと同様であり，セロトニンの調節とノルアドレナリン再取り込みの阻害である．その後，この医薬品もまたすでに市場から撤退している[2~4]．

フェンテルミン塩酸塩（**2**）　　フェンフルラミン塩酸塩（**3**）　　シブトラミン（**4**）

近年, この医学分野でいくつかの重要な展開がある．フェンテルミン/トピラマート（topiramate）の組合せ（合剤）が2012年に発売され，ナルトレキソン/ブプロピオン（naltrexone/bupropion）が，最近その心血管への安全性を確かめるための市販前試験（premarketing trial）にある．加えて，歴史上最も成功した体重減量医薬品であるフェンテルミンの新しい処方が，1959年に販売されたこの古い化合物のために開発された[3]．本章では，長期にわたる体重管理のために2012年にFDAにより承認された，第四番目の医薬品ロルカセリン（**1**）に焦点を当てる．

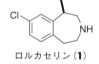

ロルカセリン（**1**）

フェンテルミン/トピラマート合剤がおよそ10%の平均体重減量を示すのに対し，ロルカセリン（**1**）はおよそ5%であることから，ロルカセリン（ベルビーク®）は体重減量のために最も効果的な薬剤ではない[3]．これらのほかの体重減量薬からロルカセリンを際立たせているものは，体重減量の量的なことではなく，その安全性と忍容性である．ほかの薬剤の多くにおいて, 潜在的に危険な副作用が存在する一方，ロルカセリンには頭痛，吐き気，めまい，疲労，口の乾き，便秘といった有害事象は別にして顕著に危険な副作用は認められておらず，これらの有害事象も軽い程度で迅速に回復するものであった．

ロルカセリンは，ボディーマス指数（body mass index：BMI）[*2]が$30\,kg/m^2$以上もしくは同等，または体重に関連した合併性併存症（comorbidity）を一つ以上もつ$27\,kg/m^2$の患者に対し，1日2回$10\,mg$の投与が承認されている．この医薬品は，ダイエットと運動の定期的な測定を含む生活スタイル改善プログラムと組み合わせることで，最も効果的である[5]．

＊2　ボディーマス指数(体容積指数)：肥満度を測定する指数で, 体重(kg)/身長(m)の二乗.

　ロルカセリンの正確なメカニズムは完全には解明されていないが，中枢セロトニン（central serotonin）サブタイプ 5-HT$_{2C}$ 受容体のアゴニストとして作用する．そこには14の受容体サブタイプが存在し，5-HT（5-ヒドロキシトリプタミン；セロトニン）受容体として分類されており，ロルカセリンは 5-HT$_2$ 受容体のアゴニストとして作用し，とくに 5-HT$_{2A}$ や 5-HT$_{2B}$ に対してよりも，5-HT$_{2C}$ に対する選択性を示す[3,6]．ほかの受容体が心臓弁に影響を及ぼすことが知られていることより，この選択性はロルカセリンの安全性を解く鍵である．活性化されたとき，5-HT$_{2C}$ 受容体は食物摂取の減退に関係する．ロルカセリンは患者の食欲を減退させることで，カロリー摂取を少なくしている．生活スタイルの変化と組み合わせることで，良好な結果をもたらす．臨床試験において，平均体重減はおよそ5.5kg であった．これはさほど大きな違いではないが，ロルカセリンは美容効果のために用いられているわけではない．美容目的で体重減量医薬品を使用するという対応は非現実的であり，受け入れ難い副作用を引き起こす．健康上多くの利益をもたらすことが証明されていることから，5～10% の緩やかな体重減が医学分野で一般的な認識となっている．この点が，ロルカセリンが価値ある体重減量薬としての理由である．ロルカセリンは健康上多くの恩恵を与える緩やかな体重の低下をもたらし，ほかの市販の体重減量用の医薬品と比べてその安全性と忍容性は非常に優れている．

2　薬理作用

　ロルカセリンは，セロトニン受容体 5-HT$_{2C}$ のアゴニストである．5-HT$_{2C}$ 受容体は 5-HT$_{2A/2B}$ 受容体よりも標的とされており，それは後者の阻害が心弁膜症（cardiac valvulopathy）と関連づけられているからである．そのため，ロルカセリンの 5-HT$_{2C}$ 受容体への結合効果を調べるため，超音波心臓検査（echocardiography）が用いられた．超音波心臓検査で心臓弁の異常な厚化がまったくなければ，薬剤は所望の標的に届いたことになる．多数の体重過多および肥満患者への無作為試験において，健康的なダイエットと規則的な運動とあわせて，10mg のロルカセリンが経口で1日2回患者に投与され[7,8]，その後ダイエットと運動のみのプラセボ投与群と比較された．12か月の治療後，ロルカセリン投与の患者は治療以前の体重から顕著な体重減量がみられた．加えて，さらなる12か月の連続したロルカセリン投与

表12.1　任意に選ばれた患者に対するロルカセリンとプラセボ（偽薬）の効果の比較 [a]

グループ	5% 以上の体重減の患者の%	10% 以上の体重減の患者の%
ロルカセリン(12か月使用)	47.2	22.6
プラセボ(12か月使用)	25.0	9.7
第二ロルカセリン(さらに12か月使用)	47.5	22.6
第二プラセボ(1年後ロルカセリン使用中止)	20.3	7.7

a) 数名の患者は2年間に及ぶロルカセリン治療を受け，他の患者は最初の1年間はロルカセリンをその後の1年間はプラセボに切り替えられた．最初からプラセボ投与の患者は，1年間のみ観察された．ロルカセリンの効果は，すべてに関してプラセボより顕著に高いものであった．

では，最初の1年間で治療を終了した場合に比べ，体重減量が継続しさらに効果的であることが示された（表12.1）.

3　構造活性相関

心臓疾患に結びつく危惧のない5-HT$_{2C}$受容体の発見は，種々の5-HT$_{2C}$受容体アゴニスト構造に存在するアリールエチルアミン構造を有する新規な化合物へのアプローチを選択することに，創薬化学者らを誘導した．たとえば，ノルフェンフルラミン（**5**）およびRo 60-0175（**6**）である.

ノルフェンフルラミン（**5**）　　Ro 60-0175（**6**）

しかし，二つの理由からアリールエチルアミン型化合物を二環性化合物へ変換することが必要であった．最初に環状にすることで多様なコンホメーションの可能性を回避でき，二番目として二環性化合物は5-HT$_{2C}$受容体により効果的にフィットすると予測された．フェニルエチルアミン（**7**）より出発し，Friedel-Crafts反応もしくはHeck反応により，**8**のような3-ベンザゼピン（3-benzazepine）の合成へ誘導した[9].

フェニルエチルアミン（**7**）　　3-ベンザゼピン（**8**）

3-ベンザゼピン環上の種々の置換基の組合せが検討され，5-HT$_{2A/2B}$受容体よりも5-HT$_{2C}$受容体との結合においてその効果が優位な分子が分類された．結合の選択性は，対数（log）単位で測定された.

7位もしくは8位を臭素，塩素，またはトリフルオロメチル基で置換した場合は，5-HT$_{2C}$受容体に対する活性が増大した一方，同じ位置をフッ素で置換すると活性は低下した．また9位をフッ素で置換した場合も活性は低下した．7位および8位をともに置換した場合も同様に活性は増大した．全般的に，すべての化合物が0.6～2.4 log単位の幅で，5-HT$_{2A/2B}$よりも5-HT$_{2C}$受容体に対する選択性を示した（表12.2）.

最も5-HT$_{2C}$選択的な化合物は**I**と**J1**であり，驚異的に高い選択性が明らかになった．臨床試験では，数種の化合物が5-HT$_{2C}$受容体に対して十分に作用するか，ラットを用いて試験された（表12.3）.

表12.2 数種の置換された化合物の一覧と，ベンジル位の立体化学(ラセミ体もしくは R, S-エナンチオマー)[a]

化合物	置換の位置	log 2 A / 2 C	2 B/2 C の log 値
A (R,S)	8-Cl	1.2	1.9
B (R,S)	8-CF₃	1.2	2.1
B 1 (R)	8-CF₃	1.2	1.8
B 2 (S)	8-CF₃	1.0	1.9
C (R,S)	8-Br	1.7	2.3
D (R,S)	7-Cl	0.8	1.3
E (R,S)	7,8-diCl	0.7	1.1
E 1 (R)	7,8-diCl	0.4	1.0
E 2 (S)	7,8-diCl	1.1	1.5
F (R,S)	7-Cl, 8-OMe	0.3	0.6
G (R,S)	8-Cl, 7-OMe	0.9	0.9
H (R,S)	8-Cl, 7-F	1.0	1.7
I (R,S)	8,9-diCl	1.4	2.3
J (R,S)	8-Cl, 9-F	1.6	2.1
J 1 (S)	8-Cl, 9-F	2.4	>3.4
K (R,S)	6,8-diCl	0.8	1.6
K 1 (R)	8-Cl, 7-OMe	1.4	1.7
K 2 (S)	8-Cl, 7-OMe	0.7	0.8

a) 右側二つのカラム：5-HT₂C 受容体の 5-HT₂B または 5-HT₂A 受容体との選択比，log 単位で表示．大きな log 値は，5-HT₂A もしくは 5-HT₂B よりも 5-HT₂C をより選択していることを示す．

大半の化合物が十分な投与量において，最低50% 食物摂取を阻害することができた．しかし，ラットに対する *in vitro* 試験が終了した後，食物摂取の薬剤依存的低下と体重減量を示した化合物は 8 位が塩素で置換された化合物 **A** であった．

表12.3 投与 2 時間後のラットの急性食物摂取で観測された 5-HT₂C 受容体阻害(%)[a]

化合物	12.5 μmol/kg	25 μmol/kg	50 μmol/kg	100 μmol/kg
A		52 ± 5	62 ± 6	81 ± 5
B 1	14 ± 5	22 ± 7	41 ± 8	
B 2	16 ± 7	18 ± 7	45 ± 7	
E		33 ± 8	44 ± 7	60 ± 6
E 1		16 ± 6	40 ± 7	66 ± 4
E 2		54 ± 5	58 ± 5	74 ± 6
F		38 ± 6	52 ± 6	71 ± 6
H		30 ± 6	41 ± 7	58 ± 7
I		19 ± 13	41 ± 14	69 ± 10

a) 表はどのくらいの量で服用したかの結果に基づいて分かれる．

4 薬物動態と薬物代謝

　ロルカセリン（ベルビーク®）（**1**）は，ヒトの場合でおよそ11時間の血漿内半減期をもっており，およそ75% が血漿タンパク質と結合している[10, 11]．この半減期は，ロルカセリン10mg を1日2回投与で済むようにしている．ロルカセリンは，食欲不振（hypophagia）を誘導するニューロンのプロオピオメラノコルチン（pro-opiomelanocortin）*3系の活性化剤である[12, 13]．この医薬品は，種々の肝臓内酵素経路で代謝され，その後種々の代謝物に変わる．おもな循環代謝物はロルカセリンスルファミン酸で，またおもな尿代謝産物は *N*-カルバモイルグルクロン酸である[14, 15]．

　動物薬学（animal pharmacology）と遺伝子実験をとおして，5-HT$_{2C}$受容体が飽満の重要な因子であること，そして体重減量の要因として作用する薬剤の標的であろうことが，研究者らによって決定された[9]．それ以降，ヒトに対する臨床試験の前にラット，とくにオスの Sprague-Dawley ラット*4に1日1回投与する研究で，薬物動態データが集められた（表12.4）．

＊3　プロオピオメラノコルチン：241個のアミノ酸残基からつくられているポリペプチドの前駆構造．

＊4　Sprague-Dawleyラット：実験試験用ラットを作製した2名の研究者の名前を冠したラットで，神経科学，加齢，催奇形性の研究，また発がん性，肥満，その他の基礎研究に，広く用いられている．

表12.4　Sprague-Dawley ラットへ投与されたロルカセリン（1〜3 mg/kg　皮下注射）の薬物動態の要約[16), a)]

治療	株	T_{max}(h)	C_{max}/ 投与量 (kg·ng/mL/ mg)	半減期(h)	AUC$_{0\sim\infty}$/ 投与量 (h·kg·ng/mL/ mg)	MRT$_{0\sim\infty}$, (h)
ロルカセリン（1 mg/kg）	Sprague-Dawley	0.55±0.27	232±94	3.5±1.1	541±156	0.11±0.63
ロルカセリン（3 mg/kg）	Sprague-Dawley	0.55±0.27	148±39	3.1±0.3	540±152	0.69±0.33

a) データは平均値 +/- 標準偏差（各投与量に関して5匹のラット）．

　このラットに対する試験から得られたデータに基づき，ロルカセリンはさらなる肥満治療の臨床実験のために選択された[9]．この研究は，ラットによる食物摂取後の体重の増加と減少の全体像を眺めることを目的とした．ラットにはどちらが最も適切かを調べるために，ロルカセリンを5 mg（静脈注射）もしくは10mg（経口）で投与した．この研究は，ラットが期間中いかに変化するかを調べるために28日間実施された[9]．

表12.5　オスの Sprague-Dawley ラットへ投与されたロルカセリンの薬物動態パラメータ[9), a)]

経路	投与量 (mg/kg)	$t_{1/2}$(h)	クリアランス 〔(L/h)/kg〕	V_{ss} (L/kg)	t_{max}(h)	C_{max} (μg/mL)	AUC$_{0\sim\infty}$ (h·μg/mL)	F(%)
静脈注射	5	3.1±0.9	6.1±1.1	18.0±3.8	—	—	0.8±0.2	—
経口	10	3.7±1.8	—	—	0.5±0.0	0.26±0.13	1.4±0.7	86±42

a) データは平均値 +/- 標準偏差（各投与量に関して4〜7匹のラット）．

　ヒトについては，ロルカセリンは1.5 〜2時間でピーク濃度レベル（C_{max}= 薬物投与後の最高血中濃度＝〜160nmol/L）に達した．ただ，食物を摂取した場合はピー

ク濃度[*5]に達するまで1～2時間遅れる[17, 18]. ラットで最初に試験をした際, ロルカセリンは0.5～1時間で最高濃度を達成した[16]. 10mgのロルカセリンを1日2回投与した場合は, 通常3～4日で定常状態濃度に達した[17]. ロルカセリンは, 緩やかにP450 2D6イソ酵素を阻害し, このことは患者のデキストロメトルファン(dextromethorphan)[*6]曝露が2倍増加したことで示唆された[10]. なお, 薬剤‒薬剤相互作用(drug-drug interaction:DDI)に関しては, これらの研究の実施が高価であることより幅広くは研究されていない(表12.5).

5 薬効と安全性

ロルカセリンは, 過剰な体重状態とされる肥満患者の体重減量のために一般に用いられる. 肥満状態にある多くの人々はⅡ型糖尿病に罹っているか, あるいはⅡ型糖尿病に向かっている. 肥満のさらなる結果として心臓血管関連疾患, がん, 脳卒中へのリスク増大が含まれる[9]. Ⅱ型糖尿病の患者の場合, 体重減量は糖尿病に罹患していない人びととの場合と比べてより困難である. そのために, これらの体重減量が大変困難であることが明らかにされた糖尿病患者への対応の進展はきわめて意味がある. ロルカセリンは, 選択的なセロトニン5-HT$_{2C}$受容体のアゴニストである. 5-HT$_{2C}$受容体の活性化は, 食物摂取量を減少することが示されている[12]. すなわち, ロルカセリンは食物摂取調節に役立っている[12, 13]. 選択的であるがゆえに, ロルカセリンは心臓弁疾患進行の原因である5-HT$_{2B}$受容体よりは, むしろ5-HT$_{2C}$受容体を標的にすることができる. この選択性がロルカセリンをより安全なものにしており, 1日10mgを2回投与することができる.

体重減量薬が出現した場合, FDAは医療行為が効果的となるように臨床試験の期間中, 満たされねばならない指針(ガイドライン)を設けている. すなわち, 薬剤投与群の体重減量のパーセンテージは最低5パーセントであること, またプラセボ(偽薬)群の体重減量のパーセンテージとは統計的に異なっていなければならないことである[10, 19]. 多くの臨床試験の期間中, 三つのグループが調査された. それらは, ロルカセリン10mgを1日4回投与されたグループ, 10mgを1日2回投与されたグループ, およびプラセボを1日2回投与されたグループである. この試験の結果, ロルカセリン10mgを1日2回投与したときに, プラセボ投与群や1日4回投与群よりも高いパーセンテージの体重減量が明らかにされた[12]. このことはロルカセリンの効果が, 投与量に大きく依存していることを示していた.

ロルカセリンに関する多くの第Ⅲ相臨床試験が, 4000人以上の18歳～65歳の肥満成人を対象に実施されている. 患者は10mgのロルカセリンを1日4回, 1日2回, もしくはプラセボを投与された. この薬物治療とあわせて, 対象者はダイエットと運動の実施を助言された. このダイエットと運動の実施を実行した患者は, より高い率で体重減量が認められ, 助言をすべて受け入れた患者については2年間10%以上の体重減量がみられた[12]. 得られたデータは, 1年間のみの参加でもロルカセリン投与群の50%近い患者が5%以上の体重減量をしていたことを示した[7]. また, プラセボ投与群と比較してロルカセリン投与群はウエスト(腰回り)サイズの減少,

*5 ピーク濃度:薬剤を繰り返し投与した場合血中の濃度は増減しながら徐々に上昇し, 最終的に一定の範囲内で増減を繰り返すようになる(定常状態). この定常状態における血中濃度の最高値を指す.

*6 デキストロメトルファン:鎮咳去痰薬で, 鎮静作用を示すモルフィナン系医薬品.

血圧低下それに総コレステロールの減少が観測された．ロルカセリン投与時の最も
よく見られる有害事象は，軽微もしくは中程度の頭痛，吐き気，めまいであり，こ
れらはロルカセリンを肥満治療用の安全な医薬品にしている[12]．

　これらの治験を通じて，研究者らはほかの異なる視点からロルカセリンの影響を
調べた．FDA の指示に従い，心臓弁膜症は追跡されねばならなかった．多重臨床
試験は，通常 5-HT$_{2B}$ 受容体が活性化を受けたときに生じる心臓弁膜症の発生をロ
ルカセリン投与は増加させないことを明らかにした[7, 12]．この試験はまた，ウエス
トとヒップの長さに関するロルカセリンの影響も調べた．そしていかなる場合にも，
両者に顕著な減少が確認された[20]．肥満からくるリスクの一つは，血圧と心拍数の
上昇である．これらの研究は，収縮期（systolic）および拡張（弛緩，diastolic）期の血
圧いずれもが低下することを示した一方，ロルカセリン投与群とプラセボ群の間に
は顕著な差がないこともわかった[20]．しかし，心拍数に関してはロルカセリン投与
群はプラセボ群に比べて，顕著に心拍数の減少を示した〔ロルカセリン投与群は 1
分当たり2.0±0.6鼓動（脈拍），プラセボ群は 1 分当たり0.5±0.6鼓動〕[20]．全体と
して，ロルカセリンは安全かつ効果的な医薬であるばかりでなく，より健康的な生
活スタイルと改善された生活の質をもたらすことがわかった．

6　合　成

6.1　分子内 Heck 反応によるアプローチ

　アリーナファーマシューテカルズ社（Arena Pharmaceuticals）のロルカセリン合
成は，3-ベンザゼピン類の合成から出発した．3-ベンザゼピン類の合成には，還
元的環化，分子内 Heck 反応[9, 21]，あるいは Friedel–Craft 反応[9, 21]のようないくつ

スキーム12.1　分子内 Heck 反応ルートによる探索合成

ものルートが存在する．出発物質として用いるさまざまに置換されたフェネチルアミン類の入手の容易さから，Heck 反応を経由するルートが有利である．この場合の環化のための中間体合成の容易さ，および温和な環化条件も望ましいものである[9]．Heck 反応経由によるロルカセリン合成がスキーム12.1に図示されている．

スキーム12.1に詳しく記されているように，分子内 Heck 反応アプローチは p-クロロフェネチルアミン（**9**）のトリフルオロアセトアミド保護体**10**より出発した．**10**のヨード化は，一塩化ヨウ素（iodine monochloride）もしくはより洗練された類似体ビス（ピリジン）ヨードニウム（I）テトラフルオロボレート（Barluenga 反応剤）のいずれかの方法で達成され，ヨウ素体**11**を与えた．ヨウ素体**11**を N-アリル化して**12**とした後，続く分子内 Heck 環化は 3-ベンザゼピン骨格を生成し，**13**を与えた．**13**の exo-オレフィンを水素化にて還元し**14**とした．**14**の脱保護は，**15**を 1：1 エナンチオマー混合物（ラセミ体）として与えた．**15**は(R)体がより優れた薬物プロファイルを示したので，キラル HPLC を用いて分離しエナンチオマー **1**が得られた．

6.2 Friedel-Crafts 反応によるアプローチ

スキーム12.2には，Friedel-Crafts 反応を経るロルカセリンの 3-ベンザゼピン骨格合成が具体的に図示されている．この Friedel-Crafts 反応は，フェネチルアミン芳香環部の選択的 ortho 位ヨード化が困難な場合に用いられた．Friedel-Crafts 反応ルートには二つの異なる経路がある．一つ目は，中間体α-クロロアミドの還元にて得られるα-クロロアミン誘導体を Friedel-Crafts 反応に用いるもので，もう一つの経路はα-クロロアミド誘導体を Friedel-Crafts 反応で環化した後にアミドカルボニルを還元するルートである．双方とも進行したが，α-クロロアミン誘導体の Friedel-Crafts 反応を経るルートを用いるほうが選ばれた[9,21]．

スキーム12.2に示すように，Friedel-Crafts アルキル化アプローチは，p-クロロフェネチルアミン（**9**）を塩化α-クロロプロピオニルで処理することから開始され

スキーム12.2 Friedel-Crafts 反応を経由するロルカセリンの合成

た．なお，分子内 Friedel-Crafts 反応は，2 通りで可能である．

　最初は，得られた**16**を Lewis 酸 AlCl₃ にて処理するとただちに七員環ラクタム**17**が得られ，このものは容易に還元されて 3-ベンザゼピン**15**が得られ，このエナンチオマー混合物（ラセミ体）はキラル HPLC にて分離され，**1** を与えた．

　二番目は，アミド**16**をまずボラン還元して第二級アミン**18**とし，このものを無水 AlCl₃ と処理して**15**を得るルートである．

6.3　プロセス合成

　驚くにはあたらないが，アリーナファーマシューテカルズ社ではプロセス合成として分子内 Friedel-Crafts アルキル化を選んだ[22～25]．分子内 Heck 戦略はうまくいくものにみえたが，細心の注意を払わねばならないものである．それに対して，Friedel-Crafts アルキル化は100年以上にわたり用いられており，とくに大量および工業的（商業的）スケールの場合，有機合成における信頼性に足る非常に有効な反応である．

　このプロセス合成は，市販の 2-（4-クロロフェニル）エタノール（**19**）から始まった．このものは，PBr₃ を用いて容易にブロモ化され**20**を与えた．アミノアルコール**21**による**20**の S$_N$2 置換反応はアミノ体を与え，続いて SOCl₂ を用いてα-クロロ化されて**18**が得られた．**18**の分子内 Friedel-Crafts アルキル化は最適化され，3-ベンザゼピン**15**を与えた．驚異的にも，この反応はほぼ500g スケールで実施され，まさに Friedel-Crafts 反応がいかに確固たる有効なものであるかの証明であった．得られたラセミ体は L-（+）-酒石酸を用いた古典的な方法で光学分割され，所望の(*R*)-異性体**22**が得られた．遊離アミン **1** は**22**を炭酸カリウム水溶液で処理することで得られ，ただちに酢酸エチルにて抽出され，その後塩化水素（ガス）にて処理して塩酸塩とされた．こうして医薬品有効成分（原薬）（active pharmaceutical

スキーム12.3　Friedel-Crafts 反応を経由するロルカセリンのプロセス合成

ingredient：API)であるロルカセリン塩酸塩水和物(**23**)が得られた(スキーム 12.3).

参考文献

1) Taylor, J.; Dietrich, E.; Powell, J. *Diabetes, Metab. Syndr. Obes.* **2013**, *6* , 209-216.

2) Li, J. J. Anti-obesity: Orlistat (Xenical), In *Contemporary Drug Synthesis*, Li, J. J.; Johnson, D. S., Eds., Wiley: Hoboken, 2004; pp 149-159.

3) Ryan, D.; Bray, G. *Curr. Hypertens. Rep.* **2013**, *15*, 182-189.

4) Higgins, G.; Sellers, E.; Fletcher, P. *Trends Pharm. Sci.* **2013**, *34*, 10.

5) Hoy, S. *Adis Drug Eval.* **2013**, *73*, 463-473

6) Higgins, G.; Silenikes, L.; Lau, W.; de Lannoy, I.; Lee, D.; Izhakova, J.; Coen, K.; Le, A.; Fletcher, P. *Psychopharmacol.* **2013**, *226*, 475-490.

7) Smith, S. R.; Weissman, N.J.; Anderson, C. M.; et al. *N. Engl. J. Med.* **2010**, *363*, 245-256.

8) Martin, C. K.; Redman, L. M.; Zhang, J.; et al. *J. Clin. Endocrinol. Metab.* **2011**, *96*, 837-845.

9) Smith, B. M.; Smith, J. M.; et al. *J. Med. Chem.* **2008**, *51*, 305-313.

10) Hurren, K; Berlie, H. *Am. J. Health-Syst. Pharm.* **2011**, *68*, 2029-2037.

11) "体重過多および肥満管理のための行動変容(behavioral modification：適応行動を増加させる治療法)とロルカセリン(BLOOM)：肥満患者へのロルカセリン塩酸塩使用の安全性と薬効評価のための, 104週間にわたる二重盲検, 無作為抽出, プラセボ対象試験. 臨床プロトコル APD356-009(修正03)". www.nejm.org/doi/suppl/10.1056/NEJMoa0909809/ suppl_file/nejmoa0909809_protocol. pdf.(Accessed October 15, 2013).

12) Fidler, M.; Sanchez, M.; Raether, B.; et al. *J. Clin. Endocrinol. Metab.* **2011**, *96*, 3067-3077.

13) Lam, D.; Przvdzial, M.; Ridley, S.; et al. *Endocrinology* **2008**, *149*, 1323-1328.

14) Hoy, S. M. *Drugs* **2013**, *73*, 463-473.

15) "Eisai Inc. BELVIQ (lorcaserin hydrochloride) tablets, for oral use." 2012. http://www. accessdata.fda.gov/drugsatfda_docs/label/2012/022529lbl.pdf.(Accessed October 15, 2013).

16) Higgins, G.; Silenieks, L.; Lau, W.; et al. *Psychopharmacology* **2013**, *226*: 475-490.

17) Smith, S.; Prosser, W.; Donahue, D.; et al. *Obesity* **2008**, *17*, 494-503.

18) Fleming, J.; McClendon, K.; Riche, D. *Ann. Pharmacother.* **2013**, *47*, 1007-1016.

19) Food and Drug Administration "Guidance for industry developing products for weight management." www.fda.gov/downloads/Drugs/GuidanceComplianceRegulatoryInformation/ Guidances/ucm071612.pdf.(Accessed October 15, 2013).

20) O'Neil, P.; Smith, S.; Weissman, N.; et al. *Obesity* **2012**, *20*, 1426-1436.

21) Smith, B. M.; Smith, J. M.; Tsai, J. H.; Schultz, J. A.; Gilson, C. A.; Estrada, S. A.; Chen, R. R.; Park, D. M.; Prieto, E. B.; Gallardo, C. S.; et al. *Bioorg. Med. Chem. Lett.* **2005**, *15*, 1467-1470.

22) Burbaum, B. W.; Gilson, C. A., III; Aytes, S.; Estrada, S. A.; Sengupta, D.; Smith, B.; Rey, M.; Weigl, U. (Arena Pharmaceuticals, Inc., USA), WO 2005-019179 (2005).

23) Weigl, U.; Porstmann, F.; Straessler, C.; Ulmer, L.; Koetz, U. WO Patent 2007/120517 A 2, (2007).

24) Wang, Y.; Serradell, N.; Bolos, J. *Drugs Future* **2007**, *32*, 766-770.

25) Ding, H. X.; Leverett, C. A.; Kyne, Jr., R. E.; Liu, K. K.-C.; Sakya, S. M.; Flick, A. C.; O'Donnell, C. J. *Bioorg. Med. Chem.* **2014**, *22*, 2005-2032.

Chapter 13 ● 多発性硬化症治療用の最初の経口投与薬

フィンゴリモド（Fingolimod）

USAN：フィンゴリモド
商品名：ジレニア®
ノバルティス社
市販開始年：2010年

1 背 景

　多発性硬化症(multiple sclerosis：MS)は，ニューロンの髄鞘形成不全(demyelination)*1と死滅および脳と脊髄(spinal cord)に見いだされる希突起神経膠細胞(オリゴデンドロサイト，oligodendrocyte)*2とによって特徴づけられる慢性かつ衰弱性の自己免疫障害(autoimmune disorder)である．世界中には250万人の多発性硬化症患者がおり，そのうち40万人がアメリカに住んでおり，毎週およそ200人が新たに多発性硬化症と診断されている．一般的に20代から40代が多発性硬化症と診断され，さらに女性よりも男性が少なくも２倍以上多く罹っている．この疾患の正確な病因は不明であるが，環境的および遺伝学的要素が関係している．興味深いことに，北緯37度以北の居住者に，より高いパーセンテージでこの疾患が見いだされている．多発性硬化症は寿命を縮める疾患ではないが，生活の質に著しく負の影響を与えている[1]．

　この疾患はその重大さ(深刻度)に応じて，四つのステージに分類される．大半の患者(85%)は，新しい症状の進行や以前の症状の悪化につながる数週間に及ぶ発病の継続を特徴とする再発寛解型多発性硬化症(relapsing-remitting MS：RRMS)であると診断される．いくつかの例は，視覚障害(RRMS の最初の徴候とされている)，麻痺，倦怠感，平衡感覚の失調，およびめまいである．寛解(小康状態，一時的に症状が軽くなる状態)の段階では，これらの症状は緩和されるか消失する．大半の薬剤は，疾患のこのステージを標的としている．未治療の患者のおよそ50% は，二次性進行型 MS(secondary progressive MS：SPMS)へ進む．このステージは，鬱症状や思考能力の悪化とあわせて，筋力の衰弱や硬化の進行を特徴としている．最近の医薬品一覧による治療もこの段階では難しいうえに，短い小康状態とともに症状が悪化していく．原発性(一次性)進行性多発性硬化症(primary progressive MS：PPMS)は，およそ10% の患者に及び，明白な再発も寛解も見られない定常的な病状の悪化により特徴づけられている．この段階に対する，治療の選択肢は限られている．進行型再発性多発性硬化症(progressive-relapsing MS：PRMS)は，こ

*1 髄鞘形成不全：軸索は冒されずに残り，髄鞘が脱落すること．

*2 希突起神経膠細胞：突起の少ない神経膠細胞で，中枢神経系内で髄鞘の形成や神経細胞の維持と栄養補給といった機能を示す．オリゴデンドログリア(oligodendroglia)細胞ともいう．

＊3　Th17細胞（T-helper 17 cell）：白血球の一種で，ヘルパー T 細胞のサブセットの一つ.

＊4　T 細胞：リンパ球の一種で，骨髄で産生された前駆細胞が胸腺で選択され分化したもの．その細胞表面に T 細胞受容体をもち，末梢血中のリンパ球の70〜80% を占める.

＊5　血液脳関門：血液と脳（脊髄を含む中枢神経系）の組織液間での物質交換を制限する機構.

＊6　髄鞘：脊椎動物のニューロンの軸索周りに存在し，絶縁体として働くリン脂質層.

の疾患の5% 以下の患者が対象となる稀な例である．この段階は PPMS に類似しており，寛解期間は存在せず病状は定常的に進行し，この PRMS の場合，周期的な（断続的な）再発がより深刻な症状へとつながっている.

多発性硬化症の一つの特徴は，脳内病変の出現であり，核磁気共鳴画像法（nuclear magnetic resonance imaging：MRI）を用いて測定することができる．とくに，多発性硬化症における白質病変（white matter lesion）は，中枢神経系（central nervous system：CNS）への免疫細胞の浸潤により引き起こされる．この疾患の深刻度と脳内および脊椎におけるこれらの病変の出現とその悪化を関係づける研究が，目下進行中である[2]．これらの病変は，Th17細胞[*3]，ヘルパー T（Th-1）細胞[*4]，および B 細胞を含む活性化された自己免疫細胞により引き起こされ，このうち B 細胞は血液脳関門（blood-brain barrier：BBB）[*5]を貫通し，軸索（axon），希突起神経膠細胞，髄鞘（myelin sheath）[*6]を攻撃して前述の症状を発現させる．この免疫活性化に対する根本的な原因は現在も不明である一方，続く免疫細胞の流動化，増殖は良く特徴づけられており，この段階を標的とした治療法は成功を修めている.

この疾患への最初の医療介入は免疫調節薬として知られており，本人による注射である．これらの治療には，四つのインターフェロン β 局所投与療法（interferon β therapy）と，グラチラマー酢酸塩（glatiramer acetate：GA）（商品名：コパキソン®，多発性硬化症治療に用いる免疫療法剤）の処方である．インターフェロン β（Ifnβ）は多面的なサイトカインであり複雑な作用メカニズムをもつが，炎症性サイトカイン（pro-inflammatory cytokine）の産生を減らし，抗原の発現を減少させ，免疫関連細胞の活性を抑制すると考えられている[3]．これらの治療の一つ，インターフェロン β 1 b は 2 日に 1 回 250μg/mL 投与量で注射される．この治療法が多発性硬化症の症状を緩和し，進行を遅くするために効果的であることを，いくつかの臨床試験が明らかにしている[4]．グラチラマー酢酸塩は，L–アラニン，L–リジン，L–グルタミン酸，および L–チロシンの混合物で構成される高分子製剤で，再発寛解型多発性硬化症（RRMS）の症状に対する治療に効果的であることが示された．このアミノ酸の組合せはミエリンの基本タンパク質を模倣しており，多発性硬化症疾患モデルとしての非臨床動物へ用いた際，自己免疫応答を誘導した．しかし，グラチラマー酢酸塩が MS 疾患モデルに対して免疫応答抑制として機能するという，反対の効果も観測された[5]．さらなる研究は，この高分子が炎症から抗炎症へと T 細胞の応答を変化させる働きがあることを示唆した．さらにグラチラマー酢酸塩は，実験的自己免疫性脳脊髄炎（experimental autoimmune encephalomyelitis：EAE）モデルを保護することが示され，多発性硬化症に対し今日広く用いられている治療法の開発が開始された．これら最前線の治療は，この疾患の病理と免疫系の活性とを関係づけ，多発性硬化症の病理学メカニズム研究のための基礎を提供した．これらの取組みから，さらなる免疫調節剤が見いだされ，それらのなかで最初の経口投与多発性硬化症医薬として，フィンゴリモド（fingolimod）が開発された.

フィンゴリモドは，根源的に *Isaria sinclairii* が産生するある種のカビ代謝産物から発見された．このカビの代謝産物のスクリーニングは，カビ *Trichoderma*

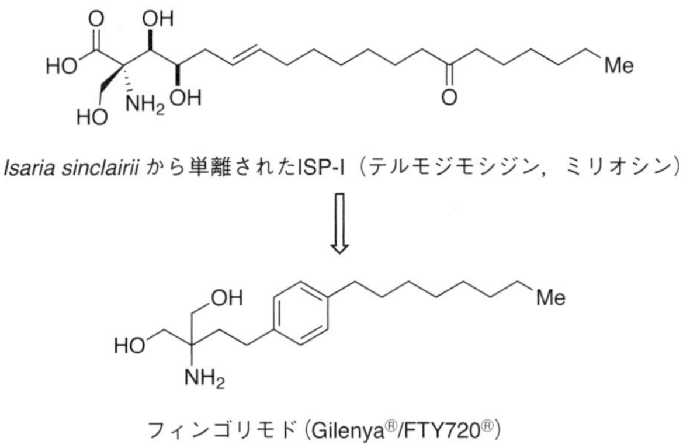

Isaria sinclairii から単離されたISP-I（テルモジモシジン，ミリオシン）

フィンゴリモド（Gilenya®/FTY720®）

図13.1　強力な免疫抑制剤 ISP-1 の単離同定と，その構造活性相関により導かれた多発性硬化症に対する最初の経口薬フィンゴリモドの発見

polysporum と *I. sinclairii* との類似性を基にしており，前者は強力な免疫抑制剤であるシクロスポリンを産生する．そこで免疫抑制活性をもつさらなる天然物が，*I.sinclairii* より生合成されることが仮定された[6]．この培養液より ISP-1 が単離され，このものは以前に *M.albomyces*（*M. sterilia*）から単離されたテルモジモシジン（thermozymocidin）としても知られていたミリオシン（myriocin）と同一と確認された．*In vitro* にて ISP-1 は，マウスの同種異系（allogeneic）混合リンパ球反応（mixed lymphocyte reaction：MLR）モデルのリンパ球増殖を阻害し，シクロスポリン A の 5～10倍強い免疫抑制活性が測定された．ISP-1 は，マウスモデルにおいて T-細胞依存型の抗体産生を強力に弱めた（図13.1）[6]．

2　構造活性相関

　ISP-1 に関する有望な属性（特性）は，マウスを用いた *in vitro* での同種異系混合リンパ球反応モデルに対する薬効に関する構造活性相関を検証するためにさらなる継続研究を促進した[7]．このモデルでは，マウスの脾臓細胞2株を用いた．一つはマイトマイシン C または致死的な X 線照射で不活性化されたもので，もう一つは未処理のものである．これらの細胞株を混ぜることは，リンパ球増殖を誘導する免疫応答（反応）の原因となる．この免疫応答を測定するために，トリチウムラベルされたチミジンをこの培地に加え，分裂細胞を取りだし，その結果新しい細胞の量を測定することができる．この研究において，免疫抑制物質は検出される放射能をより少なくし，より強力な免疫応答阻害剤は強力な IC_{50} 値をもつ．

　初期の構造活性相関研究は，ISP-1 の最少単位のファーマコフォア（pharmacophore）の特定に焦点が当てられた．ジオール部，アルケン部，そしてカルボニル基は活性に必要ではないことが観測された（図13.2）．続く長鎖の長さを変えた構造活性相関研究は，短い直鎖状アルカンも活性を保持し，ペンタデカン（炭素数15のアルカン）が活性のために最適の長さであることが明らかになった．興味あることに，ラットの皮膚同種移植モデルを用いた実験では，このモデルに対する

効果的投与量が用いた動物に対する忍容の範囲内で，これらのアルキル化合物は ISP-1 と比べより毒性が少なかった[7]．次に合成された化合物群は，側鎖部の全体の長さを一定にしたうえで，フェニル環（芳香族環）を導入することに焦点が当てられた[8]．フィンゴリモドが見いだされたのは，この一群の化合物のなかからである．アミノジオール炭素とフェニル基の間はエチレンスペーサー〔$(CH_2)_2-$〕であることが最も強力な活性であることが判明し，長期間にわたるマウスの皮膚同種移植モデル実験で免疫抑制と毒性を測定したところ，この化合物は ISP-1 の 3 倍の活性強度であった[8]．フィンゴリモドを用いたこれら一連の研究途上で，その作用メカニズムが細胞運動を阻害し，そしてアポトーシス[7]（プログラム化された細胞死）を引き起こす結果，自己免疫応答を弱めることによる成人 T 細胞の選択的な減少であることが見いだされた．

＊7　アポトーシス：多細胞生物の構成を維持する細胞死の一形態．個体本体をより良い状態に維持するために細胞自らにより調節，管理され，引き起こされる細胞の自死，すなわちプログラム管理された細胞死．

ISP-1

カルボン酸はアルコールに変換できる.
ジオール部,アルケン部,カルボニル基は活性に必要ではない.

R	MAM モデルIC$_{50}$ (nM)
$(CH_2)_7CH_3$	3700
$(CH_2)_9CH_3$	440
$(CH_2)_{11}CH_3$	270
$(CH_2)_{12}CH_3$	12
$(CH_2)_{13}CH_3$	5.9
$(CH_2)_{14}CH_3$	2.9
$(CH_2)_{15}CH_3$	10
$(CH_2)_{17}CH_3$	12
$(CH_2)_{19}CH_3$	190
$(CH_2)_{21}CH_3$	1600

m	n	MAM モデルIC$_{50}$ (nM)
1	9	70
2	8 フィンゴリモド	6.1
3	7	350
4	6	19
6	4	100
8	2	32
10	0	54

図13.2　フィンゴリモドの発見に至る ISP-1 の構造活性相関

3　薬 理 作 用

＊8　スフィンゴシン：2−アミノ−4−オクタデセン−1,3−ジオールのことであり，18個の炭素をもつ長鎖アミノアルコールで，一つの不飽和結合を含む．スフィンゴ脂質の主要部分を形成する．

＊9　セラミド：スフィンゴ脂質の一種であり，スフィンゴシンのアミノ基と脂肪酸がアミド結合した化合物群の総称．

　最初に，フィンゴリモドが構造的にスフィンゴシン（sphingosine）[8]に関連しているという事実は，フィンゴリモドの作用メカニズムの解読に対して，有益な方針を提供した．スフィンゴシンは，セラミダーゼが関与するセラミド[9]の N−脱アシル化にて代謝的に誘導され，一方セラミドは細胞膜のおもな構成成分であり，とくにアポトーシス促進物質（proapoptotic species）として細胞周期において重要な役

割を演じている．脱アシル化に続き，生成したスフィンゴシンをスフィンゴシンキ
ナーゼがリン酸化して，スフィンゴシン-1-リン酸エステル（sphingosine-1-
phosphate：S1P）を産生する．このスフィンゴシン-1-リン酸エステルは，生理学
的に活性である[9]．これらの情報は，フィンゴリモドのリン酸化が薬理学的に活
性な代謝物を与え，免疫抑制作用を発揮する駆動力になるという仮説を導いた（図
13.3）．この仮説を調べるために，リン酸化体の両エナンチオマーが合成され，
それらの5種類のS1P受容体に対するアゴニスト活性が調べられた[10]．その結果，
(S)-リン酸化誘導体が4種類のS1P受容体に対して高い活性を示した一方で，対
照的に(R)-エナンチオマーは実質的に弱い活性であった（図13.3）．さらに，脱リ
ン酸化されたフィンゴリモドは完全に不活性であった．これらの結果は，ラットや
ヒトに経口投与されたあと，炭素14標識されたフィンゴリモドの(S)-リン酸誘導
体のみが単離されたことでさらに確認された．

　S1P関連化合物の受容体の機能は広範に渡っており，ここでは詳しく解説するた
めに最近の総説について述べる[9]．その薬学的作用は，おもにS1P受容体サブタイ
プ1（S1P_1）をとおして駆動される．この受容体は，おもに免疫系，神経系，内皮，
および平滑筋細胞に見いだされ，脳，肺＝脾臓，心臓血管，腎臓の順に発現してい
る．S1P_1受容体は血管細胞，神経細胞の成長，および免疫細胞の細胞交通（生体内
を行き来すること）を調節していることが，ノックアウトマウスを用いた実験で示
唆されている．多発性硬化症を減衰させるメカニズムを示すのが，フィンゴリモド
の後者の役割である．S1P_1受容体のアゴニストであるにもかかわらず，フィンゴリ
モドはこれらの受容体の内在化の原因となり，アンタゴニスト効果にも結びつく．
このことは，リンパ節内皮障壁におけるリンパ球（リンパ細胞）の分離および蓄積の
原因となり，自己免疫応答（反応）を弱め，その結果，多発性硬化症の進行を遅らせ
る．興味深いことに，フィンゴリモドによる治療はCCケモカイン受容体7陽性
（CCR7+）セントラルメモリーT細胞（TCM），およびまだ抗原刺激を受けていない
T細胞を選択的に分離する[11]．これらのリンパ球は，T細胞の分化のシグナル強度
に従い，抗原による刺激に応答する．そして，セントラルメモリーT細胞（TCM）が，

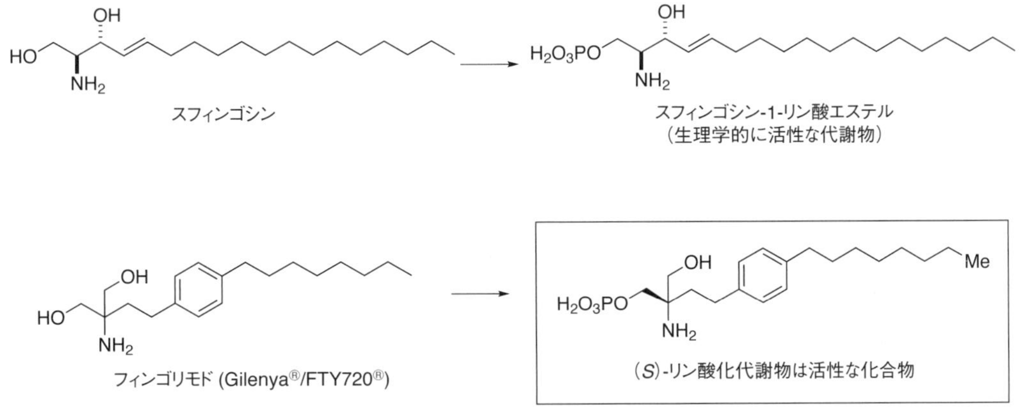

図13.3　スフィンゴシンと同様，フィンゴリモドは活性なリン酸化代謝物のプロドラッグ

多発性硬化症にかかわる自己免疫応答のおもな要因であるサブタイプかもしれないと考えられている.

4 ヒトでの薬物動態と薬物代謝

　ヒトでのフィンゴリモドの薬物動態に関して，フィンゴリモドおよび活性なそのリン酸化代謝物が最近詳細に論じられている[12]．それを要約すると，フィンゴリモドの1.25 mg 経口投与と2時間かけての1 mg の静脈注射後，健常なボランティアは明らかに93% の経口生物学的利用能（oral bioavailability）を示した（リン酸化類縁体への変換であるので絶対的なものではないが）．投与後12〜16時間後に，血中濃度が C_{max}（最高血中濃度）に達した．このことは，おそらく消化管（gastrointestinal tract：GI tract）を通過中の遅い吸収を示唆している．フィンゴリモドは大きな分

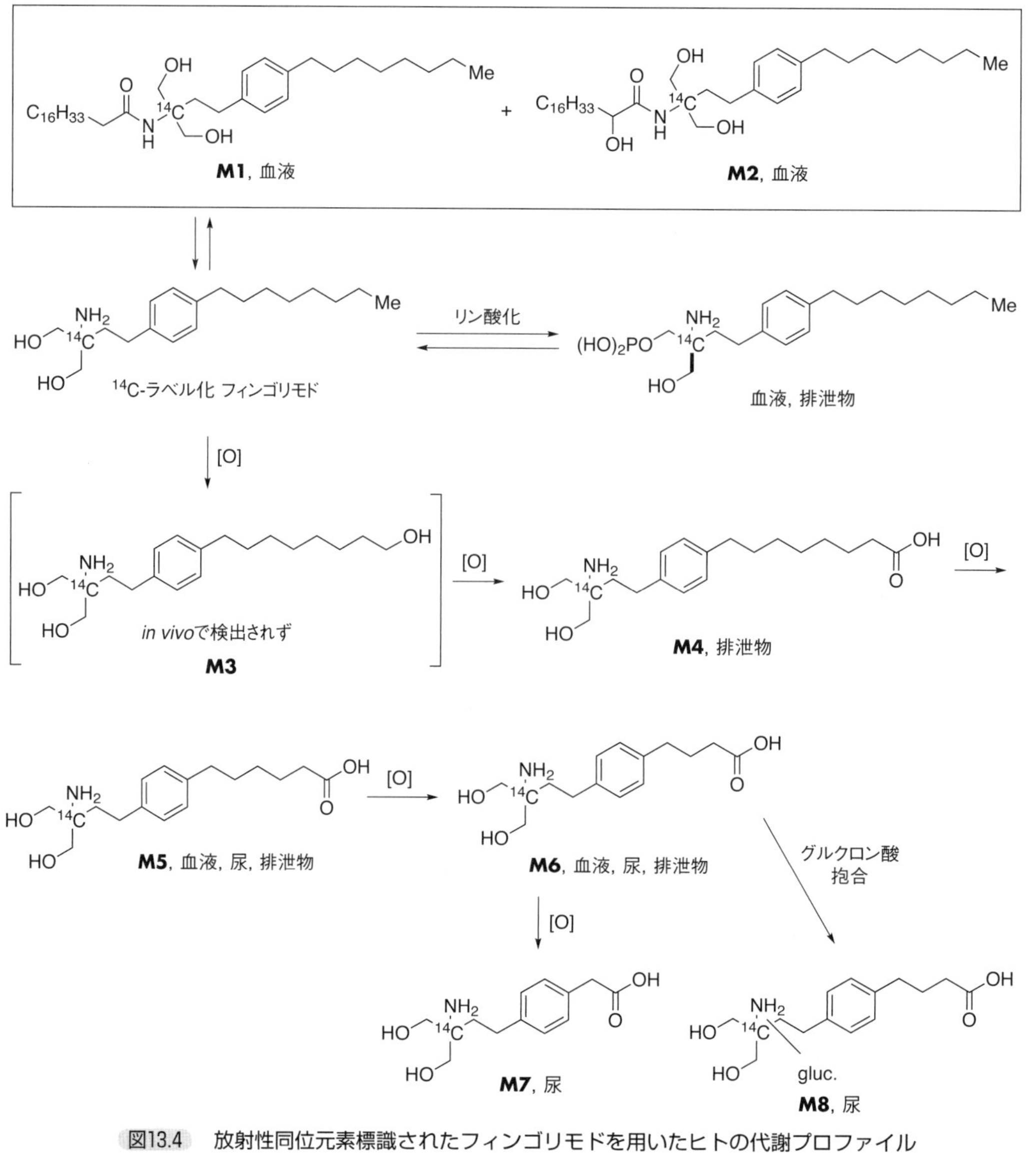

図13.4　放射性同位元素標識されたフィンゴリモドを用いたヒトの代謝プロファイル

布容積(1200〜1700 L)，および半減期が6〜9日であり少ない排泄量(6〜8 L/h)を示した．このことは，1日1回の投与処方および多数回投与による薬物蓄積に関係するリスクを避けるためへの処方上の注意に結びついている．フィンゴリモドは，高度にタンパク質と結合し(＞99.7%)，そして赤血球細胞中に広く分布する(86%)．最高値(ピーク)と全曝露量は，投与量の範囲内で投与量に比例し，食物効果は観測されなかった．低い個人差とあわせて，この特徴は有効投与量の幅に沿って，予測可能な全身曝露であることを示唆している．2回の単回投与試験が実施され，1.25 mg 投与はフィンゴリモドリン酸エステルがフィンゴリモドに比べてより短い最高血中濃度到達時間(T_{max})(6時間)と同様な C_{max}(1.6±0.32 ng/mL)をもつことを明らかにした．5 mg を用いたさらなる単回投与試験では，フィンゴリモドと比べ同等の T_{max}(12時間)と C_{max} を示した．ヒトの代謝は，炭素14標識されたフィンゴリモドを健常なボランティアを用いて測定された[13]．0〜816時間にわたってみられるおもな循環代謝物は，フィンゴリモド(23%)，フィンゴリモドリン酸エステル(10%)，ブタン酸酸化代謝物(8%)，およびセラミド代謝産物 **M1**(9%)と **M2**(7%)であった(図13.4)[14]．

活性フィンゴリモドリン酸エステルは，より少ないスフィンゴシンキナーゼ1の関与とともに，主としてスフィンゴシンキナーゼ2によるフィンゴリモドの可逆的リン酸化により産生される．脱リン酸化反応は，スフィンゴシン-1-ホスファターゼ(sphingosine-1-phosphatase：SPP1)の副次的関与もあるが，おもに脂質リン酸加水分解酵素であるLPP1a およびLPP3 によると考えられている．シトクロムP450類の寄与もわずかにあるが，酸化代謝物はおもにCYP4F によるフィンゴリモドの酸化の結果である．CYP4 のなかでもCYP4F2 のおもなる関与で，CYP43B の寄与は少ない[13]．このCYP の活性は，化学的および生化学的阻害剤を用いて確認された．生成される最初の代謝物は，側鎖ω位が水酸化された **M3** であり，そのものはさらなる酸化でいくつかの代謝物 **M4**〜**M8** へと変換され，その後，体外へ排出される(図13.4)．

5 薬効と安全性

フィンゴリモドの安全性と薬効は，再発寛解型多発性硬化症(RRMS)患者を対象とした2種類の多機関での第Ⅲ相試験によって最初に立証された[15]．Trial Assessing Injectable Interferon versus 0.5mg FTY720 Oral in RRMS (TRANSFORMS)と名づけられた1年間の試験は，年間再発率(annual relapse rate：ARR)および脳容積損失の核磁気共鳴画像法(MRI)評価，T1病変数(lesion count)，軸索死の測定(measure of axonal death)，1年後のT2病変数よりなる治療終了点(エンドポイント)について，第一選択の治療法であったインターフェロンβ1a の筋肉内への投与に比べ，毎日0.5mg のフィンゴリモドの経口投与はより良い薬効を示した[16]．この治験は1年間延長され(TRANSFORMS Ⅱとして)，それまでインターフェロンβ1a を処方された患者はフィンゴリモドに変えられ，そして毎月顕著な改善が見られた一方，フィンゴリモドを引き続きさらに1年間投与され

た患者は，薬剤変更群に比べさらに改善された年間再発率(ARR)と脳容積損失の核磁気共鳴画像法(MRI)評価を示した(表13.1). 二番目の第Ⅲ相試験は，FTY720 Research Evaluating Effects of Daily Oral Therapy in Multiple Sclerosis (FREEDOMS)とよばれ，二重盲検，プラセボ対照臨床試験であった[17]. 前述の TRANSFORMS と同様，フィンゴリモド投与群はプラセボ群と比べて年間再発率 (ARR)と障害の進行が顕著に減少し，この効果はこの疾患に関連した MRI 測定による脳容積衰退の終了点(エンドポイント)の改善によっても支持された. FREEDOMS Ⅱ は，FREEDOMS と TRANSFORMS が完了した後開始された追加試験であった[18]. FREEDOMS Ⅱ はフィンゴリモドの安全性と薬効をさらに評価するうえで，それまでの試験には含まれていなかった FDA よりの要望であるいくつかの測定への対応のために計画された. 結果として，それまでの試験と同様，ARR と MRI は改善されていた. しかし障害の進行には影響はなく，FREEDOMS Ⅱ 試験ではより高い率で治療中断があった(表13.1). 一般に，フィンゴリモドには迅速な薬効発現がみられ，投与量依存的にリンパ球減少が数時間以内に起こっている.

表13.1 フィンゴリモドで治療された多発性硬化症患者の臨床試験とその結果

試験	エンドポイント	フィンゴリモド, 1.25mg	フィンゴリモド, 0.5mg	対照
FREEDOMS	ARR	0.16 (N=429)	0.18 (N=425)	プラセボ, 0.40(N=418)
FREEDOMS Ⅱ	ARR	0.20 (N=370)	0.21 (N=358)	プラセボ, 0.40a(N=355)
TRANSFORMS	ARR	0.20 (N=420)	0.16 (N=429)	Ifn β 1a, 0.33(N=431)
TRANSFORMS 延長	ARR	0.20 (N=420)	0.18 (N=429)	Ifn β 1a, 0.22(N=431)

一般的に，フィンゴリモドの毎日0.5mg投与は良い忍容性を示し，安全性の結論はどの臨床試験でも一致していた[15, 17, 19]. 深刻な有害事象は，心臓にかかわるものと日和見感染(opportunistic infection)[*10]である. たとえば，少ない割合ではあるが心拍緩徐〔bradycardia, 正常範囲以下に脈拍(心拍)数が減少した状態〕および房室ブロック(atrioventricular blockage)が患者に発生し，強制的入院加療となる. これらの心臓に関係した事象は，薬剤の長期投与で忍容性がなくなった結果である. 軽微な有害事象としては，黄斑浮腫(macular edema)，腫瘍などの新生物 (neoplasma)，および強制呼気肺活量(forced expiratory volume in lung, 強制的に肺から吐きだされる呼気の量)の緩やかな減少である. これらの事象の大半は，治療の初期に発生し投与の中止で回復する.

*10 日和見感染：通常は感染症を引き起こさない病原体(弱い毒性の微生物や非病原微生物など)が原因で発症する感染症.

6 合 成

フィンゴリモドの合成は，これまで数多くの論文の対象とされており[8, 20~31]，いくつかの総説も公表されている[32~34]. 生物学的に活性な(S)-フィンゴリモドリン

酸エステルの合成も報告されている[10, 35〜37]．フィンゴリモドが導かれた天然物ミリオシンに比べると構造的により簡単である一方，フィンゴリモド合成には課題も残されている．公表されているフィンゴリモド合成で用いられたアプローチのいくつかに関し，その創造的な問題解決と合成ルート設計の多様性を次に特記する．

フィンゴリモドが見いだされた際の探索研究において，最初のリード化合物に存在した自由回転可能な結合数を減らす目的で，脂溶性側鎖部にフェニル基（芳香環）を導入した分子が探求された[8, 28]．酸塩化物とフェニルアルキル酢酸エステルとのFriedel-Crafts アシル化反応を用いて，種々のアルキル鎖長をもった類縁体が合成された．とくにフィンゴリモド合成に関して，酢酸エステル **1** の三塩化アルミニウム存在下での塩化オクタノイルを用いたアシル化で，ケトン **2** が得られた（スキーム13.1）．ついでトリフルオロ酢酸中でのトリエチルシランによるケトンの還元と，続くナトリウムメトキシドによる酢酸エステル部の加アルコール分解にて，アルコール体 **3** が得られた．アルコール体 **3** は対応するヨード体 **4** へ変換され，ついで **4** のアセトアミドマロン酸ジエチル（ **5** ）を用いたアルキル化は収率61% で進行し，アミノマロネート **6** を与えた．しかし，この工程では競合する脱離反応も観測され，さらに脱離生成物（スチレン型副生成物）を除くためにクロマトグラフィー操作が必要であった．得られたアミノマロネート **6** を水素化アルミニウムリチウムで還元し，得られたジオールはアセチル化されトリアセテート **7** が得ら

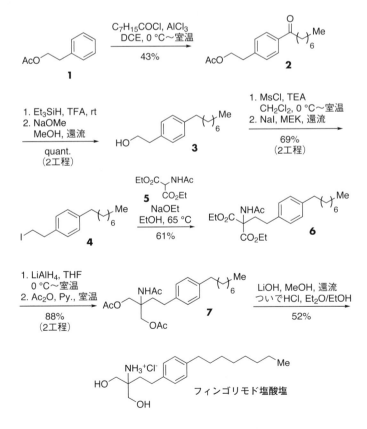

スキーム13.1 フィンゴリモドの探索合成ルート

スキーム13.2　フィンゴリモドのプロセス合成ルート

れた．トリアセテート **7** は最後から二番目の中間体であり，その単離と精製が課題であった．最終的には，アセチル基がメタノール中，水酸化リチウム水溶液で除去され，後処理のあと塩酸にてフィンゴリモド塩酸塩が結晶性固体として得られた．この合成は初期の構造活性相関研究用の種々の類縁体の合成ルートを提供したが，さらなる大量合成可能かつ高収率なアプローチが要望されていた．

　プロセス合成の特許[38]や藤田と共同研究者らによるその後の論文で，フィンゴリモドの改良，大量スケール合成が明らかにされた[27]．とくに，最初の合成を悩ませた競合するスチレン生成（脱離反応）の問題が解決された．この合成において，塩化オクタノイルと臭素化されたエチルベンゼン（**8**）との Friedel–Crafts アシル化は，ケトン体 **9** を与えた（スキーム13.2）．ケトン体 **9** のナトリウムエトキシドによる処理で，予期した生成物スチレン体（**10**）が得られた．この場合，スチレン体 **10** は Michael 反応受容体として機能し，**5** との反応でアミノマロネート型生成物 **11** を収率55%（2工程）で与えた．続くエタノール中での Pd/C を用いた **11** のケトン部の加水素分解で，ジエステル体 **6** が得られた．特筆すべきは，この簡便かつ大量スケール可能なルートは鍵中間体 **6** をわずか3工程，総収率41% で供給した．

　スチレン型副生成物の生成を回避する目的で設計されたもう一つの合成が，Durand と共同研究者らにより報告された（スキーム13.3）[26]．彼らの戦略は，α-ブロモケトン中間体 **13** を標的とし，このものは脱離反応を受けない．この目的に向けて，n-オクチルベンゼン（**12**）と塩化ブロモアセチルとの Friedel–Crafts アシル化は所望のα-ブロモケトン体 **13** を与えた．**13** とアセトアミドマロン酸ジエチル（**5**）ナトリウム塩とのアルキル化は，先端に極性基を導入した所望のケトン中間体 **14** を収率84% で与えた．ついで **14** のケトン部をトリエチルシランと四塩化チタニウムで還元し，共通前駆体となる **6** が結晶性固体で得られた．このアプローチ

における各中間体は固体として単離され，大量スケールにおいてもクロマトグラフィーが回避された．フィンゴリモドへのさらなる展開は，以前の報告を用いて2工程で達成された（スキーム13.1参照）．

スキーム13.3　中間体 **6** の合成の別法

　いくつかのグループにより採用されたアプローチの一つは，フィンゴリモド合成に安価なアミノトリオール，すなわちトリス（ヒドロキシメチル）アミノメタン**15**を利用するものであった[21〜25]．鍵となるカップリング工程に薗頭反応を用いた代表例を，スキーム13.4に示した．しかし，ほかのグループは一般的にオレフィン化戦術を用いている（たとえば，アルデヒド体**16**もしくは関連化合物への Wittig,

スキーム13.4　薗頭反応を経たフィンゴリモドの合成

Julia または Horner-Wadsworth-Emmons 反応）．このアルデヒド体のワンポット合成は，**15**の Boc 保護に続く三つの水酸基を区別するための2,2-ジメトキシプロパンによる処理で達成された．得られた化合物の第一級水酸基の Swern 酸化は，多くの合成で用いられている共通中間体であるアルデヒド**16**を与えた．このアルデヒドは，Bestmann と大平により報告されている条件に付され，その結果アルキン**17**が 2 工程84% 収率にて構築された．ついで，標準的な条件を用いた**17**と 1-ヨード-4-オクチルベンゼン（**18**）との薗頭反応により，脂溶性側鎖を導入した．得られた**19**の内部アルキンへの水素付加で，保護されたフィンゴリモド中間体**20**が得られた．Boc 基とアセトニド基との脱保護は，**20**をトリフルオロ酢酸と処理して 1 工程で達成された．この高度に効率的な合成は，フィンゴリモドを 6 工程，総収率64% で与えた．さらに，このルートはそれまでのアプローチと比べ，種々のアリール類縁体の迅速な合成になると指摘している．

　Oruganti と共同研究者らは，脂溶性中間体の単離とクロマトグラフィーを回避することを目的として，合成の初期に極性を導入するもう一つの戦略を開発した[20]．このルートは，比較的安価な極性をもつ出発物質であるアセトアミドマロン酸ジエチル **5** を用いて達成された（スキーム13.5）．最初のアルキル化におけるスチレンもしくは脱アセチル化された副生成物の生成を少なくするために，塩基と溶媒のスクリーニングが実施された．その結果，ジメチルスルホキシド（dimethyl sulfoxide：DMSO）中炭酸セシウムの存在下で臭素化されたエチルベンゼン **8** を用いたアルキル化はきれいに進行し，アミノマロネート**21**を収率75% にて与えた．大量スケール（200 g）での**21**のエステル部の還元には水素化ホウ素ナトリウムが効果的であることが判明し，ついで得られたジオールを無水酢酸にて処理してトリアセテート**22**が得られた．トリアセテート**22**の塩化オクタノイルを用いた位置選択的な Friedel-Crafts アシル化は，クロマトグラフィー精製を必要とせずにケトン体**23**を収率81% で与えた．**23**のデオキシ化は Pd/C を用いた加水素分解で達成され，

スキーム13.5　フィンゴリモド合成の別法

フィンゴリモド合成の共通前駆体 **7** をきわめて優れた収率で与えた． **7** のアセチ
ル保護基の酸加水分解は，固体としてフィンゴリモドを与え，そのものをエタノー
ルにて再結晶すると99%以上の純度でフィンゴリモド塩酸塩を与えた．

7 要　約

　フィンゴリモドの発見は，人類の疾患の治療のための天然物の重要性を際立たせ
ている．この場合，強力な免疫抑制剤シクロスポリンを産生するカビの代謝物プロ
ファイルを関連するカビと関連づけることで，天然物の単離を実行することに弾み
をつけ，ISP-1の発見につながった．ISP-1は，免疫不全のモデルに対して *in vivo*
で有望であることが明らかであった．さらに，ISP-1が構造的にS1Pに関連してい
るという洞察は，いくつかのシグナル伝達経路の下流事象の阻害が免疫抑制をもた
らすという発見につながった．そして創薬研究の成果は，活性をもった(*S*)-リン
酸化された化合物のプロドラッグとして発見された構造的に関連した類縁体として
フィンゴリモドに到達した．そしてこのフィンゴリモドは，最終的に多発性硬化症
治療のための最初の経口投与薬となった．構造的には単純ではあるが，これまでに
いくつかのグループがこのフィンゴリモドの大量スケール合成のための簡潔かつ効
率的な合成法を報告している．この標的化合物入手のために開発された簡潔な化学
とあわせて，多発性硬化症のRRMSステージの治療におけるその強力な薬効は，
この化合物を2017年までには売り上げが年間20億ドルを超えるとも見積もられる，
広く処方される医薬品に位置づけている．

参考文献

1） Compston, A.; Coles, A. *Lancet* **2008**, *372*, 1502.
2） Bakshi, R.; Neema, M.; Tauhid, S.; Healy, B. C.; Glanz, B. I.; Kim, G.; Miller, J.; Berkowitz, J. L.; Bove, R.; Houtchens, M. K.; Severson, C.; Stankiewicz, J. M.; Stazzone, L.; Chitnis, T.; Guttmann, C. R.; Weiner, H. L.; Ceccarelli, A. *Neuroreport* **2014**, *25*, 1156.
3） McKeage, K. *CNS Drugs* **2008**, *22*, 787.
4） Plosker, G. *CNS Drugs* **2011**, *25*, 67.
5） Aharoni, R. *J. Autoimmun.* **2014**, *54c*, 81.
6） Fujita, T.; Inoue, K.; Yamamoto, S.; Ikumoto, T.; Sasaki, S.; Toyama, R.; Chiba, K.; Hoshino, Y.; Okumoto, T. *J. Antibiot.* **1994**, *47*, 208.
7） Fujita, T.; Yoneta, M.; Hirose, R.; Sasaki, S.; Inoue, K.; Kiuchi, M.; Hirase, S.; Adachi, K.; Arita, M.; Chiba, K. *Bioorg. Med. Chem. Lett.* **1995**, *5*, 847.
8） Adachi, K.; Kohara, T.; Nakao, N.; Arita, M.; Chiba, K.; Mishina, T.; Sasaki, S.; Fujita, T. *Bioorg. Med. Chem. Lett.* **1995**, *5*, 853.
9） Rosen, H.; Germana, S. M.; Gonzalez-Cabrera, P. J.; Roberts, E. *Curr. Top. Microbiol. Immunol.* **2014**, *378*, 1.
10） Albert, R.; Hinterding, K.; Brinkmann, V.; Guerini, D.; Muller-Hartwieg, C.; Knecht, H.; Simeon, C.; Streiff, M.; Wagner, T.; Welzenbach, K.; Zecri, F.; Zollinger, M.; Cooke, N.; Francotte, E. *J. Med. Chem.* **2005**, *48*, 5373.
11） Brinkmann, V.; Billich, A.; Baumruker, T.; Heining, P.; Schmouder, R.; Francis, G.; Aradhye, S.; Burtin, P. *Nat. Rev. Drug Discov.* **2010**, *9*, 883.
12） David, O. J.; Kovarik, J. M.; Schmouder, R. L. *Clin. Pharmacokinet.* **2012**, *51*, 15.
13） Jin, Y.; Zollinger, M.; Borell, H.; Zimmerlin, A.; Patten, C. J. *Drug Metab. Dispos.* **2011**, *39*, 191.
14） Zollinger, M.; Gschwind, H.-P.; Jin, Y.; Sayer, C.; Zécri, F.; Hartmann, S. *Drug Metab. Dispos.* **2011**, *39*, 199.
15） Singer, B.; Ross, A. P.; Tobias, K. *Int. J. Clin. Pract.* **2011**, *65*, 887.
16） Cohen, J. A.; Barkhof, F.; Comi, G.; Izquierdo, G.; Khatri, B.; Montalban, X.; Pelletier, J.; Eckert,

B.; Haring, D. A.; Francis, G. *J. Neurol.* **2013**, *260*, 2023.

17) Kappos, L.; Radue, E. W.; O'Connor, P.; Polman, C.; Hohlfeld, R.; Calabresi, P.; Selmaj, K.; Agoropoulou, C.; Leyk, M.; Zhang-Auberson, L.; Burtin, P. *N. Engl. J. Med.* **2010**, *362*, 387.

18) Calabresi, P. A.; Radue, E.-W.; Goodin, D.; Jeffery, D.; Rammohan, K. W.; Reder, A. T.; Vollmer, T.; Agius, M. A.; Kappos, L.; Stites, T.; Li, B.; Cappiello, L.; von Rosenstiel, P.; Lublin, F. D. *Lancet Neurol.* **2014**, *13*, 545.

19) Cohen, J. A.; Barkhof, F.; Comi, G.; Hartung, H. P.; Khatri, B. O.; Montalban, X.; Pelletier, J.; Capra, R.; Gallo, P.; Izquierdo, G.; Tiel-Wilck, K.; de Vera, A.; Jin, J.; Stites, T.; Wu, S.; Aradhye, S.; Kappos, L.; Group, T. S. *N. Engl. J. Med.* **2010**, *362*, 402.

20) Kandagatla, B.; Prasada Raju, V. V. N. K. V.; Kumar, N. S.; Reddy, G. M.; Srinivas, K.; Iqbal, J.; Bandichhor, R.; Oruganti, S. *RSC Advances* **2013**, *3*, 9687.

21) Mei, T.-W.; Luo, Y.; Feng, X.-J.; Lu, W.; Yang, B. *Tetrahedron* **2013**, *69*, 2927.

22) Feng, X.; Mei, Y.; Luo, Y.; Lu, W. *Monatshefte für Chemie-Chemical Monthly* **2012**, *143*, 161.

23) Calzavara, J.; McNulty, J. *Tetrahedron Lett.* **2011**, *52*, 5672.

24) Balasubramaniam, S.; Annamalai, S.; Aidhen, I. S. *Synlett* **2007**, *2007*, 2841.

25) Kim, S.; Lee, H.; Lee, M.; Lee, T. *Synthesis* **2006**, *2006*, 753.

26) Durand, P.; Peralba, P.; Sierra, F.; Renaut, P. *Synthesis* **2000**, *2000*, 505.

27) Matsumoto, N.; Hirose, R.; Sasaki, S.; Fujita, T. *Chem. Pharm. Bull.* **2008**, *56*, 595.

28) Kiuchi, M.; Adachi, K.; Kohara, T.; Minoguchi, M.; Hanano, T.; Aoki, Y.; Mishina, T.; Arita, M.; Nakao, N.; Ohtsuki, M.; Hoshino, Y.; Teshima, K.; Chiba, K.; Sasaki, S.; Fujita, T. *J. Med. Chem.* **2000**, *43*, 2946.

29) Sugiyama, S.; Arai, S.; Kiriyama, M.; Ishii, K. *Chem. Pharm. Bull.* **2005**, *53*, 100.

30) Kalita, B.; Barua, N. C.; Bezbarua, M.; Bez, G. *Synlett* **2001**, *2001*, 1411.

31) Seidel, G.; Laurich, D.; Fürstner, A. *J. Org. Chem.* **2004**, *69*, 3950.

32) Strader, C. R.; Pearce, C. J.; Oberlies, N. H. *J. Nat. Prod.* **2011**, *74*, 900.

33) Liu, K. K. C.; Sakya, S. M.; O'Donnell, C. J.; Flick, A. C.; Ding, H. X. *Bioorg. Med. Chem.* **2012**, *20*, 1155.

34) Mulakayala, N.; Rao, P.; Iqbal, J.; Bandichhor, R.; Oruganti, S. *Eur. J. Med. Chem.* **2013**, *60*, 170.

35) Hikawa, H.; Hamada, M.; Uchida, Y.; Kikkawa, S.; Yokoyama, Y.; Azumaya, I. *Chem. Pharm. Bull.* **2014**, *62*, 1041.

36) Kiuchi, M.; Adachi, K.; Tomatsu, A.; Chino, M.; Takeda, S.; Tanaka, Y.; Maeda, Y.; Sato, N.; Mitsutomi, N.; Sugahara, K.; Chiba, K. *Bioorg. Med. Chem.* **2005**, *13*, 425.

37) Calabresi, P. A.; Radue, E. W.; Goodin, D.; Jeffery, D.; Rammohan, K. W.; Reder, A. T.; Vollmer, T.; Agius, M. A.; Kappos, L.; Stites, T.; Li, B.; Cappiello, L.; von Rosenstiel, P.; Lublin, F. D. *Lancet Neurol.* **2014**, *13*, 545.

38) Hirase, S.; Sasaki, S.; Yoneta, M.; Hirose, R.; Fujita, T.; Taito Co., Ltd, Japan; US20010008945A 1, **2001**.

ペランパネル(Perampanel)

USAN：ペランパネル
商品名：フィコンパ®
　　　エーザイ社
市販開始年：2012年

1　背　景

　世界中で6500万人近い人びとが，てんかん(epilepsy)*1をもちながら生活していると推定されている1). この状態に襲われた人への治療の第一選択は，発作(seizure)を制御する抗てんかん薬(antiepileptic drugs：AEDs)の使用である. 残念なことに，およそ30% の患者は抗てんかん薬に抵抗を示し(効果がなく)，4人に1人は最近市販されている抗てんかん薬による深刻な有害事象(adverse events：AEs)を経験している2, 3). このことは，重大な解決されていない医療への必要性を意味している.

　神経伝達物質(neurotransmitter, シナプスをとおして刺激を伝達する物質)であるグルタマート(グルタミン酸塩，グルタミン酸；2-アミノペンタン二酸)およびγ-アミノ酪酸(γ-aminobutyric acid：GABA)は，てんかんの病態生理学(pathophysiology)にかかわっている. 最近の多くの抗てんかん薬はナトリウムイオンチャネル，および(あるいは)GABA が介在する阻害を標的としているが，幅広い有害事象が明らかに示されており，それらの肝臓が仲介する代謝経路(または酸化還元酵素シトクロム P450 特異的に)に起因する薬剤−薬剤相互作用の潜在性を含んでいる. 新規な抗てんかん薬の探索に際し，発作の発生とその拡大のメカニズムに関する研究は，有力な標的としてグルタマート受容体の存在を一層示唆している.

　グルタマートは，グルタミン酸受容体に作用する興奮性神経伝達物質であり4)，グルタミン酸受容体は代謝型(metabotropic)mGluR, およびイオンチャネル型(ionotropic)iGluR の2種類より構成されている5). iGluR はさらにそれらの選択的アゴニストに従い分類されている. すなわちカイニン酸，N-メチル-D-アスパラギン酸(N-methyl-D-aspartate：NMDA)，およびα-アミノ-3-(5-メチル-3-オキソ-1,2-オキサゾル-4-イル)プロピオン酸〔α-amino-3-(5-methyl-3-oxo-1,2-oxazol-4-yl)propionic acid：AMPA〕*2である. mGluR と iGluR の発見とその特性化は，これらの受容体を選択的に阻害する新規な薬剤を見いだす地道な努力へつながった. 最近の研究は，てんかん発作の発生と拡大に重要な役割を担うことが示されているAMPA 受容体に焦点が当てられている6, 7). そして，NMDA 受容体アンタゴニス

*1　てんかん：脳細胞内での異常な神経活動により，発作を起こす神経疾患あるいは症状.

*2　AMPAの構造

ラセミ体

トに比べ，AMPA 受容体アンタゴニストはより良好な安全性プロファイルとともに，より幅広い活性スペクトルをもつものである[8]．

　これまでに数々の競合的あるいは非競合的 AMPA 受容体アンタゴニストが報告されている（図14.1）．最も初期の競合的アンタゴニストの一つは，NBQX（**2**）であり，齧歯動物（ラット，ウサギなど）モデルの発作に対して効果的であることが示されている．しかし，この化合物の溶解性の乏しさは，治療段階で腎臓に沈殿するという結果となった[9]．構造的に類似な誘導体（たとえば，ビカンパネル，ZK-200775，**3**）は溶解性の改善を示したが，血液脳関門（blood-brain barrier：BBB）通過性が低下した[10]．非競合的 AMPA 受容体アンタゴニストは，2,3-ベンゾジアゼピン型ケモタイプから見いだされた．これらのなかで，タラムパネル（talampanel，**4**）はてんかんと筋萎縮性側索硬化症（amyotrophic lateral sclerosis：ALS）[*3]の治療用として研究されている[11]．タラムパネルは，ALS のための治験においてエンドポイント[*4]に到達するには至らず，2010年の時点ではさらなる開発は行われていない[12]．

＊3　筋萎縮性側索硬化症：筋肉萎縮と筋力低下をもたらす神経変性疾患で，進行が速く，発症後 3 年から 5 年でおよそ半数が呼吸筋麻痺により死亡する．

＊4　エンドポイント：臨床試験において，薬物投与などの治療が有効か否かを見きわめるための事象あるいは結果．たとえば，生存率，症状の緩和，がん腫瘍の消失など．

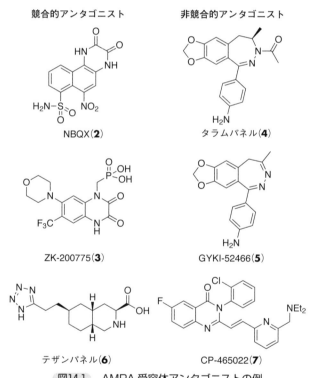

競合的アンタゴニスト　　　　非競合的アンタゴニスト

NBQX（**2**）　　　　タラムパネル（**4**）

ZK-200775（**3**）　　　　GYKI-52466（**5**）

テザンパネル（**6**）　　　　CP-465022（**7**）

図14.1　AMPA 受容体アンタゴニストの例

　ペランパネル（**1**）は，12歳以上のてんかん患者の部分発作（partial-onset seizure）の治療のための，新規な非競合的 AMPA 受容体アンタゴニストの代表例である．このものは，EMA（欧州医薬品庁）（2011年）と FDA（アメリカ食品医薬品局）（2012年10月）に上市が承認されている．本章では，ペランパネルの薬学的プロファイルと化学合成の詳細を述べる．

2　薬理作用

結合親和性と発作に対する効果を評価するために，ペランパネル（**1**）はそれぞれいくつかの *in vitro* および *in vivo* の薬理作用モデルで調べられた[13]．*In vitro* 研究においては，**1** は IC$_{50}$ 値が 93 nM で，投与量依存的に細胞内カルシウム（Ⅱ）イオンの増加を阻害した．対照的に，良く特性化されている非競合的 2,3-ベンゾジアゼピンである GYKI-52466（**5**）の IC$_{50}$ 値は 12.5 μM であった[14]．ペランパネルはまた，NMDA 受容体よりも AMPA 受容体に対して選択的であることも示された．ペランパネルは試験された最大濃度（30 μM）時においてのみ，NMDA により誘導されるカルシウムイオン増加を 18％ 阻害することが明らかにされた一方，非競合的 NMDA 受容体アンタゴニストである MK-801 は 1 μM でも 85％ 阻害を示した．Sprague-Dawley ラットの前脳を用いた体外での放射性同位体結合研究において，トリチウム標識されたペランパネルは B_{max}（最大結合値）3.2 ± 0.1 pM/mg とあわせて K_d（dissociation constant, 解離定数）59.8 ± 5.2 nM を示した．AMPA，グルタマート，あるいは競合的 AMPA 受容体アンタゴニストである NBQX（**2**）の存在下にその結合が測定された場合でも，いかなる効果も観測されなかったことから **1** の非競合的な相互作用が示唆された．

アメリカがん研究所（Institute of Cancer Research：ICR）で開発された発作モデルマウスを用いた *in vivo* 試験において，他の抗てんかん薬と比べ，ペランパネルは強い活性とともに幅広い活性スペクトルを示した（表14.1）．さらに，他の抗てんかん薬とともに投与した場合には相乗効果を示した．フェニトイン（phenytoin）（10 mg/kg）および少量のペランパネル（1 mg/kg）は個々では周波数 6 Hz のショックによる発作に対しては効果を示さなかったが，両者を一緒に投与するとほぼ完全にこれらの発作を阻害した．ペランパネルはまた，扁桃核キンドリング[*5]モデル（amygdala-kindling model）ラットに対して幅広い活性スペクトルを示した．ペランパネルは後発射誘発[*6]閾値（afterdischarge threshold）を増大し，てんかんの運動発作の持続（motor seizure duration），後発射持続（afterdischarge duration），および発作の重症度を顕著に減少し，その結果，二次発生的な焦点発作（focal seizure）[*7]を防ぐことが明らかにされた．

がん研究所（ICR）マウスおよび Sprague-Dawley ラットを用いた Rotarod テスト（齧歯類に対する運動学習測定；回転する棒の上にマウスなどの動物を乗せ，徐々に回転数を上げて，マウスが落下するまでの時間を計測する）が，運動協調性（手と手，足と手などの個別の運動を一緒に行うこと，motor coordination）に対する **1**

＊5　扁桃核キンドリング：キンドリングとは，脳の特定部位に痙攣を引き起こすまでには至らない弱い電気刺激を繰り返し流すと，数日後には脳波に発作波が生じ，痙攣発作が現れ，やがて全般発作になる現象．扁桃核キンドリングとは，扁桃核に電気刺激を与えることで，キンドリング現象を引き起こすこと．

＊6　後発射誘発：筋肉や神経などの組織で，電気刺激を止めたあともしばらく反復して活動電位が発生する現象のこと．

＊7　焦点発作：てんかんの症状のうち，意識障害はなく，あっても軽微なものである場合を指し，部分発作ともよばれる．

表14.1　誘導された発作に対するペランパネルの効果

薬	発作試験（ED$_{50}$, mg/kg, 経口投与）			
	MES[a]	聴性発作	PTZ[b]	6 Hz（32 mA）
カルバマゼピン	21	6.1	>100	50
バルプロ酸ナトリウム	460	160	350	394
ペランパネル（**1**）	1.6	0.47	0.94	2.1

a) MES：最大電気ショック，b) PTZ：ペンチレンテトラゾール．

の効果を確立するために用いられた．化合物 **1** は，マウスには1.8mg/kgおよびラットには9.14mg/kgで減少効果を示した．この抗てんかん効果に必要な濃度近辺での齧歯目動物への Rotarod テストにおける運動機能障害は，ペランパネルの狭い治療濃度域を示唆した（表14.1）．しかし，歴史的に抗てんかん薬は非臨床発作モデルや臨床試験結果から幅広いバリエーションを示しており，そのことが予測を困難にしている．とくに，バルプロ酸塩（valproate, 抗てんかん薬の一つ）は **1** と同様に狭い非臨床治療濃度域を示しているが，臨床的には中枢神経系への効果はないことが明らかにされている一方[15, 16]，ガバペンチン（gabapentin, 抗てんかん薬の一つ）は完全に逆の傾向をもち[17, 18]，きわめて広い非臨床治療限界にもかかわらず，鬱病状の副作用を示した．そのため，臨床治療係数（clinical therapeutic index）は非臨床研究からは確実に推測することはできないと思われる．

3　構造活性相関

　非競合的 AMPA 受容体アンタゴニストである1,3,5-トリアリール-1H-ピリジン-2-オン類はエーザイ筑波研究所の研究者らにより見いだされた[19]．この研究チームは彼らがもつ化合物ライブラリーをプロファイルするために，二つの別々のハイスループットスクリーニング（high-throughput screening：HTS）アッセイを実施した．最初のアッセイ系は，ラットの皮質ニューロン AMPA に誘導される細胞死に関するアッセイであり，このアッセイ系は AMPA 受容体アンタゴニスト活性をもつ化合物を特定することを可能とした．一方，二番目のアッセイであるトリチウム化された AMPA との結合アッセイは，競合的な AMPA 受容体アンタゴニストを検出し，また除外することを可能にした．阻害活性を決定するため，そして擬陽性（false positive）を排除するために，ヒット化合物はその後 AMPA で誘導されるカルシウム（II）イオン流入アッセイでスクリーニングされた．この作業から，構造活性相関を構築するための出発物質として，市販の2,4-ジフェニル-4H-[1,3,4]-オキサジアジン-5-オン（**8**）が選ばれた．

　このプログラムの初期にエーザイの研究者らは，活性の強さの調節と薬物動態を得るために，**8** について二つのおもな構造修飾を実施した．研究チームは最初に化合物の sp^{2}性を減じるために，**8** の二つのフェノール部のいずれかを脂肪族置換基に置き換えることを試みた．これらの修飾が劇的な活性低下をもたらしたことで，共役芳香環部が必須であることが明らかになった．化学および代謝安定性の改善を意図し，オキサジアジン骨格周辺にほかの修飾が試みられた．オキサジアジン **8**

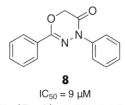

8
IC$_{50}$ = 9 μM
CL$_{int}$（ラット）= 0.476μL/min/mg
CL$_{int}$（ヒト）= 0.305 μL/min/mg
CL$_{int}$（固有クリアランス）

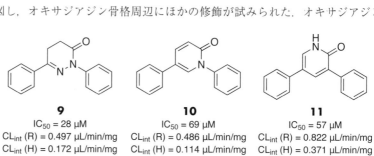

9
IC$_{50}$ = 28 μM
CL$_{int}$ (R) = 0.497 μL/min/mg
CL$_{int}$ (H) = 0.172 μL/min/mg
R =ラット，H=ヒト．

10
IC$_{50}$ = 69 μM
CL$_{int}$ (R) = 0.486 μL/min/mg
CL$_{int}$ (H) = 0.114 μL/min/mg

11
IC$_{50}$ = 57 μM
CL$_{int}$ (R) = 0.822 μL/min/mg
CL$_{int}$ (H) = 0.371 μL/min/mg

表14.2 1,3,5-トリアリールピリドンシリーズの構造活性相関

エントリー	化合物	R₁	R₂	R₃	IC₅₀(μM)[a]
1	12				1.08
2	13				0.32
3	14				0.44
4	15				0.40
5	16				1.45
6	17				0.18
7	1				0.06
8	18				0.20
9	19				0.33
10	20				0.10
11	21				0.37
12	22				7.26

a) すべての値は3回の測定の平均値.

をジアジノン9とピリジノン10および11へと置き換えた結果，活性が低下した類縁体となったが，代謝安定性は改善された．研究グループは，ピリジノン11が10よりも活性が優れている一方で排出に問題があったことから，11に存在する水素結合供与部が代謝に寄与していることが推測された．このNH部の水素原子をもう一つのフェニル基でキャップする（置換する）と1,3,5-トリアリールピリジノン12を与え，このものは活性の改善と良好な代謝安定性〔CL_{int}（ラット）=0.052μL/min/mg; CL_{int}（ヒト）=0.045μL/min/mg；CL_{int}= 固有クリアランス〕を示した（表14.2，エントリー1）．この化合物群はさらに最適化された．

　エーザイの研究者らは，ピリジノン**12**に関する徹底した構造活性相関研究を始めた．最初の段階は，脂溶性（C$\log P$）を減らすことと塩基性を増大させることを試み，一つあるいは二つのフェニル基がピリジンに置き換えられた．表14.2のエントリー２と３にみられるように，この単純な修飾によりサブミクロモル（ミクロモル以下）オーダーの活性に達した．ついで，研究者らは *in vitro* 活性に及ぼすカルボニル基の立体的かつ電子的効果を検証した．さらなる構造活性相関研究（表14.2のエントリー４〜12）は，R$_2$位の芳香環に関して o-シアノフェニル基が最も有効であり，このことは中心骨格とR$_2$位のフェニル置換基の二面角によるもの考えられた．最後に N-アリール置換基（R$_3$位）に関する構造活性相関の結果，当初の置換基である無置換フェニル基（ベンゼン環）が最良の薬効を与えた．

4　薬物動態と薬物代謝

　1 のラット，イヌ，およびサルの血漿内半減期はそれぞれ1.67，5.34，および7.55時間である[12]．そのうちおよそ95％がタンパク質に結合し，ラット，イヌ，およびサルではそれぞれ46％，54％および75％の生物学的利用能である．代謝の第一次ルートは，連続する CYP3A4 酸化とグルクロン酸への変換である．

　ヒトの場合，ペランパネルは迅速かつほぼ完全に吸収され，およそ１時間で C_{max}（最高血中濃度）に達する[20]．この化合物 **1** は容易に血液脳関門を通過し，P-糖タンパク質の基質，あるいは乳がん耐性タンパク質（breast cancer resistance protein：BCRP）のような既知のほかのいかなる膜トランスポーターの基質でもない[18]．ヒトにおいてペランパネルは，血漿内半減期53〜163時間であるが，CYP3A4 誘導剤であるカルバマゼピン（carbamazepine）を投与されている患者の場合，25時間に短縮される[9, 21]．排泄はおもに大便中（70％）であるが，酸化および共役化された代謝物の混合物として尿（30％）からも排泄される[22]．

　ペランパネルは CYP2C8 およびウリジン5′-ジホスホグルクロノシルトランスフェラーゼ 1-9（uridine 5′-diphosphoglucuronosyltransferase 1-9：UGT1A9）の弱い阻害剤である．CYP2B6 および CYP3A4/5 の弱い導入を示す[23]．カルバマゼピン，フェニトイン（ジランチン®），およびオキカルバゼピンのような CYP3A 誘導作用をもつ抗てんかん剤と一緒に処方した場合，ペランパネルの血漿内レベルは減少する．強力な CYP3A 誘導剤である St. John's wort（セイヨウオトギリ草；その抽出液は鬱病や不安障害に対して処方される場合がある）およびリファンピンとともに使用することは避けられるべきである．高投与量のペランパネルの場合には，レボノルゲストレル（levonorgestrel）[24]を含む避妊薬の曝露レベルを減少させることが示された．これは **1** が経口避妊薬（ピル）中のプロゲステロンの代謝を加速させることができるからである．

5　薬効と安全性

　ペランパネル（**1**）は，AMPA 受容体の選択的かつ強力な非競合アンタゴニストであり，難治性てんかんの部分発作（refractory partial-onset seizure）に有効なこ

とが見いだされている．通常は夜間睡眠前に1日1回経口で投与される．最少有効
投与量は4 mgであるが，8 mgあるいは12mg投与が最も有効である．この医薬
品は最初に「フィコンパ®」の商標名での市販がEMAにより承認された．ついで，
ペランパネルはてんかんの部分発作抑制のためにアメリカで承認された．

　初期の安全性および薬物動態を評価するために，2種類の第I相臨床試験が以下
のように開始された．健常人男性被験者(18～45歳)へのペランパネルの毎日単回お
よび複数回投与の2種類である[25]．両試験とも，無作為抽出による二重盲検，プラ
セボ対照によって実施された．この医薬品は迅速に吸収され，またゆっくり排泄さ
れ，複数回投与の場合14日目に定常状態が達成された．有害事象(AEs)は，軽微か
ら中程度のめまいや疲労であり，最も一般的には眠気であった．

　無作為抽出，二重盲検，プラセボ対照による2種類の第II相臨床試験が，1種類
もしくはそれ以上の抗てんかん薬を使用している部分発作の患者へ実施された．両
試験は，まず1 mg/日からスタートし最大4 mg/日まで投与量を増加させるもの
と，もう一方は2 mg/日からスタートし最大12mg/日まで増加させるものであっ
た[26]．ペランパネルはすべての投与量において安全であった．有害事象(AEs)には，
めまい，眠気，歩行障害(gait disturbance)や平衡感覚不全(balance disorder)が
28%のプラセボ被験者に，および33%のペランパネル被験者に観測された．

　第III相試験(EXPLORE)は，第II相試験と類似な方法で1種類もしくはそれ以上
の抗てんかん薬を使用しているおよそ1500名の部分発作患者へ実施された(無作為
抽出，二重盲検，プラセボ対照)(表14.3)．最初の2種類の試験(304と305)は，ペ
ランパネル投与量を8 mg/日と12 mg/日へ増加させるもので，薬効と忍容性が評
価された[27, 28]．三番目の試験(306)は，2 mg，4 mg，8 mg投与で評価された[29]．
これら3種類の試験データの解析は，ペランパネル投与量が4, 8または12mg/日，
投与の場合，28日間の平均発作頻度が23～29%減少した一方，プラセボ群は13%
であった．奏功率(responder rate, 発作頻度の減少)もまた，ペランパネル(29～
35%)の場合はプラセボ(19%)よりも高かった．2 mg/日投与の場合は，プラセボ
と比べて統計的に顕著な差は示されなかった．

表14.3　第III相臨床試験の結果[a]

試験名	投与量(mg/日)	試験完了者数(全登録者数)	28日間での発作頻度変化(減少)の平均値(%)	50%奏功率
304	PL	106(121)	21.0	26.4
	8	114(133)	26.3	37.6
	12	100(134)	34.5	36.1
305	PL	120(136)	9.7	14.7
	8	108(129)	30.5	33.3
	12	93(121)	17.6	33.9
306	PL	166(185)	10.7	17.9
	2	154(180)	13.6	20.6
	4	158(172)	23.3	28.5
	8	145(169)	30.8	39.4

a) プラセボ(PL)とペランパネルは，抗てんかん薬とともに投与．

　　２種類の非盲検延長投与試験（open-label extension：OLE）が実施された[30, 31]．第Ⅱa相試験終了後の138名の患者を含む最初の試験では，およそ４年後にも患者の38.4%がペランパネルを用いており，平均116週の期間後も発作頻度の減少が維持された（～31%）．第Ⅲ相試験終了後の1218名の患者への二番目の試験でも，発作頻度の減少が維持された．

　　すべての場合において報告された最も一般的な有害事象は，頭痛，めまい，および眠気であり，投与量に関連して現れた．なお，３～６%（プラセボ），３%（４mg/日），７～９%（８mg/日），および18～19%（12mg/日）の範囲の治療中止率であった[32, 33]．ボランティアは実験室での数値や心臓血管パラメータ（たとえば，肝臓にかかわる酵素 ALT，血圧や心電図）に対して変化を示さず，このことは肝臓や心臓との合併症がないことを示していた．有害事象についても深刻なものはなく，軽微（患者の89.7%）もしくは緩やかなもの（患者の8.7%）であった．

6　合　成

　　ペランパネルの化学構造は，種々のアリール-アリールカップリング戦略に適している[19, 34, 35]．６～７工程でペランパネルを得るために，複数回の鈴木-宮浦ビアリールカップリングもしくはStille と鈴木カップリングの組合せを用いる数々のルートが特許文献に見いだされている．採用されたルートによって，総収率は通常６～23%にわたっている．最近，リサーチトライアングルインステチュート社（Research Triangle Institute）は，総収率20%でペランパネルを与える，いまだ最適化されていないルートを報告した[36]．

　　ある工業スケール（100kg以上）において，ペランパネルはリニアーな６工程，総

スキーム14.1　ペランパネルの工業スケールでの合成ルート

収率24% で合成された[37, 38]．2-メトキシピリジン**23**の酢酸エチル溶液へ臭素を加えたところ，容易に5-ブロモ-2-メトキシピリジン**24**を収率86% で与えた(スキーム14.1)．初期の合成ルートにみられるビアリールカップリング反応に対して，ブロミド**24**の金属–ハロゲン交換，続く2-(フェニルスルホニル)ピリジンの添加を経由して5-ピリジル部分が導入された．得られた**25**の酸加水分解はピリジノン**26**を与え，このものの銅触媒による N-アリールカップリングが進行し，ピリジノン**27**を収率83% で与えた．**27**の NBS(N-bromosuccinimide, N-ブロモコハク酸イミド)によるブロモ化は問題なく進行し，ブロモピリジノン**28**を与え，最後に**28**をボロン酸エステル**29**とカップリングさせ，ペランパネル(**1**)が得られた．

　探索合成ルートは，工業スケール合成と少し異なっていた．ブロモピリジン**24**から金属–ハロゲン交換，続く生じたアニオンの $B(OCH_3)_3$ による捕捉により，ボロン酸**30**が収率88% にて得られた．**30**の2-ブロモピリジン**31**との鈴木カップリングは共通中間体**25**を与えた(スキーム14.2)．

スキーム14.2　中間体**25**合成の別法

　要約すると，ペランパネル(**1**)は12歳以上の患者の難治性部分発作の治療のためにFDA より承認された，選択的非競合 AMPA 受容体アンタゴニストである．この医薬品は，抗てんかん剤を処方されているが依然として発作を起こしている患者に対する追加療法として，最近処方されている．ペランパネルは安全かつ発作減少に効果的であることより，この病に対する現代の標準的治療への補強として医師や患者に歓迎されている．

参 考 文 献

1) Thurman, D. J.; Beghi, E.; Begley, C. E.; Berg, A. T.; Buchhalter, J. R.; Ding, D.; Hesdorffer, D. C.; Hauser, W. A.; Kazis, L.; Kobau, R.; Kroner, B.; Labiner, D.; Liow, K.; Logroscino, G.; Medina, M. T.; Newton, C. R.; Parko, K.; Paschal, A.; Preux, P. M.; Sander, J. W.; Selassie, A.; Theodore, W; Tomson, T.; Wiebe, S. *Epilepsia* **2011**, *52* Suppl. 7, 2 -26.
2) Kwan, P.; Brodie, M. *N. Eng. J. Med.* **2000**, *342*, 314-319.
3) Elger, C. E.; Schmidt, D. *Epilepsy Behav.* **2008**, *12*, 501-539.
4) Hollmann, M.; O'Shea-Greenfield, A.; Roger, S. W.; Heinemann, S. *Nature* **1989**, *342*, 643-648.
5) Schoepp, D. D.; Jane, D. E.; Monn, J. A. *Neuropharmacology* **1999**, *38*, 1431-1476.
6) Rogawski, M. A. *Acta Neurol. Scand.* **2013**, *(Suppl. 197)*, 9 -18.
7) Rogawski, M. A. *Epilepsy Curr.* **2011**, *11*, 56-63.

8) Lees, G. J. *J. Drugs* **2000**, *59*, 33-78.

9) Rogawski, M. A.; Hanada, T. *Acta Neurol. Scand.* **2013**, (*Suppl. 197*), 19-24.

10) Weiser T. *Curr. Drug Targets CNS Neurol. Disord.* **2005**, 4 , 153-159.

11) Langan, Y. M.; Lucas, R.; Jewell, H.; Toublanc, N.; Schaefer, H.; Sander, J. W.; Patsalos, P. N. *Epilepsia* **2003**, *44*, 46-53.

12) ALS Association Press Release. http://web.alsa.org/site/PageServer?pagename=Trial_ Talampanel (Accessed February 22, 2015).

13) Hanada, T.; Hashizume, Y.; Tokuhara, N.; Takenaka, O.; Kohmura, N.; Ogasawara, A.; Hatakeyama, S.; Ohgoh, M.; Ueno, M.; Nishizawa, Y. *Epilepsia* **2011**, *52*, 1331-1340.

14) Donevan, S. D.; Rogawski, M. A. *Neuron* **1993**, *10*, 51-59.

15) Barton, M. E.; Klein, B. D.; Wolf, H. H.; White, H. S. *Epilepsy Res.* **2001**, *47*, 217-227.

16) Mattson, R. H.; Cramer, J. A.; Collins, J. F. *N. Engl. J Med.* **1992**, *327*, 765-771.

17) Arroyo, S.; Lesser, R. P. *Neurology* **1993**, *43*, 2156.

18) Dalby, N. O.; Nielsen, E. B. *Epilepsy Res.* **1997**, *28*, 63-72.

19) Hibi, S.; Ueno, K.; Nagato, S.; Kawano, K.; Ito, K.; Norimine, Y.; Takenaka, O.; Hanada, T.; Yonaga, M. *J. Med. Chem.* **2012**, *55*, 10584-10600.

20) Templeton, D. *Epilepsia* **2009**, *50*(Suppl. 11), 1.199.

21) Krauss, G. L. *Epilepsy Curr.* **2013**, *13*, 269-272.

22) Franco, V.; Crema, F.; Ludigo, A.; Zaccara, G.; Grillo, E. *Pharmcol. Res.* **2013**, 7 , 35-40.

23) "Perampanel summary of product characteristics", http://www.medicines.org.uk/emc/ medicine/26951#PHARMACOKINETIC_PROPS (Accessed February 22, 2015).

24)Fycompa product website, https://www.fycompa.com/add-on-therapy#isi, see under "Important Safety Information" (Accessed February 22, 2015).

25) Templeton, D. *Epilepsia* **2009**, *50*(Suppl. 11), 1 -502.

26) Krauss, G. L.; Par, M.; Biton, V.; et al. *Acta Neurol. Scand.* **2012**, *125*, 8 -15.

27) French, J. A.; Krauss, G. L.; Biton, V.; et al. *Neurology* **2012**, *79*, 589-596.

28) French, J. A.; Krauss, G. L.; Steinhoff, B. J.; et al. *Epilepsia* **2013**, *54*, 117.

29) Krauss, G. L.; et al. *Neurology* **2012**, *78*, 1408-1415.

30) Krauss, G. L.; Perucca, E.; Ben-Menachen, E.; Kwan, P.; Shih, J. J.; Squillacote, D.; Yang, H.; Gee, M.; Zhu, J.; Laurenza, A. *Epilepsia* **2013**, *54*, 126-134.

31) Krauss, G. L.; Perucca, E.; Ben-Menachen, E.; Kwan, P.; Shih, J. J.; Squillacote, D.; Wang, X.; Gee, M.; Zhu, J.; Laurenza, A.; Bagul, M.; Ciement, J. *Epilepsia* **2014**, *55*, 1058-1068.

32) French, J. A.; Krauss, G. L.; Biton, V.; et al. *Neurology* **2012**, *79*, 589-596.

33) French, J. A.; Krauss, G. L.; Steinhoff, B. J.; et al. *Epilepsia* **2013**, *54*, 117.

34) Nagato, S.; Ueno, K.; Kawano, K.; Norimine, Y.; Ito, K.; Hanada, T.; Ueno, M.; Amino, H.; Ogo, M.; Hatakeyama, S.; Urawa, K.; Naka, H.; Groom, A.; Rivers, L.; Smith, T. (Eisai Co., Ltd.). EP 1300396 A1, **2003**.

35) Smith, T. (Eisai Co., Ltd.). Patent WO 2003/047577 A2, **2003**.

36) McElhinny, C. J.; Carroll, F. I.; Lewin, A. H. *Synthesis* **2012**, *44*, 57-62.

37) US Patent Application 2006/004205 A1, **2006**.

38) Arimoto, I.; Nagato, S.; Sugaya, Y.; Urawa, Y.; Ito, K.; Naka, H.; Omae, T.; Kayano, A.; Nishiura, K. (Eisai R & D Management Co. Ltd.). US Patent Application 2007/0142640 A1, **2007**.

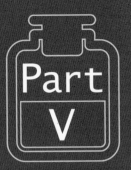

Part V

炎症性疾患治療の創薬

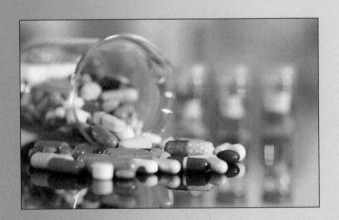

Chapter 15 ● リューマチ性関節炎（関節リューマチ）治療用のファースト・イン・クラス JAK 阻害剤

トファシチニブ（Tofacitinib）

1

USAN：トファシチニブ
商品名：ゼルヤンツ®
ファイザー社
市販開始年：2012年

1 背 景

　リューマチ性関節炎（rheumatoid arthritis：RA）は，炎症性自己免疫疾患であり，主として滑膜性関節（synovial joint）*1 に影響を及ぼす．アメリカに限っても，リューマチ性関節炎は成人人口の最大 1 ％を冒しており，40〜70歳の婦人において高いパーセンテージである[1]．この疾患の最も一般的な症状は，痛みと関節腫脹（swollen joint）を含み，しばしば患者の日常の作業を遂行する能力にも影響を与えている．その結果として，リューマチ性関節炎は生活の質（quality of life：QOL）に負の影響を与えるのみならず，生産性の損失と頻繁な入院治療のために，著しく経済へ影響を与えている．リューマチ性関節炎への臨床上の処置は，かなり変遷している．しかし，10年少し前までこの疾患への治療は，いわゆる従来型の疾患修飾合成抗リューマチ薬（conventional synthetic disease modifying antirheumatic drug；csDMARD）[2] による治療に限定されていた．たとえばメトトレキサート（methotrexate：MTX）やスルファサラジン（sulfasalazine）のようなこれらの医薬品はある患者には有効であるが，しばしば副作用へ結びつくことにより多くの患者にはその使用ができなかった．さらにこれら従来型の疾患修飾合成抗リューマチ薬の作用機序（mode of action：MOA）についてはほとんど知られていない．過去四半世紀にわたる研究は，リューマチ性関節炎疾患の病理学を下支えする生物学に関するわれわれの理解を大いに増大させた．こうした研究は，この疾患にかかわる炎症や関節損傷を加速させる免疫細胞とサイトカイン*2 の役割を明らかにした．このことは，特定のサイトカインもしくは細胞外受容体領域に結合することで長時間それらの活性を阻害する標的指向の新規な生物学的な疾患修飾性抗リューマチ薬（biologic DMARD：bDMARD）へと導いた[3]．これらの生物学的抗リューマチ薬（bDMARD）は，リューマチ性関節炎に対する治療を大きく改革し，ある種のサイトカインの調節がこの疾患の治療に有効であることを明らかにした．しかし，これらの治療法が生体高分子を用いること，そしてしばしばモノクローナル抗体であることより，ある場合には宿主の免疫応答（反応）を喚起し，抗体を無力化してしまう．その結果，患者は抗リューマチ薬

*1　滑膜性関節：靱帯が関節を包んだ部分で，滑液を内部に含むことで滑膜性関節とよばれる．

*2　サイトカイン：細胞が分泌するタンパク質の一種で，特定の細胞に情報伝達をする．

に応答しないか，部分的に応答を阻害する，あるいは徐々に生物学的抗リューマチ薬への応答を失うことになる[4]．さらにこれらの治療法は，ある種の患者には望ましくない皮下注射や点滴静注（静脈注入）を必要とする．それゆえ，それらとは異なる作用機序で作動する，新規な標的治療に対する医療上の必要性が残されていた．

サイトカインは，いくつもの異なる受容体スーパーファミリーを介してシグナル伝達する[5]．これら受容体の細胞外領域と結合したサイトカインは，細胞内へのシグナル伝達事象を引き起こす．タンパク質キナーゼはこれらのプロセスの仲介役として作用する．すなわち，細胞核へ移行するほかのタンパク質を活性化し（リン酸化し），標的遺伝子に関与し，結果として細胞の機能を改変させる．ヤーヌス（あるいはヤヌス）キナーゼ（Janus kinase：JAK）／シグナル伝達および転写活性化因子（JAK/signal transducer and activator of transcription：STAT）経路，別名JAK経路は，こうしたサイトカインがかかわるシグナル伝達ネットワークの一つである[6]．ヤーヌスキナーゼには4種類が存在する．JAK1, JAK2, JAK3, およびTYK2であり，それらはクラスⅠおよびⅡ受容体サブユニットの細胞内領域と関係している．これらのサブユニットは異なるJAKの組合せで一緒になり，特定のサイトカインにより用いられる受容体を形成する[7]．JAKはサイトカインとの細胞外結合により活性化され，JAKの自己リン酸化（autophosphorylation）や受容体細胞内領域のリン酸化へと移行する．ついで，シグナル伝達および転写活性化因子（STATs）の増加（補充）とリン酸化が起こる．リン酸化されたSTATsは二量化し，そして細胞核へ移行し，特定のサイトカインによって伝達された信号を伝える[8]．重要なことは，JAK経路を利用する数多くのサイトカインがリューマチ性関節炎を含むさまざまな炎症性疾患に関与していることである[9]．その結果，種々の炎症を誘発するサイトカインの作用に対して阻害作用をもつ低分子化合物によるJAK阻害が，免疫調節治療を提供するであろうと期待された．

トファシチニブ（tofacitinib, **1**）は，リューマチ性関節炎治療のために承認された新規なJAK阻害剤のうちの最初のものであり，新規なカテゴリーである標的対象疾患修飾性合成抗リューマチ薬（targeted synthetic disease modifying anti-rheumatic drugs：tsDMARDs）の最初のものであった．メトトレキサート（MTX）に対して不十分な応答もしくは非忍容性を示す中程度から深刻なリューマチ性関節炎に罹患している成人患者への治療用として，トファシチニブ5 mg投与が2012年にFDA（アメリカ食品医薬品局）から承認された[10]．トファシチニブは，この疾患の病因に関係したいくつかのサイトカインによるJAK経路を阻害することで作動する．リューマチ性関節炎に加えて，乾癬（psoriasis），アトピー性皮膚炎（atopic dermatitis），乾癬性関節炎（psoriatic arthritis），強直性脊椎炎（ankylosing spondylitis），および炎症性腸疾患（inflammatory bowel disease）を含むさらなる炎症性徴候（inflammatory indication）に対しても，トファシチニブの臨床研究が現在行われている[11]．

これまでに先端臨床研究（advanced clinical studies）が進められているJAK阻害で作動するほかのいくつかの標的対象疾患修飾性合成抗リューマチ薬

デセルノチニブ (**3**)
Vertex
第Ⅲ相試験中

バリシチニブ (**2**)
Incyte/Lilly
第Ⅲ相試験中

フィルゴチニブ (**4**)
Galapagos
第Ⅲ相試験中

(tsDMARDs)が存在する．これらのうちで最も研究が進んでいるものは，リューマチ性関節炎に対する第Ⅲ相試験中のバリシチニブ(baricitinib, **2**)である[12]．構造上はトファシチニブと類似しているが〔両者ともピロロピリミジンを介してヒンジ部位に結合している複素環化合物〕，バリシチニブは JAK1 と JAK2 をより強く阻害する異なる JAK プロファイルを示している．またリューマチ性関節炎に対する第Ⅲ相試験中のデセルノチニブ(decernotinib, **3**)は，ほかの JAKs よりもより選択的に JAK3 に作用するといわれている[13]．第三番目は，フィルゴチニブ(filgotinib, **4**)であり，現在初期の第Ⅲ相試験中である[14]．フィルゴチニブの JAK プロファイルは，トファシチニブやほかの第Ⅲ相試験中の阻害剤と比較して，JAK1 により選択的であることを示唆している．K_M 濃度の ATP(adenosine 5′-triphosphate, アデノシン5′-三リン酸)の存在下でのキナーゼアッセイにおいて **1**～**4** に関し異なる JAK プロファイルが観測された一方，より生理学上重要な ATP 濃度(1 mM)で細胞内アッセイを行ったところ，これらの選択性の差はさほど大きくなかった[15]．これらの異なる JAK プロファイルに関連した効果は現在明らかにされていないが，今後大規模かつ多様な患者への臨床試験をとおして明確にされるであろう．現在の先端臨床開発において，特定の JAK に対する高い選択性(酵素系および細胞系において100倍以上)を示す阻害剤は，報告されていない．

2　構造活性相関

　トファシチニブ探索プログラムに関連した構造活性相関が，これまでに広範囲に報告されている[16]．この創薬化学プログラムの鍵となる要素は，リード化合物(**5**)を特定したハイスループットスクリーニング(high-throughput screening：HTS)の応用を含んでいる．すなわち，改善された薬効とキノーム[*3]選択性(kinome selectivity)にかかわる構造上の特徴の発見を支援する高速誘導体合成(類縁体合成)の初期の利用であり，そして，JAKs との最適な立体化学的相互作用を調べる目的のための，天然物の利用である．創薬化学戦略とあわせてこれらのツールを用いて，不必要な脂溶性を減らすことで脂溶性効率(lipophilic efficiency：LipE)を改善し，最終的にトファシチニブ(**1**)の特定に至った[17]．

＊3　キノーム：遺伝子配列ゲノム中のプロテインキナーゼ部分．

　ATP 競合的キナーゼ阻害剤の典型であるトファシチニブは，ピロロ [2,3-*d*] ピリミジン部分がになう供与体/受容体モチーフをとおして得られる ATP との結合ヒンジ部位における結合相互作用にその活性を依存している．この複素環部は，JAK3 の触媒領域を対象としたファイザー社（Pfizer）のおよそ40万個のファイル化合物（1990年代半ばに入手可能であった）のスクリーニングより特定され，化合物 **5** に至った．化合物 **5** は，ほどほどの JAK 活性と創薬化学プログラムを開始するに好ましい他の特質（favorable attribute）を示した．**5** の脂溶的特性は，頭部アミノ基（amino headgroup）を短くする初期の試みへ導いた．*N*-メチルシクロアルキル基含有の化合物 **6 a** へ至った **5** の頭部官能基すなわち芳香環部の除去は，警告部分構造（structural alert，変異原性やがん原性の可能性が懸念される部分構造）（アニリン部）が除去されたのみならず，JAK1 阻害活性が増大された結果，活性機能も改善された（表15.1）．*N*-メチルシクロアルキルモチーフ周りの高速誘導体合成（類縁体合成）は，2′-メチルシクロヘキサン基の発見に至った（たとえば **6 b**，**6 c**）．この 2′-メチル基は **1** のピペリジン環にも見いだせる．今日入手可能な高分解能の JAK 共結晶構造解析は，ATP 結合部位の C 末端突出部へ向いている脂溶性の窪みをこのメチル基が占有していることを示唆している．このことは JAK 類には多少ユニークな点ではある[18]．次に，天然物とくに天然テルペノイドである(+)-および(−)-カルボンが，立体化学の決まっている頭部官能基（headgroups）構築のために用いられ，シクロヘキシル基周辺の最適な立体化学が明らかにされた（**6 d**〜**6 e**）．(−)-カルボン類縁体 **6 d** は，所望の酵素および細胞内活性を示したが，この化合物は高い脂溶性（$ClogP = 4.83$）と薬学的には不十分な特性であった．この問題を解決するために，ピペリジン骨格が調べられた（たとえば，**6 f**）．**6 f** は脂溶性が減少したのみならず，立体化学の複雑さが減じたことと求核性の環内窒素が導入されたことで，類縁体合成を容易にした．

　多くの強力な活性類縁体がこのピペリジン骨格を基に合成され，それらにはアミド類，スルホンアミド類，カルバマート類，ウレア類が含まれたが，評価されたすべての化合物のなかで **1** に存在するシアノアセトアミド構造が，その属性（薬理作用など）の最も良い組合せであった．共結晶構造分析は，**1** のシアノアセトアミド基が P-ループとよばれる JAKs 構造の一部に向かって突きでていることを明らかにしており，その結果 ATP 結合部位のこの領域に存在する窪みを占有することで好ましい相互作用が形成される．この相互作用とピペリジン環のメチル基の組合せが，トファシチニブ（**1**）で観測された高いキノーム選択性に貢献していると考えらる．当時，**1** の立体化学はカルボン類縁体 **6 d** のものと同一と仮定された．このことは最終的に，共通する化合物 3*R*, 4*R*-ピペリジン中間体（**16**）（後述）から誘導された **6 f** の単結晶 X 線構造解析にて確認された．化合物 **6 f** が立体化学既知の(*S*)-ピロリジノールを含むことより，この類縁体 **6 f** の X 線結晶構造は明瞭に **1** の 3*R*, 4*R*-立体配置の確証を与えた．

5

6

表15.1 ヒト肝臓ミクロソーム(HLM)培養時の半減期と，いくつかの JAK 阻害剤の酵素内あるいは細胞内活性

化合物	− R	JAK1 IC$_{50}$ (nM)[a]	JAK2 IC$_{50}$ (nM)[a]	JAK3 IC$_{50}$ (nM)[a]	Cell IC$_{50}$ (nM)[b]	HLM $t_{1/2}$ (min)[c]
5	—	>10,000	9,450	210	3,200	15
6 a		1,700	1,440	160	390	12
6 b		—	—	65	460	10
6 c		—	—	20	340	18
6 d		370	30	2	50	14
6 e		—	—	1,200	9,000	—
6 f		—	—	—	—	—

a) キナーゼアッセイは ELISA 法で行われた．b) インターロイキン 2 で刺激された T 細胞増殖アッセイ[19]．c) HLM $t_{1/2}$ は，ヒト肝臓ミクロソームとともに培養した場合の半減期．

3 安全性，薬理作用および薬物動態

　キナーゼアッセイにおいて，トファシチニブは pan 阻害剤(pan＝すべての)と記載されており，この医薬品は JAK1，JAK2，および JAK3 のすべてをナノモル濃度で阻害する一方，TYK2 に対してはより活性が弱い[20]．しかし，それらのキャリパーアッセイ(caliper mobility shift assay，薬理アッセイ法の一つ)は，ATP の K_M 濃度において実施された．このアッセイを同一のフォーマットでより生理学的に意味ある ATP 濃度(1 mM)で実施した場合，トファシチニブはより強力に JAK1 と JAK3 を阻害した[21]．これらの結果は，トファシチニブが JAK2/JAK2 の組合せを用いる経路よりも，JAK3/JAK1 および JAK2/JAK1 の組合せを利用する経路を阻害するという機能的選択性を示した細胞内アッセイの結果と一致している[15]．重要

なことは，エリスロポエチン（erythropoietin：EPO）およびトロンボポエチン（thrombopoietin：TPO）のようないくつかの成長因子は JAK2/JAK2 の組合せをとおして信号伝達をするので，赤血球に対して不利となるような JAK2 の働きを最少にするのに効果的な臨床上の投与量を選ぶときに，この機能的選択性は参考になる．機能的選択性に加え，キナーゼアッセイにおいて，トファシチニブがヒトキノーム中で JAK 類に対して示す高度な選択性は，この医薬の全体的な安全性プロファイルおよび標的以外への薬理作用（off-target pharmacology）を示さないことに寄与していると考えられている．

　結晶性のトファシチニブのクエン酸塩は良好な水溶性（～ 4 mg/mL），および経口投与のための他の優れた性質を示した[22]．非臨床段階において，トファシチニブのクエン酸塩はラット，イヌ，サルに対して，それぞれ27%，78%，および48%の経口生物学的利用能を示した．ヒトの場合，トファシチニブの経口生物学的利用能は74%であり，およそ3時間の排泄半減期であった．**1** の極性（$ClogP = 1.52$）は，ヒトにおけるかなり良い排出となり，およそ30%は腎臓に排出され，残りはまず CYP3A4 と2C19による代謝を含む肝臓での排出である．トファシチニブはまた，ほどほどのタンパク質結合（Fu：fraction unbound：タンパク質との未結合割合＝0.24）を示す．これらをまとめると，トファシチニブの物理化学的性質と薬理作用は，低投与量で1日2回の経口医薬という結論を導いた[16]．

　トファシチニブに対する第Ⅲ相臨床プログラムは，リューマチ性関節炎用医薬について実施された今日までで最も大規模なものの一つである．展開されたプログラム全体では，世界中で6000人以上の患者にのぼった．人口統計学的に多様なリューマチ性関節炎患者に対し，6種類の第Ⅲ相試験でその安全性と忍容性が評価された．このプログラムの結果として，リューマチ性関節炎の徴候と症状，身体機能，および健康に関連した生活の質を含む患者に対して報告されていた病態を改善し，治療の過程で出現する構造的ダメージをトファシチニブが防ぐことが示された．リューマチ性関節炎の治療プログラムで観測されたトファシチニブの安全性に関する所見は，日本と韓国における帯状疱疹感染（帯状ヘルペス感染，herpes zoster infection）のリスクの増大は例外として，免疫機能調節のために用いられるほかの薬剤においてみられるものと一致している[23]．

4　合　成

　合成の見地からは，トファシチニブは構築すべき二つのファーマコフォアを含んでいる．最初は，ピペリジン部と結合している複素環ピロロ[2,3-*d*]ピリミジン骨格である．探索研究の目的として，類縁体合成および探索段階の毒性試験に供するために，Davoll とその共同研究者らにより報告された方法が十分量の4-クロロピロロ[2,3-*d*]ピリミジン部分（**15**）を合成するために適していた[24]．**1** の頭部ピペリジン部（headgroup）は，このプロジェクトが開始された時点では未知であった．そこで，この部分の構築のためのいくつかの合成的挑戦が探究された．最初に，特定の立体化学（3 *R*, 4 *R*）をもつ二つの連続する環上置換基の導入が必要であった．さ

らに, 4-クロロピロロ[2,3-d]ピリミジン(**15**)への頭部官能基の位置選択的な結合を容易にするために, 二つの第二級アミノ基の異なる保護が達成されねばならない.

　これらの課題を解決するために, 化合物**9**が鍵となる中間体に設定された. この中間体から, 所望の環上置換基は炭素-炭素二重結合を操作することで導入することができると予想された. 化合物**9**はその当時既知化合物であり, ホルムアルデヒド存在下でのイソプレン(**7**)とベンジルアミン塩酸塩(**8**)とのアザ環化反応で合成することができた[25]. この反応は, ベンジル基で保護された窒素複素環中に, メチル基を所望の位置選択性で付け加えた. **9**の二重結合へのヒドロホウ素化は, *trans*-**10**を与え, このものは結晶性のトシル酸塩として精製された. **10**のParikh-Doering酸化は, ピペリジン環につく *N*-メチル置換基導入のための還元的アミノ化基質であるケトン体**11**を与えた[26]. この還元的アミノ化は**12**(二塩酸塩)を, およそ10：1(*cis/trans*)比で与えた. この異性体混合物の再結晶により, *trans* 異性体が効果的に取り除かれ, **12**·二塩酸塩をおよそ50：1の *cis/trans* 混合物として**11**から収率60%で与えた(スキーム15.1).

スキーム15.1　頭部二置換ピペリジン**12**の合成ルート

　cis-ラセミ体としての頭部**12**の合理的な合成法を得て, 4-クロロピロロ[2,3-*d*]ピリミジン(**15**)と**12**のカップリングは, 精製後ラセミ体**16**をおよそ収率40%で与えた. このカップリング反応はきわめて緩慢で高温, 高濃度, 長時間を要した. さらに, 合成を進めるに十分な純度の化合物を単離するために, カラムクロマトグラフィーが必要であった. ラセミ体**16**は, 対応する 3*R*,4*R*-**16**および 3*S*,4*S*-**16**をキラルなクロマトグラフィーで分離することができた. 高いエナンチ過剰率を示した**1**を含むこれら最初の一連の類縁体は, このアプローチで合成された. 初期の類縁体合成にキラルなクロマトグラフィーは適していた一方, 最終的に非臨床研究用としてより多量の**1**を供給するためには, さらに効率よいアプローチが求められた. その結果, 光学的に純粋な一群の酸およびラセミ体**12**のスクリーニングの結果, キラルなリン酸**13**が速度論的光学分割のために有効な分割剤である

ことが判明した．こうして2-プロパノール中で化学量論量の(+)-**13**を用いたところ，**14**が収率40％および高いエナンチオ過剰率で得られた．この化合物**14**と**15**のカップリングは，3R,4R-**16**を直接与えた．この3R,4R-**16**のベンジル保護基の加水素分解は，エタノール中Pd(OH)₂を用いて50℃で達成された．触媒をろ過除去後，得られた**17**のエタノール溶液へ，直接，活性エステル**18**を加え，ついで減圧濃縮したところ，粗製の**1**が得られた（スキーム15.2）．さらなる精製をせずに，この化合物はアセトンに再溶解され，加熱しながら当量のクエン酸を加えたところ，結晶性の**1**のクエン酸塩が析出した．この化合物をさらにエタノール：水 ＝ 1：1で粉末化（トリチュレーション）精製し，トファシチニブのクエン酸塩が97％以上の純度で得られた．およそ300gのトファシチニブ・クエン酸塩がこうして得られた．当初の探索段階における毒性試験用として，その量および純度の点からはこのアプローチは適切なものであったが，この合成ルートのいくつかの欠点のため臨床開発に供するために，最終的には改良が求められた．これらの欠点には以下が含まれる．すなわち，長い頭部合成，化学量論量が要求される高価な分割剤による速度論的分割，不十分な頭部カップリング反応，および活性エステル使用による最終医薬品有効成分（active pharmaceutical ingredient：API）への痕跡量の N-ヒドロキシコハク酸イミドの混入などである．

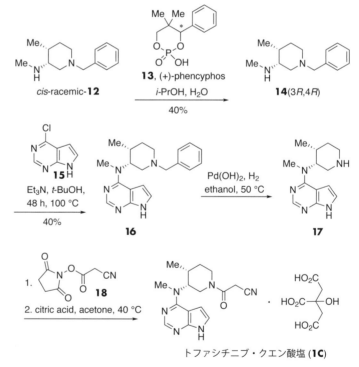

スキーム15.2　トファシチニブ・クエン酸塩の初期合成ルート

5　市販品工業化プロセスの開発

　合成のさらなる改良に向けて他の結合部位での切断が考えられたが，前述の基本的戦術が最良と判断された．この合成プロセスは，なお多くの改良が必要であった．

焦点が当てられた二つのおもな点は，S_NAr カップリングとシアノアセトアミドの生成工程であった．

5.1 ピペリジン**14**へのアプローチ

14の合成は長く，また低収率であったことから，いくつかの別法が探索された．なかでも最も有望なものが，初期の臨床研究用の工業的生産のためにスケールアップがなされた．このルートは4-メチルピリジン（**19**）のベンジル化と，続く芳香環の部分還元による中間体**9**の合成を含むものであった．得られたテトラヒドロピリジン**9**のヒドロホウ素化／酸化の後，生じた**10**の水酸基のケトンへの酸化と還元的アミノ化にてアミン**12**の二塩酸塩をラセミ体として得た．ついで，ジ-*p*-トリル-L-酒石酸を用いた古典的光学分割で，3*R*,4*R*-エナンチオマーをその塩（**14**・**DPTTA**）として**19**からの総収率6.6%で得た（スキーム15.3）[26]．

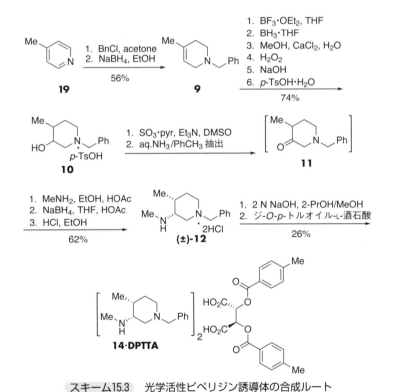

DPTTA：di-*O*-*p*-toluenesulfonyl-tartaric acid

スキーム15.3 光学活性ピペリジン誘導体の合成ルート

開発の初期段階においてこのルートは，安価で容易に入手可能な出発物質より**14**を与えたが，以下の欠点がより良い合成ルートの探求を促した．すなわち，（1）ピペリジン環3位の酸化状態に至る多段階操作が煩雑であること，（2）ヒドロホウ素化／酸化工程において，反応の後処理と生成物の単離に大量の溶媒の使用を要すること，（3）Parikh-Doering酸化で生成物にジメチルスルフィドが混在したこと，および（4）この連続工程での総収率が低いことなどである．

後に相当量の4-メチル-3-アミノピリジン**20**が，市販品として入手可能である

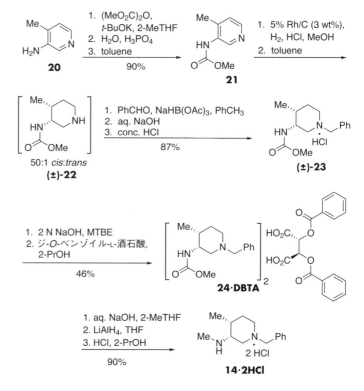

スキーム15.4　中間体**14**の合成の別法

ことが明らかになった．**21**のようなカルバマート体の還元を経て3位にメチルア
ミノ基が導入されることが期待された．このことは，扱いにくいヒドロホウ素化/
酸化の工程を避けることを可能とした．**21**の水素付加は，所望の *cis*-ジアステレ
オマー**22**を主として与えることが期待された．

　20の炭酸ジメチルによる処理はカルバマート**21**を与え，このものは5% Rh/C

DBTA：2,3-ジ-*O*-ベンゾイル-
L-酒石酸（2,3-di-*O*-benzoyl-
L-tartaric acid）

スキーム15.5　中間体**14**の合成のさらなる別法

を用いた水素付加にて還元され，対応するピペリジン**22**を17：1の *cis*：*trans* ジアステレオマーの混合物として与えた．ベンズアルデヒドを用いた還元的アミノ化は，**23**を塩酸塩として与えた．カルバマート部はLiAlH$_4$を用いて還元され，ジ-*O*-*p*-トルオイル-L-酒石酸を用いた光学分割にて**14** のDPTTA塩として得られた（スキーム15.4）．

初期の開発においては，**14・DPTTA** が用いられたが，二つの理由から**14**へのさらなる改良ルートが明らかに求められた．Rh/C の高い触媒充填量（20 wt%）と，もう一つはLiAlH$_4$還元における大量の廃棄物が，**14**の合成における二つのきわめて顕著なコスト高の要因になっていた．さらなる研究の結果，メタノール中，塩酸がより速い水素化を進行させることと，3 wt%のRh/C でも十分なことが判明した．*cis/trans* の比もおよそ50：1にまで改善された（スキーム15.5）．LiAlH$_4$還元のスケールを減ずる目的で，還元と光学分割の順序を入れ換えることとした．最初に光学分割をすることで，LiAlH$_4$還元のスケールを半分にすることになる．これらの変更は，コスト面でより経済的なプロセスを考えることへとつながった．

5.2 カップリングパートナーの選択

4-クロロピロロ[2,3-*d*]ピリミジン**15**とピペリジン**14**とのS$_N$Ar 反応を経る **1** への当初のアプローチは，きわめて進行が遅い反応で数日間の加熱還流後に**16**をわずか収率47%で与えた（スキーム15.6）．この反応は，ピロロピリミジン環上にほかの求電子性置換基を導入すれば加速されることが期待された．

このカップリングパートナーとして，2,4-ジクロロピロロピリミジン**28**が選ば

スキーム15.6 化合物**14**と**15**のカップリング

スキーム15.7 **14**と**28**のカップリング

れた．**28**は，**25**より直截的に合成でき，余分に加えられた塩素原子はベンジル基の加水素分解の際にあわせて除去できる．**28**と**14**の反応は10〜12時間加熱することでほぼ定量的に**29**へ変換された．生成物は反応混合物中に直接沈殿し，通常**29**が白色固体として収率97％で得られた（スキーム15.7）．

5.3　脱保護

29の水中での10 wt%の20% Pd(OH)₂/C を用いたベンジル基と塩素原子の還元的除去の当初の試みは成功し，**17**の（塩素原子の加水素分解にて発生する塩酸により生成する）塩酸塩溶液をほぼ定量的な変換で与えた．残念なことに，**29**は水に対し低い溶解性を示し，この反応はスラリー状態で開始し反応の終点で溶液となった．このことから反応の進行は遅く，高い触媒充填量が要求された．反応の初期段階に塩酸を加えることで，**29**の溶解性が増大しそれに伴い反応速度が増加し，そしてわずか1 wt%の触媒で済むようになった（スキーム15.8）．

スキーム15.8　**29**の脱保護

5.4　アミド生成

開発の初期段階では，遊離塩基（アミノ基フリー）**17**が単離され，そして最終的なアミド形成のために，活性化されたシアノ酢酸とともに処理された．品質規格を満たすために当初単離されたクエン酸塩は，再結晶が必要であった．シアノ酢酸メチレン部の酸性度は，活性化されたシアノ酢酸の不安定さに関与しているようで，数多くの副生成物の存在が再結晶を必要とさせた．収率は，この種のシンプルな変換にしては低く，通常60％程度であった．この種の工程は，数バッチで行われるのが一般であり，さらなる研究が必要であると思われた．

17とシアノ酢酸エチル**32**との直接反応を探求していた際に，大きな進展が得られた．**17**のエチレングリコール溶液をシアノ酢酸エチル**32**とともに加熱すると，**1**が生成し，これはクエン酸塩として単離された．この生成物は高温において分解がみられたので，この粗製の塩はさらなる再結晶が必要であった．この反応を低温で進行させるための触媒を調べるために，多くの酸と塩基がスクリーニングされた．いかなる酸も反応を加速することはなかったし，大半の塩基もわずかな反応速度の増強を示すのみであった．しかし，DBU（1,8-diazabicyclo[5.4.0]undec-7-ene，**31**）は，反応速度に顕著な影響を及ぼし，そのほかの塩基と比較して10倍以上反応を加速した．最も重要なことは，この反応が室温で進行し，生成物の分解を避けう

るかもしれないということであった．さらなる研究はDBUが直接塩基として作用
しているのではなく，まずシアノ酢酸エチル(**32**)とDBUが反応して活性種であ
る**30**が発生し，このものが**17**と反応していることを示した(スキーム15.9)[27]．

スキーム15.9　DBUを用いた**17**のシアノアセトアミド化の機構

　このプロセスの最終段階を設計するに当たり，遊離塩基**17**の単離を回避するこ
とが望まれた．**29**の加水素分解後の粗製反応混合物は不純物を含まないものであっ
たので，**17**を単離することは単に収率低下を招くのみと考えられた．そこで，次
のDBU触媒アミド化反応の溶媒として働き，かつ反応水溶液より**17**を効果的に
抽出することで溶媒交換も回避できる溶媒が求められた．種々の溶媒がスクリーニ
ングされた後，1-ブタノールが理想的な溶媒として選ばれた．加水素分解の反応
溶液を中和したのち，1-ブタノールは**17**の抽出にきわめて有効であった．水で飽
和された1-ブタノールは一定量の水を含むが，1-ブタノールは水と効果的に共沸
混合物を形成するので，共存する水を蒸留で除去できる．水は容易にDBU-シアノ
酢酸付加物**30**を加水分解してしまうので，この共沸蒸留による水の除去は次の
DBU触媒反応の成功にはきわめて重要な要素である．1-ブタノールはまたDBU
反応にも良好な溶媒である．事実シアノ酢酸エチルと1-ブタノールとはエステル
交換を起こすが，得られるシアノ酢酸ブチルもまた効果的に触媒サイクルに入る．

　通常アセトンもしくは種々のアルコール類のような水溶性有機溶媒中へのクエン
酸溶液の添加により塩生成および結晶化がなされた．良質な目的物を得るための不
純物除去のため，最初に単離される物質はさらなる再結晶が必要であった．プログ
ラムが進むに従い，この点は改良の必要なことが明らかになった．そこで他の溶媒
がスクリーニングされ，さらなる再結晶を不要とするために不純物のより良い除去
に適した溶媒が見いだされた．スクリーニングの結果，不純物を取り除くためにア
セトニトリル水溶液が最良の溶媒として選ばれた．

　最終プロセスが，スキーム15.10に示されている．二つの粗生成物**28**と**14**は炭
酸カリウム水溶液中に混合され，ついで加熱された．冷却後，**29**がろ過にて収率
97％で単離された．化合物**29**は1当量の塩酸の存在下，Pd(OH)$_2$/Cとともに水

中で加水素分解され，**17**が塩酸水溶液として得られた．この溶液は中和され，1-ブタノールで抽出され，その後，共沸蒸留された．こうして得られた**17**の1-ブタノール溶液はシアノ酢酸エチルとDBUとともに室温で処理された．反応が完結した時点で，クエン酸のアセトニトリル水溶液が添加され，生成物であるトファシチニブのクエン酸塩（**1C**）がろ過にて収率85％にて得られた．この3工程のうちの2工程は有機溶媒を用いず，水のみで行われた点は特筆すべきである．わずか2回の単離で，しかもほかの溶媒の添加を必要としない結晶化であった．この合成プロセスは，グリーンケミストリーの原理の優れた具現化例である[28]．

スキーム15.10 トファシチニブの最終的プロセス合成ルート

謝　辞

筆者らは，多くのトファシチニブの研究開発チームに対し，本章で記載した研究への貢献に感謝する．この研究は，ファイザー社により資金的に援助された．

参考文献

1）Sacks, J. J.; Luo, Y.-H.; Helmick, C. G. *Arthritis Care Res.* **2010**, *62*, 460-464.
2）van Vollenhoven, R. F. *Nat. Rev. Rheumatol.* **2009**, *5*, 531-541.
3）Feldmann, M. *Nat. Rev. Immunol.* **2002**, *2*, 364-371.
4）Harrold, L. R.; Reed, G. W.; Kremer, J. M.; Curtis, J. R.; Solomon, D. H.; Hochberg, M. C.; Greenberg, J. D. *Ann. Rheum. Dis.* **2013**, E-ISSN: 1468-2060.
5）Baker, S. J.; Rane, S. G.; Reddy, E. P. *Oncogene* **2007**, *26*, 6724-6737.
6）(a)Leonard, W. J.; O'Shea, J. J. *Annu. Rev. Immunol.* **1998**, *16*, 293-322;(b)Gadina, M.; Hilton, D.; Johnston, J. A.; Morinobu, A.; Lighvani, A.; Zhou, Y.-J.; Visconti, R.; O'Shea, J. J. *Curr. Opin. Immunol.* **2001**, *13*, 363-373.
7）O'Shea, J. J.; Murray, P. J. *Immunity* **2008**, *28*, 477-487.
8）O'Shea, J. J.; Plenge, R. *Immunity* **2012**, *36*, 542-550.
9）Shuai, K.; Liu, B. *Nat. Rev. Immunol.* **2003**, *3*, 900-911.
10）"Xeljanz US prescribing information", www.Pfizer.com（Accessed, June 19, 2015）.
11）(a)Boy, M. G.; Wang, C.; Wilkinson, B. E.; Chow, V. F.-S.; Clucas, A. T.; Krueger, J. G.; Gaweco, A. S.; Zwillich, S. H.; Changelian, P. S.; Chan, G. *J. Invest. Dermatol.* **2009**, *129*, 2299-2302;(b)

Papp, K. A.; Menter, A.; Strober, B.; Langley, R. G.; Buonanno, M.; Wolk, R.; Gupta, P.; Krishnaswami, S.; Tan, H.; Harness, J. A. *Br. J. Dermatol.* **2012**, *167*, 668–677; (c) Sandborn, W. J.; Ghosh, S.; Panes, J.; Vranic, I.; Su, C.; Rousell, S.; Niezychowski, W. *N. Engl. J. Med.* **2012**, *367*, 616–624.

12) Fridman, J. S.; Scherle, P. A.; Collins, R.; Burn, T. C.; Li, Y.; Li, J.; Covington, M. B.; Thomas, B.; Collier, P.; Favata, M. F.; Wen, X.; Shi, J.; McGee, R.; Haley, P. J.; Shepard, S.; Rodgers, J. D.; Yeleswaram, S.; Hollis, G.; Newton, R. C.; Metcalf, B.; Friedman, S. M.; Vaddi, K. *J. Immunol.* **2010**, *184*, 5298–5307.

13) Fleischmann, R. *Curr. Opin. Rheumatol.* **2012**, *24*, 335–341.

14) Van Rompaey, L.; Galien, R.; van, d. A. E. M.; Clement-Lacroix, P.; Nelles, L.; Smets, B.; Lepescheux, L.; Christophe, T.; Conrath, K.; Vandeghinste, N.; Vayssiere, B.; De, V. S.; Fletcher, S.; Brys, R.; van, t. K. G.; Feyen, J. H. M.; Menet, C. *J. Immunol.* **2013**, *191*, 3568–3577.

15) Clark, J. D.; Flanagan, M. E.; Telliez, J.-B. *J. Med. Chem.* **2014**, *57*, 5023–5038.

16) Flanagan, M. E.; Blumenkopf, T. A.; Brissette, W. H.; Brown, M. F.; Casavant, J. M.; Chang, S.-P.; Doty, J. L.; Elliott, E. A.; Fisher, M. B.; Hines, M.; Kent, C.; Kudlacz, E. M.; Lillie, B. M.; Magnuson, K. S.; McCurdy, S. P.; Munchhof, M. J.; Perry, B. D.; Sawyer, P. S.; Strelevitz, T. J.; Subramanyam, C.; Sun, J.; Whipple, D. A.; Changelian, P. S. *J. Med. Chem.* **2010**, *53*, 8468–8484.

17) Flanagan, M. E.; Brown, M. F.; Subramanyam, S.; Munchhof, M. J. *Ann. Rep. Med. Chem.* **2014**, *49*, 399–416.

18) (a) Williams, N. K.; Bamert, R. S.; Patel, O.; Wang, C.; Walden, P. M.; Wilks, A. F.; Fantino, E.; Rossjohn, J.; Lucet, I. S. *J. Mol. Biol.* **2009**, *387*, 219–232; (b) Chrencik, J. E.; Patny, A.; Leung, I. K.; Korniski, B.; Emmons, T. L.; Hall, T.; Weinberg, R. A.; Gormley, J. A.; Williams, J. M.; Day, J. E.; Hirsch, J. L.; Kiefer, J. R.; Leone, J. W.; Fischer, H. D.; Sommers, C. D.; Huang, H.-C.; Jacobsen, E. J.; Tenbrink, R. E.; Tomasselli, A. G.; Benson, T. E. *J. Mol. Biol.* **2010**, *400*, 413–433.

19) Changelian, P. S.; Flanagan, M. E.; Ball, D. J.; Kent, C. R.; Magnuson, K. S.; Martin, W. H.; Rizzuti, B. J.; Sawyer, P. S.; Perry, B. D.; Brissette, W. H.; McCurdy, S. P.; Kudlacz, E. M.; Conklyn, M. J.; Elliott, E. A.; Koslov, E. R.; Fisher, M. B.; Strelevitz, T. J.; Yoon, K.; Whipple, D. A.; Sun, J.; Munchhof, M. J.; Doty, J. L.; Casavant, J. M.; Blumenkopf, T. A.; Hines, M.; Brown, M. F.; Lillie, B. M.; Subramanyam, C.; Chang, S.-P.; Milici, A. J.; Beckius, G. E.; Moyer, J. D.; Su, C.; Woodworth, T. G.; Gaweco, A. S.; Beals, C. R.; Littman, B. H.; Fisher, D. A.; Smith, J. F.; Zagouras, P.; Magna, H. A.; Saltarelli, M. J.; Johnson, K. S.; Nelms, L. F.; Des, E. S. G.; Hayes, L. S.; Kawabata, T. T.; Finco-Kent, D.; Baker, D. L.; Larson, M.; Si, M.-S.; Paniagua, R.; Higgins, J.; Holm, B.; Reitz, B.; Zhou, Y.-J.; Morris, R. E.; O'Shea, J. J.; Borie, D. C. *Science* **2003**, *302*, 875–878.

20) Meyer, D. M.; Jesson, M. I.; Li, X.; Elrick, M. M.; Funckes-Shippy, C. L.; Warner, J. D.; Gross, C. J.; Dowty, M. E.; Ramaiah, S. K.; Hirsch, J. L.; Saabye, M. J.; Barks, J. L.; Kishore, N.; Morris, D. L. *J. Inflamm.* **2010**, *7*, 41.

21) Thorarensen, A.; Banker, M. E.; Fensome, A.; Telliez, J.-B.; Juba, B.; Vincent, F.; Czerwinski, R. M.; Casimiro-Garcia, A. *ACS Chem. Biol.* **2014**, *9*, 1552–1558.

22) Flanagan, M. E.; Li, Z. J. Preparation of a novel crystalline compound useful as inhibitors of protein kinases. WO2003048162A1, **2003**.

23) (a) Fleischmann, R.; Kremer, J.; Cush, J.; Schulze-Koops, H.; Connell, C. A.; Bradley, J. D.; Gruben, D.; Wallenstein, G. V.; Zwillich, S. H.; Kanik, K. S. *N. Engl. J. Med.* **2012**, *367*, 495–507; (b) Lee, E. B.; Fleischmann, R.; Hall, S.; Wilkinson, B.; Bradley, J. D.; Gruben, D.; Koncz, T.; Krishnaswami, S.; Wallenstein, G. V.; Zang, C.; Zwillich, S. H.; van Vollenhoven, R. F. *N. Engl. J. Med.* **2014**, *370*, 2377–2386; (c) van Vollenhoven, R. F.; Fleischmann, R.; Cohen, S.; Lee, E. B.; Meijide, J. A. G.; Wagner, S.; Forejtova, S.; Zwillich, S. H.; Gruben, D.; Koncz, T.; Wallenstein, G. V.; Krishnaswami, S.; Bradley, J. D.; Wilkinson, B. *N. Engl. J. Med.* **2012**, *367*, 508–519.

24) Davoll, J. *J. Chem. Soc.* **1960**, 131–138.

25) Larsen, S. D.; Grieco, P. A. *J. Am. Chem. Soc.* **1985**, *107*, 1768–1769.

26) Ripin, D. H. B.; Abele, S.; Cai, W.; Blumenkopf, T.; Casavant, J. M.; Doty, J. L.; Flanagan, M.; Koecher, C.; Laue, K. W.; McCarthy, K.; Meltz, C.; Munchhoff, M.; Pouwer, K.; Shah, B.; Sun, J.; Teixeira, J.; Vries, T.; Whipple, D. A.; Wilcox, G. *Org. Process Res. Dev.* **2003**, *7*, 115–120.

27) Price, K. E.; Larrivee-Aboussafy, C.; Lillie, B. M.; McLaughlin, R. W.; Mustakis, J.; Hettenbach, K. W.; Hawkins, J. M.; Vaidyanathan, R. *Org. Lett.* **2009**, *11*, 2003–2006.

28) Vaidyanathan, R. "Development of a robust, environmentally responsible process for the manufacture of tofacitinib citrate". In *Scalable Green Chemistry*; Koenig, S., Ed.; Pan Stanford Publishing Pte. Ltd.: Singapore, 2013; pp. 185–205

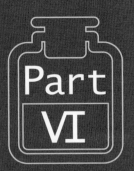

Part VI

いずれにも属さない
疾患治療の創薬

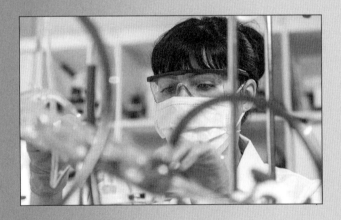

Chapter 16 ● 囊胞性線維症治療用の囊胞性線維症膜コンダクタンス制御因子増強物質

イバカフトル（Ivacaftor）

USAN：イバカフトル
商品名：カリデコ®
　　　　バーテックス・ファーマシューティカルズ社
市販開始年：2012年

1　背　景

　囊胞性線維症（cystic fibrosis）*¹は，多くの上皮細胞や血球に存在する囊胞性線維症膜コンダクタンス制御因子（膜貫通調節因子）（cystic fibrosis transmembrane conductance regulator：CFTR）タンパク質をコードする遺伝子の変異によって引き起こされる遺伝子性疾患である¹⁾．コーカサス人（白人）に最も共通する常染色体劣性遺伝疾患（autosomal recessive disorder）であり，アメリカではおよそ28,000人の患者が冒されており，およそ36,000人の患者がヨーロッパに存在する．世界中では推定7万人が囊胞性線維症に罹患している²⁾．囊胞性線維症に罹患した患者の平均余命（life expectancy）は，生存予測年齢の中央値（median predicted age of survival）に関して，1985年の25年間から2011年には37年間までに過去25年間で着実に上がってきている²⁾．アメリカにおいて，まれな疾患（希少病）（orphan disease）とは患者数10万人未満の疾患と定義されていることより，囊胞性線維症は希少病の一つであり，イバカフトル（カリデコ®，**1**）はこの疾患に対する治療薬の一つである．囊胞性線維症が世界中でわずか7万人を冒している事実より，この医薬品は個別化医療（personalized medicine，テーラーメイド医療）として知られている．

　囊胞性線維症の症状としては，肺機能低下，炎症，慢性肺疾患，膵臓および消化器系不全（pancreatic and digestive insufficiency），腸障害，糖尿，肝損傷，そして男性不妊のような多臓器の慢性閉塞を含む³⁾．疾患は，一般的な死に至る単一遺伝子疾患（monogenic disease）*²である．患者の90%以上は，野生型の囊胞性線維症膜コンダクタンス制御因子（CFTR）タンパク質配列のなかの508番目のフェニルアラニン変異遺伝子に対する少なくとも一つの対立遺伝子*³（F508delと示す）を保持しており，北アメリカおよびヨーロッパにおいておよそその半分がホモ接合型*⁴である．囊胞性線維症による患者の死亡例の90%以上が，その死因は肺疾患による継続的な肺機能損失である（図16.1）²⁾,⁴⁾．

　囊胞性線維症に対する治療法は存在しないが，いくつかの医薬品は症状を緩和し，

*1　囊胞性線維症：遺伝子変異が原因の全身性常染色体劣性遺伝性疾患であり，気道内液，腸管内液，膵液などの分泌液や粘液が粘稠となることにより，管腔が閉塞する疾患．

*2　単一遺伝子疾患：人体の約2万以上の遺伝子のなかの一つの遺伝子の変異によって発症する疾患．

*3　対立遺伝子：形質を支配する対になった遺伝子のことで，相同染色体上の同じ遺伝子座に位置し，アレルともよばれる．

*4　ホモ接合型：同型接合型ともよばれ，遺伝子二倍体生物のある遺伝子座がAAのように同じ対立遺伝子からなる状態のことであり，Aaのように異なった対立遺伝子をもつ遺伝子型はヘテロ接合型とよばれる．

＊5　粘膜繊毛クリアランス：気道の上皮を覆う繊毛が振動し，汚れとともに粘液を気道外に運びだすこと.

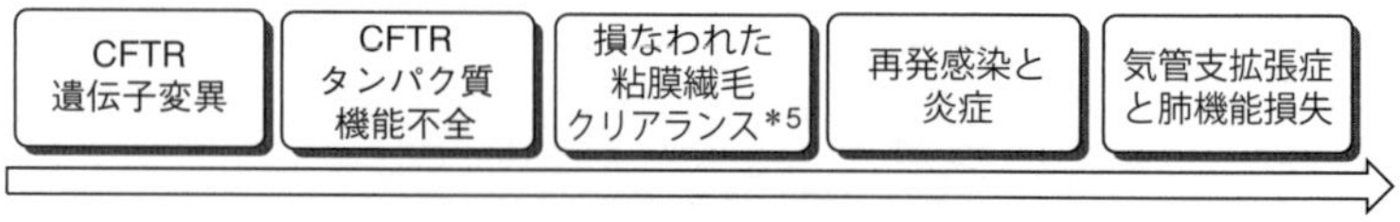

図16.1　嚢胞性線維症関連の肺疾患モデル

合併症を減らすことができる．抗生物質は，肺感染を防ぐことができる．粘液を薄くする（mucus-thinning）薬剤は患者を咳こむことから救済し，その結果肺の機能を改善する．すなわち，気管支拡張薬は，患者の気管支の筋肉を弛緩することで気道を広げることを助ける．そして経口膵（臓）酵素は患者の消化管からの栄養素の吸収を助ける[5]．

　バーテックス社（Vertex）のイバカフトル（カリデコ®，**1**）は，CFTR 遺伝子に関して G551D（551番目のグリシンと次のアスパラギン酸）変異をもった人びとの嚢胞性線維症の根本的原因治療のための最初の医薬品であった[6]．G551D 変異は嚢胞性線維症の原因となる変異であり，その（原）形質膜（plasma membrane）を細胞内標的とすることおよび塩化物イオンチャネル（chloride channel）の開閉を阻害することで，嚢胞性線維症膜コンダクタンス制御因子（CFTR）の機能損失を引き起こす．よって，イバカフトル（**1**）は機能不全に陥った CFTR タンパク質についての嚢胞性線維症の病態生理学を標的とした，CFTR 調節物質である．言い換えれば CFTR 増強物質として知られているイバカフトル（**1**）は，ひとたび細胞表面に到達した際に CFTR タンパク質がより通常に機能することを補助し，潤いを与えることを促進する結果，気道から粘液を取り除くという目的をもった経口医薬品である．少なくも一つ以上の G551D 変異が CFTR 遺伝子に存在する 6 歳以上の嚢胞性線維症患者への使用を目的して，FDA（アメリカ食品医薬品局），欧州医薬品庁（EMA），およびカナダ保健省（Health Canada）から2012年にイバカフトル（**1**，150mg）が承認された[7, 8]．

2　薬理作用

　CFTR 遺伝子は，1989年に発見された[9, 10]．今日までに1900以上の CFTR 変異種が報告されており，それらの多くは遺伝子型が形質（疾患）として表現される疾患表現型を引き起こす[11]．CFTR についても，多くの疾患を引き起こす変異がある．最も一般的なものは，F508del（F508del-CFTR として知られている，F508：508番目のフェニルアラニン）であり，嚢胞性線維症患者の2/3に見いだされている．F508del 変異は，分子内プロセシングや CFTR を細胞表面へ移送することを損なう．一般的にはより少ない変異である G551D（G551D-CFTR として知られている）は，おもに細胞表面にある CFTR が開く機能を損なう．後者が，細胞表面にある CFTR の機能を増強させるイバカフトル（**1**）の発見を促進した[12]．

　単にその症状と前節で述べた合併症のためのみではなく，G551D 変異にかかわるこの疾患の根本的な原因を標的とすることから，イバカフトル（**1**）は嚢胞性線維症の治療法を変えている[12]．イバカフトルは，塩化物イオン輸送強化のためにイ

オンチャネルの開口確率を増加させるように，CFTR タンパク質に働く．イバカフトルは，幅広い種類の受容体や酵素と CFTR が相互作用する，あるいはそれらの活性を調節するそれぞれの能力が欠損した患者を治療する．この医薬品は，あるリコンビナント（遺伝子組換え）細胞中の G551D-CFTR のチャネル活性を増大し，CFTR チャネル変異による塩化物イオンの輸送を増大させる．それまでの薬剤よりも優れていることより，このより顕著な効果は，囊胞性線維症治療における大きな前進である．この医薬品は，CFTR タンパク質の塩化物イオンチャネルの開口に対して高い選択活性を有している[13]．

　CFTR が介在する塩化物イオン分泌へのイバカフトルの効果に関する初期の *in vitro* 研究は，リコンビナント細胞株およびヒト気管支上皮細胞の一次培養株の両方を用いて実施された．これらの研究は以下のことを明らかにした．イバカフトル（**1**）は，CFTR チャネルを開口させる確率を増大することで塩素イオンの輸送を増大し，肺尖液の高さ（apical fluid height）と繊毛搏動頻度（ciliary beat frequency，繊毛打頻度）を増大させた[14]．CFTR チャネルにおけるイバカフトル（**1**）の作動の正確なメカニズムは完全には理解されていないが，このメカニズムに関するさらなる *in vitro* 研究が実施され，リン酸化依存的ではあるが ATP（adenosine 5′-triphosphate，アデノシン 5′-三リン酸）には独立に，イバカフトル（**1**）が変異を受けた CFTR の欠陥チャネル関門を開くことが示された．

　一つの対立遺伝子上の G551D 開口変異を発現し，さらにもう一つの対立遺伝子上で F508del プロセシング変異を発現している，培養されたヒトの囊胞性線維症気管支上皮（human CF bronchial epithelia：HBE）において，イバカフトル（**1**）が塩化物イオン分泌をおよそ10倍まで増大することが示され，それは囊胞性線維症に罹患していないヒトから単離された気管支上皮細胞で観測された値の50%であった．さらに，イバカフトル（**1**）は過剰なナトリウムイオンを減少させ，肺尖表面（apical surface）での脱水を防ぐ液体吸収も減少させこれらの上皮培養での繊毛搏動を増加させた[12]．イバカフトル（**1**）の *in vivo* での薬理作用は16.5節に要約されている．

3　構造活性相関[15, 16]

　構造活性相関研究を容易にするため，バーテックス社はその変異が囊胞性線維症患者の 2/3 に見いだされていることから，分子標的としては単一タンパク質，最もありそうなものとして F508del-CFTR である，との仮説を立てた．彼らのハイスループットスクリーニング（high-throughput screening：HTS）より得たヒット化合物キノリノン **2** を出発点として，彼らは F508del-CFTR を発現している NIH-3T3 細胞へ及ぼす増強活性効果を測定することで，それら誘導体の構造活性相関を推測した．CFTR 増強物質を見つけだすために設計された，細胞の蛍光膜電位アッセイ法（cell-based fluorescence membrane potential assay）による HTS を用いて，キノリノン **2** が228,000個の低分子化合物のスクリーニングより特定された（図16.2）．

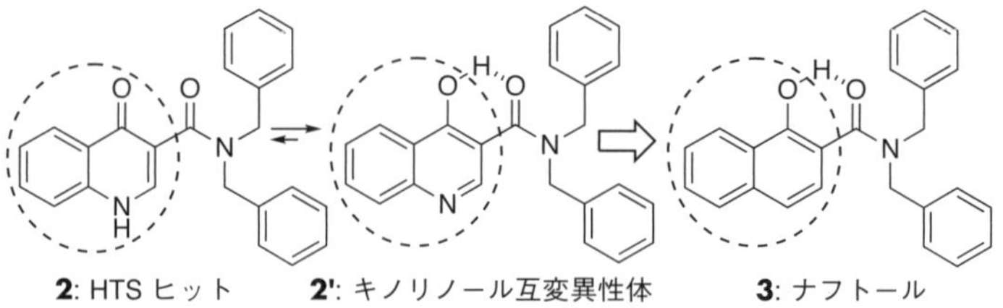

図16.2　ヒット化合物 2 およびナフトール 3 の構造

2: HTS ヒット　　2': キノリノール互変異性体　　3: ナフトール

　残念なことに，**2**（$EC_{50}=2.1\,\mu M$）のキノリノン部分を変えるというバーテックス社の当初の関心は，何も得るものがなかった．キノリノン骨格のキノリンやピリジンへの置換，キノリノンの NH のアルキル化，そしてキノリノン部のピリドピリミジン骨格への置換，これらすべては増強物質としてより劣る活性の類縁体を与えた．一方，ナフトール誘導体 **3** は増強物質としての活性を保持していた（$EC_{50}=3.5\,\mu M$）．この構造活性相関から得られた情報は，二つの構造的特徴が増強活性には不可欠であるいうことである．すなわち，（i）疎水性のフェニル環は必要である，および（ii）キノリノール互変異性体 **2'**（このものは水素結合を介してより安定化している）が優位であるということである．

　幸運なことに，バーテックス社にとって，アミド窒素モチーフ周辺の構造活性相関はより有益なものであった．多くの第一級，第二級，および第三級アミド類を合成した結果，**2** のビス（ベンジル）アミド部についてインドールが好ましい生物学的等価体（bioisostere）[*6]であることを見いだした．可能なすべての位置異性体を調べたところ，インドール **4** が最も高い活性をもつと決定された（$EC_{50}=0.1\,\mu M$）．しかし，インドール **4** はラットに対する低い経口生物学的利用能（11％），および排泄がきわめて速いことからイヌに対する短い半減期を示した．さらに，その小さな分子量にもかかわらずインドール **4** の溶解性は低かった．そのため，その平面性を変化させるためにさらなる努力が払われた．

　スルホンアミド，エステル，アミン，NH と C＝O の入れ換えといったほかの生物学的等価体を用いてアミド官能基を置換する当初の試みは，すべて失敗に終わった．この検討は，キノリノン骨格のカルボニル基（多くは異性体 **2'** で存在）と側鎖アミドカルボニル基との間に生じる水素結合の重要性を確認させた．この構造活性相関の成果は，インドール **4** の10倍も活性なインドール **5**（$EC_{50}=9\ nM$）をもたらしたことである（図16.3）．

　インドールと生物学的等価体探索のため，二環性インドール環を単環性ベンゼン

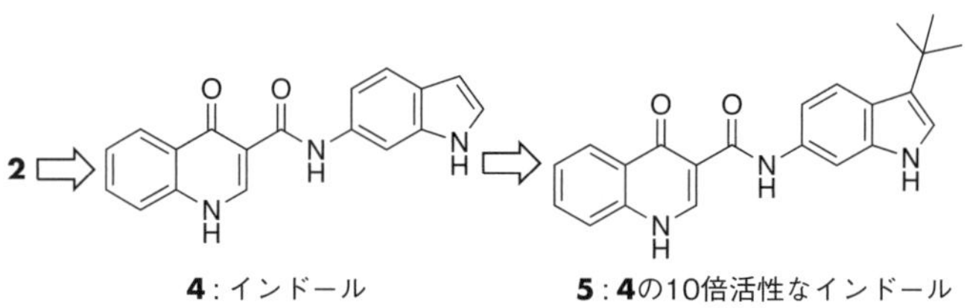

* 6　生物学的等価体：医薬品の構造活性相関において，生物学的に同じ役割を示す異なる部分化学構造．

4: インドール　　　5: 4の10倍活性なインドール

図16.3　ヒット 2 から 5 への変換

環に変える試みがバーテックス社で行われた．アニリン **6** は EC_{50} ＝0.1 μM をもち，フェノール **7** は EC_{50}＝3 nM をもっていた（図16.4）．誰しもが想像するように，一つの *t*-ブチル基が良好な結果であれば，二つの *t*-ブチル基はより良い結果を生みだすであろう．このことがフェノール **7** と同様な EC_{50}＝3 nM をもつ VX-770（**1**，イバカフトル）の合成へとつながった．フェノール **7** と活性は等価であったが，イバカフトル（**1**）は ADMET〔吸収（absorption），分布（distribution），代謝（metabolism），排泄（excretion），毒性（toxicity）〕と薬効の観点から，より優れたプロファイルをもっていた．この結果，VX-770（**1**，イバカフトル）はさらなる研究の候補として選ばれた．その後はご存知のとおりである．そのうちに VX-770（**1**）はイバカフトルとなり，最終的にカリデコ® となった．

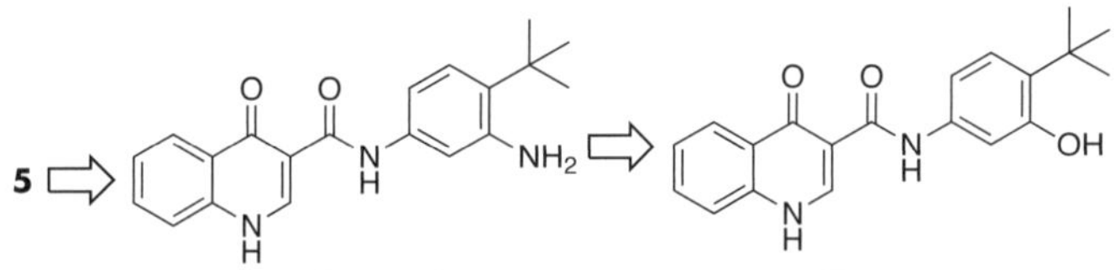

図16.4　アニリン **6** とフェノール **7** の構造

4　薬物動態および薬物代謝[17〜20]

オスのマウス，ビーグル犬，カニクイザル（cynomolgus monkey）を含む動物実験において，イバカフトル（**1**）は長い半減期と低〜中程度のクリアランス値（clearance value）[*7]をもっていた．このことはラットとイヌにおいて，良好な経口生物学的利用能である[15]．

ヒトの場合，健常人ボランティアと嚢胞性線維症患者の間でのイバカフトル（**1**）の薬物動態の差はわずかであった．この医薬品は25〜250 mg の範囲において，時間と投与量に関して一次直線状の薬物動態を示した．薬物動態の直線性は，薬剤処方をより予測可能にすることから薬剤としては良好な特質である．

イバカフトル（**1**）のピーク（最高）血漿濃度 C_{max} は，健常人ボランティアに単回150 mg 投与した場合，およそ4時間後に見いだされた．C_{max} の中間値と血中薬剤濃度-時間曲線下面積（area under the blood concentration-time curve：AUC）は，それぞれ768 ng/mL と10600 ng*h/mL であった．イバカフトル（**1**）の定常状態血漿濃度は，12時間の間隔をおいた1日2回の投与で3〜5日に達成され，蓄積比は2.2〜2.9の範囲であった．卵，バター，チーズ，ピッツァのような脂肪を含む食物とイバカフトル（**1**）を一緒に処方すると，薬剤曝露が2〜4倍増大する．よって，医薬品の添付文書では，イバカフトル（**1**）を脂肪含有食品とともに摂取することが患者に推奨されている．この場合，イバカフトル（**1**）の生物学的利用能を高めることから，脂肪は嚢胞性線維症患者には実際に有益である．

イバカフトル（**1**）は，マウス，ラット，イヌ，そしてヒトの血漿タンパク質および単離されたヒトの血漿タンパク質成分と広範囲に（99%）結合する．ヒトにおい

＊7　クリアランス値：血液中の薬物成分が，腎臓からどのような割合で尿中に排出されるかを示す値．
$$\frac{[尿中の薬物濃度]\times[単位時間の尿量]}{[血漿中の薬物濃度]}$$

ては，おもにα-1-酸性糖タンパク質（α-1-acid glycoprotein）（塩基性薬剤を結合する血漿糖タンパク質）およびアルブミンと結合する．この医薬品の体内分布の平均容量は，1日2回の経口投与後で353 Lであった．t_{max} 中央値（範囲）はおよそ4.0（3.0から6.0）である．高いタンパク質結合率であったが，イバカフトル（1）はほかのいずれの部位よりも肺に多く分布していることが示された．なお，ヒトの赤血球とは結合しない．健常人ボランティアに対し毎12時間ごと7日間150 mgを経口処方した後，体内分布の見かけ容量の平均（±標準偏差）は353 Lであった．

　実験動物への非臨床試験における薬物曝露は，イバカフトル（1）とおもな2種類の代謝物，M1（ヒドロキシメチル-イバカフトル，8）とM6（イバカフトルカルボキシレート，9）へつながった（図16.5）．これら2種類の代謝物の血漿内レベルは，イバカフトル（1）よりも顕著に高かった．代謝過程を経ているが，これら2種類のおもなる代謝物M1（8）とM6（9）の構造はイバカフトル（1）と比較的類似しており，イバカフトル（1）より極性の高い物質である．さらに，これら2種類のおもな代謝物は，排泄を高めるために次にO-グルコニド化される．これらより極性物質であるM1（8），M6（9），およびそれらのO-グルコニド誘導体はイバカフトル（1）と同様に，細胞膜を透過しないであろう．

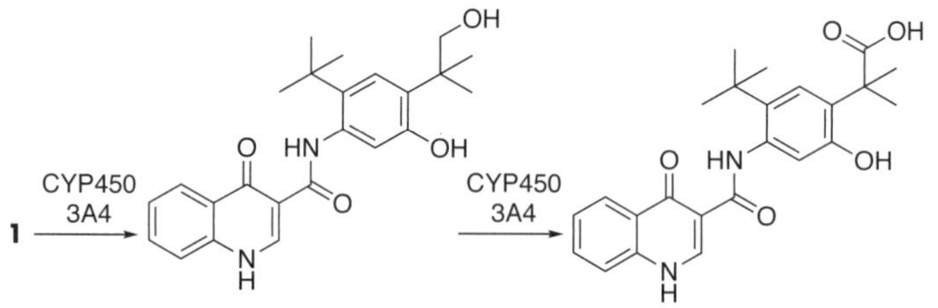

M1: ヒドロキシメチル-イバカフトル（8）　M6: イバカフトルカルボキシレート（9）

図16.5　代謝物8と9の構造

In vitro 臨床試験は，イバカフトル（1）はおもにシトクロム P450 3A4（CYP3A4）によって代謝されることを示唆した．そのため，イバカフトル（1）はCYP3A4を調節するほかの薬剤との間で顕著な薬剤-薬剤相互作用（DDI）を示す．ケトコナゾール（ketoconazole）やフルコナゾール（fluconazole）のようなシトクロム P450 3A4 阻害剤は，イバカフトル（1）の全身（作用）濃度をおよそ3倍増大させ，リファンピシンのようなCYP3A4活性化剤は80％ほどイバカフトル（1）の全身濃度を減少させる．ヒトにおいても同様に，M1（8）とM6（9）は2種類のイバカフトル（1）のおもな代謝物である．M1（8）はもとの薬剤イバカフトル（1）のおよそ1/6の活性であり，薬理学的には活性と考えられる．M6（9）は薬剤としてはイバカフトル（1）の1/15以下の活性であり，もはや薬理学的には不活性と考えられる．

　イバカフトル（1）は，同様にヒトにおいても幅広く代謝される．経口投与後，イバカフトル（1）の大部分（87.8％）は代謝変換後に大便中に排泄される．全投与量のおよそ65％と見なされる主要代謝物M1（8）とM6（9）は，8として22％と9として43％が排泄された．未代謝1が尿として排出されるものは無視できる

程度である．単回投与の場合，見かけ上の終末相半減期（terminal half-life）はおよそ12時間であった．イバカフトル（**1**）の見かけ上の平均クリアランス（mean apparent clearance：CL/F）は，健常人と嚢胞性線維症患者ともに同程度であった．150mg投与に対するCL/F（標準偏差SD）は，健常人の場合17.3(8.4)L/hであった．

5　薬効と安全性

　第Ⅰ相試験は，健常人ボランティアを対象にしたイバカフトル（**1**）の毒性と薬物動態（PK）/薬力学（PD）プロファイルを測定するために設計された．この薬剤の薬効は，第Ⅱ相および第Ⅲ相臨床試験をとおして測定された．

　39名の成人患者を対象とした第Ⅱ相臨床試験では，25～250mgの範囲でイバカフトル（**1**）は良好な忍容性を示した[21]．この医薬品は，鼻粘膜上皮間電位差（nasal potential difference）および汗中の塩化物イオンの測定によっても薬効を示した．臨床的な薬効は，1秒間努力呼気容量（forced expiratory volume in 1 second：FEV_1）[*8]がバイオマーカーとして用いられた．75mgおよび150mgで処理された一群については，投与14日後に被験者に顕著な改善が観測された．

　第Ⅲ相臨床試験では最初に，嚢胞性線維症に罹患し，かつ臨床試験に入る直前の1秒間努力呼気容量（FEV_1）の平均が63.6％の成人および青春期の若者（平均年齢26歳）が選ばれた[4]．イバカフトル（**1**）の治療効果は，FEV_1の10.6％の増加であった．この傾向は2週間の治療の期間中みられ，48週まで維持され，その後の延長された非盲検試験においても96週まで維持された．イバカフトル（**1**）を処方された対象者はまた，呼吸器系症状の悪化が55％減少し，汗中の塩化物イオン値のおよそ50～60mmol/Lの減少，プラセボ群に比べて2.7kg以上の体重増加が認められた．

　試験の開始段階において過去の一群よりも高い1秒間努力呼気容量（FEV_1）（平均84％）を示した52名の児童（平均9歳）を対象とした他の研究においても，イバカフトル（**1**）は評価された[22]．イバカフトル（**1**）治療の全体的な効果は，9.3％であった．イバカフトル（**1**）（被験者 $n＝11$）とプラセボ（偽薬，被験者 $n＝10$）の間にはわずかの差しかなかった．

　安全性に関するかぎり，妊娠中の女性へのイバカフトル（**1**）の効果は，適切かつ良く管理された研究が存在しないことからほとんど知られていない[22]．ヒトに対する投与量として推奨されている最大量をラットにおよそ6回与えた場合でも（200mg/kg/日，母親ラットへの投与量）催奇形性は認められなかった．妊娠中のラットとウサギにおいては，イバカフトル（**1**）の経胎盤移行（placental transfer；胎盤通過）が観測された．動物がつねにヒトでの応答を予測させるわけではないので，この医薬品は明らかに必要とされる場合に限って妊娠中は用いられるべきである．イバカフトル（**1**）は授乳中あるいは養育期のメスのラットの乳中に排出される．ヒトの乳腺へのイバカフトル（**1**）の分泌と排泄はありうる（この点に関してはいかなる試験も行われていないが）．

　CFTR遺伝子にG551D変異がある嚢胞性線維症に罹患した6～17歳の患者に対するイバカフトル（**1**）の安全性と薬効が，2種類のプラセボ対照の臨床試験で明

＊8　1秒間努力呼気容量（1秒間強制呼気容量または1秒間努力呼気肺活量）：最大量の吸入を行った後に強制的に吐きだした空気の最大量を努力肺活量とよび，努力肺活量測定の最初の1秒間の努力呼気量をFEV_1と表す．

らかにされた．試験1では12歳以上の囊胞性線維症患者161名が評価され，試験2
では6〜11歳の囊胞性線維症患者52名が評価された[23]．6歳未満の患者に対する効
果は調べられていない．

バーテックス社ではイバカフトル（**1**）の安全性に関し，G551D 変異もしくはホモ
接合型の F508del 変異をもつ353名の患者に対するプロファイリングを実施した[24]．
この場合，221名がイバカフトル（**1**）を投与され，132名がプラセボを投与された．
より深刻な副作用は，腹部痛（abdominal pain），肝酵素の増加，発疹，血中および
尿中のグルコースレベルの上昇，そして低血糖（hypoglycemia）であった．より一
般的なものは，発熱，咳，吐き気，痛み，そして鼻漏（rhinorrhea）である．

囊胞性線維症は子供たちや十代後半の若者によくみられる疾患である．そのため，
イバカフトル（**1**）の臨床試験では，この医薬品が65歳以上の患者もしくは6歳未
満の幼児に対しても有効であるかは明らかにされていない．

6 合 成

6.1 探索合成

イバカフトル（**1**）の探索合成は2014年に発表された（スキーム16.1）[15]．左側フ
ラグメント，4-オキソ-1,4-ジヒドロキノリン-3-カルボン酸（**13**）は，文献の方法
に従い合成された[25〜28]．すなわち，アニリンとジエチル エトキシメチレンマロネー
ト（**10**）との縮合は，Michael 付加/エタノールの脱離による生成物，アニリニル-
ビス-エステル**11**を与えた．**11**の分子内 Friedel-Crafts アシル化は，フェニルエー
テル中で**11**を228〜232 ℃で加熱することで達成され，エステル**12**が得られた．
この生成物は容易に加水分解されて，カルボン酸**13**が生成した．カルボン酸**13**は，
多くのイバカフトル（**1**）への合成ルートの共通ビルディングブロック（構築単位）
である．

スキーム16.1 イバカフトル左側部分**13**の合成ルート

イバカフトル（**1**）の右側フラグメントは，比較的容易に合成された．市販の2,4-
ジ-*t*-ブチルフェノール（**14**）は，カーボネートとして保護され**15**とされた．芳香
族求電子置換（electrophilic aromatic substitution：EAS）による**15**のニトロ化は，

ニトロ化生成物を 8 : 1 の位置異性体としてそれぞれ**16**と**17**を与えた. 得られた
2 種類の位置異性体は, フラッシュクロマトグラフィーにて容易に分離された. そ
して, 所望の位置異性体**16**はアルカリ加水分解でニトロフェノール**18**を生じ, つ
いでパラジウム触媒での水素化にてアミノフェノール**19**へ還元された. 化合物**19**
は空気酸化されやすく, この中間体**19**は一般には後のプロセス合成アプローチで
の使用が避けられている. 最後にカルボン酸**13**とアミノフェノール**19**のカップリ
ングは, 縮合剤として *O*-ベンゾトリアゾール-*N,N,N′,N′*-テトラメチルウロニウ
ムヘキサフルオロホスフェート(HBTU)を用いて達成され, イバカフトル(**1**)が
収率71％で得られた(スキーム16.2). HBTU は小スケールの探索合成では良好に
作用するが, 高価であることと反応性が一定ではない縮合剤でもあり, プロセス合
成にはその使用が避けられる傾向にある.

HBTU：*O*-(1*H*-benzotriazol-
1-yl)-*N,N,N′,N′*-tetramethyl-
uronium hexafluorophosphate

スキーム16.2 イバカフトル右側部分**19**の合成と, **13**と**19**の縮合
による **1** の合成ルート

6.2 プロセス合成

バーテックス社のプロセス合成のアプローチの一つでは, オリジナル合成におけ
る Friedel-Crafts アシル化の反応を容易にするために, オキシ塩化リン(POCl₃)を
用い, エステル**12**の合成が改良された[29]. アニリンとジエチル エトキシメチレン
マロネート(**10**)の縮合条件は, 探索合成と類似であったが, 多少高い反応温度を
用いた(150℃対110℃). より大きな改良は, Friedel-Crafts アシル化をオキシ塩化

スキーム16.3　イバカフトル **1** の左側部分である化合物**12**の
プロセス合成ルート

リンとリン酸の存在下70℃で行った点である．化合物**10**から**12**への変換の収率は
70％であり，探索合成の収率の2倍以上になった（スキーム16.3）．

　バーテックス社のプロセス合成のアプローチの一つは，最終階のアミド結合の
形成に興味ある縮合剤としてプロピルホスホン酸無水物〔T3P，[Pr(P＝O)O]₃〕を含
むものであった[30]．すなわち，市販の**14**はカルバマート**20**に変換され，このもの
は硝酸/濃硫酸にてニトロ化されニトロベンゼン誘導体**21**を与えた（スキーム
16.4）．

　21のパラジウム触媒による水素化はアニリン**22**を与えた．このルートにおける
顕著な改良はT3Pの使用であり，その低価格と高効率さから大スケール合成への
使用が許容された．T3Pを用い，アニリン**22**とカルボン酸**13**のカップリングは円
滑に進行して，アミド**23**を与えた．メタノールと2-メチルテトラヒドロフラン中

スキーム16.4　化合物**22**と**13**との縮合による **1** の合成ルート

でナトリウムメトキシドを用いたカーボネート**23**の加アルコール分解，続く酸性化でイバカフトル（**1**）が得られた．なお2-メチルテトラヒドロフランは，THFが示す自動空気酸化に対して，その低い反応性が理由で大量合成において用いられる一般的な溶媒である．

2013年に申請された中国の研究者による特許は，イバカフトル（**1**）のプロセス合成の一つである．彼らの最初の工程は，バーテックス社のルートと同じでカーボネート**15**の合成を含んでいる[31]．なおこの段階には4-ジメチルアミノピリジン（4-dimethylaminopyridine：DMAP）は用いられていない．さらに，反応溶媒は塩化メチレンからグリーンケミストリーの観点から酢酸エチルに代えられている．次のニトロ化の工程は，溶媒として塩化メチレンが用いられた．これは，非ハロゲン系溶媒がこのニトロ化に良好に働かなかったことによる．注意深いモニタリングをしたところ，温度を0℃以下にして不要なニトロ化位置異性体の生成を防ぎ，所望の異性体**16**がほぼ定量的に得られた．ニトロ体**16**のパラジウム触媒水素化による還元で相当するアニリン誘導体が得られ，そのものはカルボン酸**13**から誘導された酸塩化物**13′**とカップリングされ，アミド**24**が2工程収率53%で得られた．このルートで，自動空気酸化を受けやすい**19**のようなアミノフェノール中間体が含まれないことは注目されるべきである．最後に，**24**の加アルコール分解による脱保護でイバカフトル（**1**）が得られた（スキーム16.5）．

スキーム16.5　イバカフトル**1**の合成の別法

参 考 文 献

1) Tait, B. D.; Miller, J. P. In *Ann. Rep. Med. Chem.* **2014**, *49*, 347-330.

2) Noy, E.; Senderowitz, H. *ChemMedChem* **2011**, *6* , 243-251.

3) Tigerstedt, R.; Bergman P. G. *Skand. Arch. Physiol.* **2012**, *8* , 223-271.

4) O'Reilly, R.; Elphick, H. *Drug Des. Dev. Ther.* **2013**, *7* , 929-937.

5) "Cystic Fibrosis", http://www.mayoclinic.com/health/cystic-fibrosis/Ds00287/DSECTION=treatments-and-drugs（Accessed October 14, 2013）.

6) Davis, P. B.; Yasothan, U.; Kirkpatrick, P. *Nat. Rev. Drug Discov.* **2012**, *11*, 349, 349-350.

7) Raju, S. V.; Rowe, S. M. *Drugs Fut.* **2012**, 37, 167-174.

8) Pellowska, M.; Merk, D.; Schubert-Zsilavecz, M. *Pharmazie* **2013**, *68*, 484-491.

9) Riordan, J. R.; Rommens, J. M.; Kerem, B.-S.; Alon, N.; Rozmahel, R.; Grzelczak, Z.; Zielenski, J.; Lok, S.; Plavsic, N.; Chou, J.-L.; Drumm, M. L.; Ianuzzi, M. C.; Collins, F. S.; Tsui, L.-C. *Science* **1989**, *245*, 1066-1073.

10) Boucher, R. C. *Ann. Rev. Med.* **2007**, *58*, 157-170.

11) Kerem, B.; Rommens, J. M.; Buchanan, J. A.; et al. *Science* **1989**, 245, 1073-1080.

12) Van Goor, F.; Hadida, S.; Grootenhuis, P. D. J.; Burton, B.; Cao, D.; Neuberger, T.; Turnbull, A.; Singh, A.; Joubran, J.; Hazlewood, A.; et al. *Proc. Natl. Acad. Sci. USA* **2009**, 106, 18825-18830.

13) Deeks, E. D. *Drugs* **2013**, *73*, 1595-1641.

14) Yu, H.; Burton, B.; Huang, C.-J.; Worley, J.; Cao, D.; Johnson, J. P., Jr.; Urrutia, A.; Joubran, J.; Seepersaud, S.; Sussky, K.; et al. *J. Cyst. Fibros.* **2012**, *11*, 237-245.

15) Hadida, S.; Van Goor, F.; Zhou, J.; Arumugam, V.; McCartney, J.; Hazlewood, A.; Decker, C.; Negulescu, P.; Grootenhuis, P. D. J. *J. Med. Chem.* **2014**, *57*, 9776-9795.

16) Hadida, S.; Van Goor, F.; Dinehart, K.; Looker, A. R.; Mueller, P.; Grootenhuis, P. D. J. *Ann. Rep. Med. Chem.* **2014**, *49*, 383-398.

17) Song, J. C. *Formulary* **2013**, *7* , 399-410.

18) "European Medicines Agency Kalydeco Assessment Report". http://www.ema.europa.eu/docs/en_GB/document_library/EPAR_-_Public_assessment_report/human/002494/WC500130766.pdf（Accessed October 22, 2013）.

19) Zhang, J.; Zhang, J.; Ordonez, C. *J. Clin. Pharmacol.* **2011**, *51*, 1358-1359.

20) Chen, Y. L.; Luo, X.; Dubey, N.; et al. *J. Clin. Pharmacol.* **2011**, *51*, Abst 1122989.

21) Accurso, F. J.; Rowe, S. M.; Clancy, J. P. *N. Engl. J. Med.* **2010**, *363*, 1191-2003.

22) Kalydeco. http://www.rxlist.com/kalydeco-drug.htm.（Accessed October 16, 2013）.

23) Davies, J. C.; Wainwright, C. E.; Canny, G. J.; Chilvers, M. A.; Howenstine, M. S.; Munck, A.; Mainz, J. G.; Rodriguez, S.; Li, H.; Yen, K.; et al. *A. J. Respirat. Critical Care Med.* **2013**, *187*, 1219-1225.

24) Vertex, http://investors.vrtx.com/releaseddetail.cfm?ReleaseID=776010（Accessed October 22, 2013）.

25) Shah, K. J.; Coats, E. A. *J. Med. Chem.* **1977**, *20*, 1001-1006.

26) Koga, H.; Itoh, A.; Murayama, S.; Suzue, S.; Irikura, T. *J. Med. Chem.* **1980**, *23*, 1358-1363.

27) Hadida Ruah, S. S.; Hazlewood, A. R.; Grootenhuis, P. D. J.; Van Goor, F. F.; Singh, A. K.; Zhou, J.; McCartney, J. WO2006002421（2006）.

28) Arekar, S. G.; Johnston, S. C.; Krawiec, M.; Medek, A.; Mudunuri, P.; Sullivan, M. J.（Vertex） WO2011116397（2011）.

29) Young, C. R.; Rowe, C. W. WO2007134279（2007）.

30) Van Goor, F. F. WO2013185112（2013）.

31) Xu, Y.; Wang, J.; He, G.; Lu, J. CN Patent 103044263 A（2013）.

フェブキソスタット（Febuxostat）

USAN：フェブキソスタット
商品名：ウロリック®，フェブリク®
帝人ファーマ/武田薬品工業
市販開始年：2008年（ヨーロッパ連合）
　　　　　　2009年（アメリカ）
　　　　　　2011年（日本）

1　背　景

　足部痛風（podagra）として知られる痛風（gout）は[1]，慢性的な高尿酸血（chronic hyperuricemia）を特徴とする一般的な代謝不全であり[2]，6.8mg/dL（dL ＝ 1/10 L）（または＞360μmol/L）以上の尿酸レベルと定義されている[3]．血液中の尿酸（**4**）のモノナトリウム塩レベルの上昇が原因とされているこの疾患は，通常，急性炎症性関節炎（acute inflammatory arthritis），赤み，圧痛（tenderness），熱を帯び腫れあがった関節，さらには尿酸のモノナトリウム塩の結晶の関節中への蓄積が，再発性の発作（recurrent attack）として表れる．歴史的に「王様の病気」または「金持ちの病気」[4]として知られる痛風は，メタボリックシンドローム*1（肥満），長くなった平均余命（longer life expectancy），生活習慣の変化（魚介類や肉類の高消費，ビールの摂取）などのリスク要因の増加が理由で，最近の数十年で増加をたどっている．2009年には世界のおもな都市でおよそ1500万人が，40歳以上の男性の炎症性関節炎という最も一般的な形でこの疾患と診断されている[5,6]．アメリカに限っても，痛風は主として男性のおよそ830万人を冒している[7]．中国においては，7500万人以上*2がこの疾患に罹患していると推定されており，その数は1年に9.7%の割合で増加している[8]．

　痛風は通常，ヒポキサンチン（**2**）からのいくつもの反応過程の最終生成物である尿酸（**4**）が何年か後に増加して発症する．なおヒポキサンチン（**2**）は，活性酸素種を発生させる酵素であるキサンチンオキシダーゼ（酸化酵素）[9]により触媒活性化される．キサンチン（**3**）は，さらにキサンチンオキシダーゼの存在下に水と酸素にて尿酸（**4**）へ変換される（図17.1）[10]．そのために，キサンチンオキシダーゼを阻害することで尿酸（**4**）の産生を減らすことができ[11]，結果として痛風，炎症，および酸化的損傷に対する幅広いスペクトルをもつ治療法になると思われる．さらに，高尿酸血症および関連した医学的状況に対する治療を提供するであろう[12~14]．

*1　メタボリックシンドローム（代謝症候群）：内臓脂肪型肥満，高血糖，高血圧，脂質異常症のうち二つ以上が一度に観測された状態．

*2　中国の痛風罹患患者数に関して疑義もあるが，原書のまま数字を表記した．

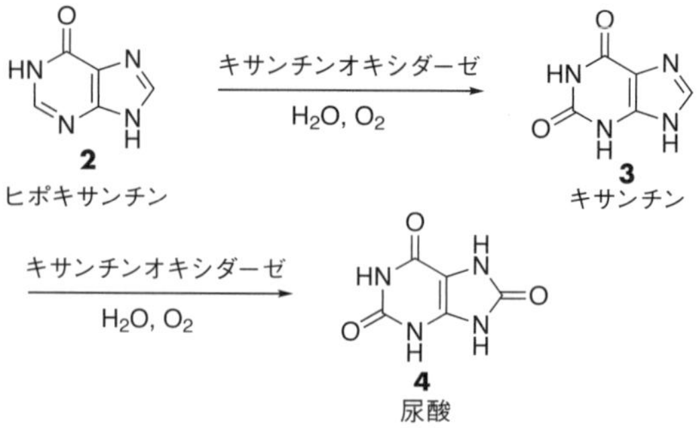

図17.1　ヒポキサンチン（**2**），キサンチン（**3**），尿酸（**4**）の構造

　キサンチンオキシダーゼ阻害剤とは，プリン代謝に含まれるキサンチンオキシダーゼの酵素活性を阻害する物質を指す[15]．キサンチンオキシダーゼ阻害剤には2種類あり，プリン類縁体おろび非プリン化合物である．最初のカテゴリーには，アロプリノール（allopurinol，**5**）[16]，オキシプリノール（oxypurinol，**6**）[17]，およびチソプリン（tisopurine，チオプリノール，**7**）[18]が含まれる．二番目のグループには，コルヒチン（colchicine，**8**）[19, 20]とフェブキソスタット（**1**）[21, 22]が含まれる（図17.2）．

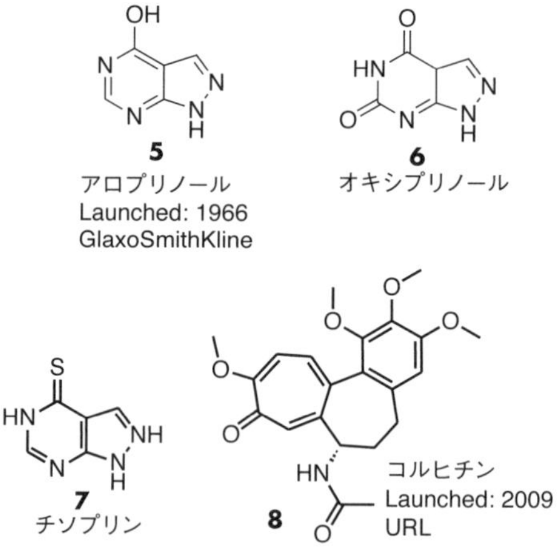

図17.2　アロプリノール（**5**），オキシプリノール（**6**），チソプリン（**7**），コルヒチン（**8**）の構造

　植物イヌサフラン（autumn crocus）（学名 *Colchicum autumnale*）より単離されたアルカロイドの一つコルヒチン（**8**）は，痛風治療に用いられる医薬品である．この天然物は，最初に *Colchicum* 属の植物より抽出された二次代謝産物である．このものはリューマチ症状，とくに痛風の治療に用いられ，その毒性と薬剤-薬剤相互作用に関して問題があるにもかかわらず，これらの治療目的のために依然として用いられている．2009年7月30日に，地中海熱（Mediterranean fever），急性の痛風突発（acute gout flares）および痛風再発の予防といった三つの異なる症状のための単剤療法として，FDA（アメリカ食品医薬品局）はコルヒチン（**8**）を承認した．

　2009年 2 月16日に FDA により承認されたフェブキソスタット(**1**)は，尿酸値を下げる薬剤でありキサンチンオキシダーゼを阻害し，高尿酸血症と慢性痛風の治療に用いられている．フェブキソスタット(**1**)の承認は，痛風治療にとっては著しい進歩である．アロプリノール(**5**)と比べ，フェブキソスタット(**1**)は新規な非プリン系選択的キサンチンオキシダーゼ阻害剤である．本章では，フェブキソスタット(**1**)の薬学的プロファイルと合成について詳細に記述する[23)]．

2　薬理作用

　フェブキソスタット(**1**)はウシ乳のキサンチンオキシダーゼとマウスおよびラットの肝臓のキサンチンオキシダーゼ/キサンチンデヒドロゲナーゼを，それぞれ1.4，1.8，および2.0 nM の IC_{50} 値で阻害する．同一酵素系に対するアロプリノール(**5**)の IC_{50} 値は，それぞれ1700，380，および1100 nM であった．表17.1に示すように，フェブキソスタット(**1**)はキサンチンオキシダーゼに対する最も強力な阻害剤である[24)]．

表17.1　キサンチンオキシダーゼに対する阻害濃度(IC_{50})の比較

薬	IC_{50}	参考文献
アロプリノール(**5**)	1.7 μM	25
KT-651(**9**)	20 nM	26
ラポンティゲニン(**10**)	34 μM	27
フェブキソスタット(**1**)	1.4 nM	25

　肺がん細胞株(A549)を用いたさらなる *in vitro* 研究は，アデノシンデアミナーゼ，プリンヌクレオシドホスホリラーゼ，アデニンホスホリボシルトランスフェラーゼ，ヒポキサンチン-グアニンホスホリボシルトランスフェラーゼ，ピリミジン-ヌクレオシドホスホリラーゼ，もしくはグアナーゼの活性に影響を及ぼすことなく，フェブキソスタット(**1**)がキサンチンオキシダーゼを16 μM（ 3 時間）で完全に阻害することを示した[28)]．

　フェブキソスタット(**1**)の血中尿酸低下作用(hypouricemic effect)が，リスやネズミなどの齧歯類(げっし)とチンパンジーを用い，*in vivo* で調べられた．経口処方されたフェブキソスタット(**1**)は，通常のラットとマウスの血清中の尿酸レベルの低下に関し，アロプリノール(**5**)よりも強力であった(ED_{50}＝0.7 vs. 2.7 mg/kg，マウスへの投与 2 時間後)．フェブキソスタット(**1**)の作用持続は，アロプリノール(**5**)よりも長かった．フェブキソスタット(**1**)の通常のラットへの繰返し投与（ 1 日 1 回28日間の 1 ～100 mg/kg 経口投与）は，血漿および尿中のキサンチンレベルの増

加に関し，アロプリノール（**5**）（1日1回3〜200mg/kg）の約10から30倍活性が強かった.

　フェブキソスタット（**1**）はまた，オキソン酸カリウム*3(potassium oxonate)（250mg/kg, 皮下注射)により誘導されるラットの高尿酸血に対しても有効であった. フェブキソスタット（**1**）とアロプリノール（**5**）ともに，それぞれ ED$_{50}$=1.5mg/kg および5 mg/kg(経口投与)で尿酸低下作用があった. 両者とも，それぞれ ED$_{50}$=2.1mg/kg および6.9mg/kg（経口投与）で，血液中の尿酸(uric acid：UA)およびアラントイン*4(グリオキシル酸のジウレイド)のモル濃度を減少させた.

　フェブキソスタット（**1**）の尿酸低下に対する薬効はまた，チンパンジーを用いた in vivo 試験でも調べられ（5 mg/kg/ 日，経口投与，3 日間），**1**がアロプリノール（**5**）（10mg/kg/日，経口投与，3 日間）よりさらに活性であることが判明した. フェブキソスタット（**1**）は血清中の尿酸塩(urate)レベルを減少させた. すなわち，最初の投与の24時間後，48時間後，72時間後で，それぞれ55.9%，69.6%，73.6%の減少である. 一方アロプリノール（**5**）の場合は，同様な時間間隔で，それぞれ28.1%，41.6%，45.1%の減少であった. 最終的な尿酸減少量は，フェブキソスタット（**1**）の場合は96.5%，アロプリノール（**5**）の場合は78.6%であった.

3 構造活性相関

　フェブキソスタット（**1**）に関する構造活性相関が帝人株式会社の研究者らによって徹底的に探究され，2-アリールチアゾールを基本とした57種類の化合物が合成された. それらのキサンチンオキダーゼに対する阻害定数(inhibitory constant)(IC$_{50}$)が測定された. これらの化合物は，アロプリノール（**5**）よりも活性が強いことが見いだされ，そのなかでフェブキソスタット（**1**）がこれらの化合物シリーズのなかから臨床研究の候補として選択された(表17.2)[11, 24].

* 3 オキソン酸カリウム

* 4 アラントイン

表17.2　キサンチンオキシダーゼに対する阻害定数(IC$_{50}$)の比較[11, 24]

化合物	IC$_{50}$(M)
11	6.7×10^{-8}
12	2.8×10^{-8}
13	3.7×10^{-7}

（つづく）

化合物	$IC_{50}(M)$
14 HOOC—〔フェニル〕—チアゾール（COOH, CH_3）	3.2×10^{-7}
15 HOOC—〔フェニル〕—チアゾール（COOH, CH_3）	3.2×10^{-9}
16 $(H_3C)_2N$—〔フェニル〕—チアゾール（OH, CH_3）	4.3×10^{-8}
17 Cl—〔フェニル〕—チアゾール（OH, CH_3）	7.2×10^{-7}
18 F_3C／F_3C—〔フェニル〕—チアゾール（OH, CH_3）	5.7×10^{-9}
19 Cl／Cl—〔フェニル〕—チアゾール（OH, CH_3）	1.0×10^{-8}
20 Cl／HO／Cl—〔フェニル〕—チアゾール（OH, CH_3）	2.4×10^{-8}
21 O_2N／isopropoxy—〔フェニル〕—チアゾール（OH, CH_3）	5.7×10^{-10}
22 O_2N／ethoxy—〔フェニル〕—チアゾール（OH, CH_3）	3.6×10^{-10}
23 O_2N／isopropylthio—〔フェニル〕—チアゾール（OH, CH_3）	3.0×10^{-10}
24 Cl／isopropoxy—〔フェニル〕—チアゾール（OH, CH_3）	2.4×10^{-9}
フェブキソスタット	$IC_{50} = 20$ nM

4　薬物動態および薬物代謝

オスのラットにおける[14]C 標識されたフェブキソスタット（**1**）の経口（1, 3, または10 mg/kg）投与，および静脈注射（i.v.）（0.5 mg/kg）後の，**1** の吸収と排出が調べられた．放射活性（放射能）は 1 mg/kg の経口投与の後，15分で最高値に達し（1.97 μg equiv. /mL），その後 3 種類の放射線すなわち，α，β，γ線の放出に関し半減期がそれぞれ8.6分，3.1時間，および57.1時間で，放射能レベルは三相的に（triphasically）減少した．この投与量に対する生物学的利用能は71％であった．血中薬剤濃度−時間曲線下面積（AUC）と血中最高濃度（C_{max}）は，投与量依存的に増加した[29]．この薬剤の血漿内濃度が単回もしくは多回いずれの経口投与（14日間）においても変化しないことは蓄積することなく薬剤が迅速に排泄されることを示唆している．

ラットで実施された[14]C 標識されたフェブキソスタット（**1**）投与後の代謝研究は，胆汁中の未変化の **1** のパーセンテージは15％と報告しており，いくつかの極性に富む代謝物（グルクロニドもしくは硫酸化された **1** を含む）も検出され，また尿中の10％はグルクロニダーゼ耐性の代謝物であった．さらなる *in vivo* 代謝研究は，ラットとヒトのミクロソーム中における **1** の P450 による緩やかな酸化およびグルクロニド化を明らかにした[30]．

5　薬効と安全性

*3　接触過敏症：抗原または化学物質が，皮膚に付着して生ずる過敏症．

安全性と毒性試験に関して，フェブキソスタットとアロプリノールの比較がいくつかの試験で実施された．接触過敏症*3モデルマウス（mouse contact hypersensitivity model）を用いた研究は，アロプリノール（30〜100 mg/kg/ 日 経口投与）が投与量と時間依存的に死亡率を増加させ，とくにジニトロフルオロベンゼン（dinitrofluorobenzene：DNFB）を塗布して感度を上げたマウスは耳介腫脹（ear swelling）が顕著に増加した一方，フェブキソスタットの場合（3〜100 mg/kg/日 経口投与）はほとんど影響がなかった．さらに対照マウスと比べて，アロプリノール（30 mg/kg/ 日　投与）は脾臓重量，体重，および白血球数が顕著に減少した．これに対して，フェブキソスタットは，体重と白血球数に顕著な影響はなかった．ジニトロフルオロベンゼン（DNFB）を塗布して感度を上げたマウスを用いたほかの研究もまた，アロプリノール（**5**）に比べてフェブキソスタット（**1**）の優れた結果を報告している[31]．

フェブキソスタット（**1**）の安全性は，この薬剤を 4 日間経口投与（100 mg/kg）されたメスのアカゲザル（rhesus monkey）から得られた結果からも示された[32]．血液および尿のパラメータ，体重，もしくは体温に関して異常な変化は確認されなかっ

表17.3　通風に対するフェブキソスタットの第Ⅱ相臨床試験[33]

フェブキソスタット投与量	尿酸減少が見られた患者の％
0（プラセボ）	0
40 mg	56
80 mg	76
120 mg	94

た. フェブキソスタットの安全性と薬効に関する, 12名の健常人ボランティアに対する二重盲検, プラセボ対照, 用量の漸増, 多回投与の研究(10, 20, 30, 40, 50mg, 第1日, 3日～14日)が, この薬剤はわずかな有害事象があるものの忍容性に優れていることを明らかにした. 24時間時における平均血清中尿酸レベルはおよそ27％(10mg 投与), 34％(20mg), 37％(30mg), 40％(40mg), および47％(50mg)減少した. すなわち, 一次(直線型)薬物動態が得られた.

　第Ⅱ相および第Ⅲ相試験の投与量は, 1日80mgから120mgの幅であった. 痛風を防止するフェブキソスタットの薬効が, プラセボ対照の第Ⅱ相試験で評価された(被験者数 $n=153$, 表17.3). 表17.3は, プラセボを投与された対象者は尿酸レベルの減少がみられないこと, およびフェブキソスタットを毎日120mg, 28日間投与された患者のほとんど(94％)が, 尿酸値レベルが下がったことを示した. すべての投与量において, フェブキソスタットを用いる治療は顕著に尿酸レベルを下げた. フェブキソスタット治療は安全でかつ良好な忍容性をもっていた.

　アロプリノールとの比較のための2種類の第Ⅲ相試験(被験者数 $n=762$ と $n=1067$), および2種類の長期オープンラベル延長試験(被験者数 $n=116$ と $n=1086$)の結果が報告されている[33]. 公表されている52週間の第Ⅲ相試験において, アロプリノール投与群に比べ, フェブキソスタットを投与された多くの被験者が, 血清中の尿酸濃度(0.36μmol/L 以下)という主要評価項目(primary endpoint)に達した. この尿酸に対する大きな効果にもかかわらず, より臨床上重要な結果, すなわち痛風フレア(痛風の激痛)や痛風結節の縮小(tophi reduction)(これらは副次的評価項目, secondary endpoint)については両者間(アロプリノールとフェブキソスタット)に違いはみられなかった. フェブキソスタットとアロプリノールの有害事象は52週間にわたり, 同様なものであった. 長期間にわたるフェブキソスタットの有害事象は限定されたものである.

6 合 成

　フェブキソスタット(**1**)(TMX-67)の最初の合成は, 日本の帝人ファーマ社の近藤と福島らにより特許化された[24]. 4-ヒドロキシ-3-ニトロベンズアルデヒド**25**とヒドロキシアミン塩酸塩, ギ酸ナトリウムをギ酸中で加熱還流すると, 4-ヒドロキシ-3-ニトロベンゾニトリル**26**を与えた. **26**を加熱 DMF 中, チオアセタミドと処理し, 4-ヒドロキシ-3-ニトロチオベンズアミド**27**を得た. この 4-ヒドロキシ-3-ニトロチオベンズアミド**27**と 2-クロロアセト酢酸エチルとの還流エタノール中での縮合は, 鍵となる 2-アリールチアゾール**28**を与えた. 熱 DMF 中での**28**の臭化イソブチルと炭酸カリウムを用いたエーテル化は**29**を与え, この**29**の水素化により鍵となる中間体**30**が生成した. **30**を亜硝酸ナトリウムと塩酸で処理し対応するジアゾニウム塩を得た後, 高い毒性の青酸カリウムとシアン化銅と反応させて**31**を得た. このものは熱 THF/水中, 水酸化ナトリウムで加水分解し, 最終生成物であるフェブキソスタット(**1**)を得た(スキーム17.1).

スキーム17.1　フェブキソスタット（1）の最初の合成ルート

スキーム17.2　フェブキソスタット（1）の合成ルートの別法

　　フェブキソスタット（1）のもう一つの合成は，4-クロロ-3-ニトロベンゾニトリ
ル32から出発した[34]．強力な電子求引基の存在のおかげで，32をDMF（N, N-
dimethylformamide）中で水素化ナトリウムにて処理した後，sec-ブタノールと反応

させてエーテル**33**が容易に合成された(スキーム17.2).なお,ここで用いた水素化ナトリウム/DMF は安全な組合せではない.残りの工程は以前報告されたものときわめて類似で,高い毒性の青酸カリウムの使用を含んでいる.

Duff 反応〔ヘキサミン(ヘキサメチレンテトラミン)を用いた芳香族化合物のホルミル化〕を含むもう一つのフェブキソスタット(**1**)合成戦略は,安価な 4-ヒドロキシベンゾニトリル**35**を出発物質とした 6 工程合成アプローチを提供した(スキーム17.3)[35]).このアプローチは高い毒性のシアン化カリウムやシアン化銅の使用を避ける点でも興味を惹く.4-ヒドロキシベンゾニトリル**35**とチオアセトアミドとの反応は,4-ヒドロキシチオベンズアミド**36**を与えた.この**36**を 2-クロロアセト酢酸エチルと縮合させ,エチル 2-(4-ヒドロキシフェニル)-4-メチルチアゾール-5-カルボキシレート**37**を得た.**37**をトリフルオロ酢酸(trifluoroacetic acid:TFA)またはポリリン酸(polyphosphoric acid:PPA)中で,ヘキサメチレンテトラミン(hexamethylenetetramine:HMTA またはウロトロピン)にて処理した結果,鍵中間体**38**,エチル 2-(3-ホルミル-4-ヒドロキシフェニル)-4-メチルチアゾール-5-カルボキシレートを与えた.続く DMF 中,臭化イソブチル,炭酸カリウム,およびヨウ化カリウムによる**38**のエーテル化は,2-(3-ホルミル-4-イソブトキシフェニル)-4-メチルチアゾール-5-カルボン酸エチル**39**を与え,このものをギ酸中で,ギ酸ナトリウムとヒドロキシアミン塩酸塩で処理したところ,2-(3-シアノ-4-イソブトキシフェニル)-4-メチルチアゾール-5-カルボン酸エチル**31**を与えた.最後にアルカリ加水分解にてフェブキソスタット(**1**)が得られた.

フェブキソスタット(**1**)の合成の過程で,Zhang と共同研究者らは鍵中間体**38**の別法を開発した.ヘキサメチレンテトラミンが反応剤である Duff 反応の際のト

スキーム17.3 Duff 反応を用いたフェブキソスタット(**1**)の合成ルート

リフルオロ酢酸（TFA）またはポリリン酸（PPA）の使用を避けるために，アセトニトリル中，還流下でポリホルムアルデヒドによるホルミル化が成功裏に用いられ，収率95％で**38**が得られた（スキーム17.4）[36]．

スキーム17.4　中間体**38**合成の別法

　ニッケル触媒によるヘテロアレーンとアリールハライドとのビアリールカップリングを経由する，フェブキソスタット（**1**）の最も簡便な合成が伊丹らにより開発された（スキーム17.5）[37]．酢酸ニッケル［Ni(OAc)$_2$］とビピリジン触媒下で，ヨードアレーン**40**とチアゾール**41**とのクロスカップリングがジオキサン中で進行し，対応するカップリング体を生成した．続く TFA による処理で，フェブキソスタット（**1**）が2工程，収率51％で得られた．両カップリング成分がそれぞれ市販の 4-メチル-5-チアゾールカルボン酸と 2-フルオロ-5-ヨードベンゾニトリルより1工程で合成できることより，このアプローチは効率的ではあるが，ニッケル触媒前駆体とリガンドの充填（量）が多過ぎることと，最終医薬品有効成分（API）中の毒性金属ニッケルを20 ppm 以下のレベルに，とくに最終段階で制御できるかが課題として残る．

スキーム17.5　ニッケル触媒を用いたビアリールカップリングによる**1**の合成

　さらに最近より温和で高効率なアプローチが小宮山により開発され，それはブロモアレーン**42**とチアゾール**43**から鍵中間体**31**を得るために，パラジウム触媒を用いたヘテロアリール・Heck 反応を応用するものであった（スキーム17.6）[38]．パラジウム触媒前駆体，塩基，溶媒，リガンド，一価銅塩（共触媒），有機酸添加剤の

探求の後，ホモカップリング生成物**44**と**45**を顕著に最少量にすることができ（表17.4），そして所望の鍵中間体**31**が最適条件下きわめて優れた収率（93％）で得られた（スキーム17.7）．この方法は，パラジウムの触媒前駆体，リガンドの充填，簡便さ，およびプロセスの堅牢さにおいて他の方法より優れている．

スキーム17.6 パラジウム触媒を用いたビアリールカップリングによる中間体**31**の合成

表17.4 パラジウム触媒によるヘテロアリール・Heck 反応のスクリーニング[38]

反応条件	HPLC **31**の面積 %	HPLC **43**の面積 %	HPLC **44**の面積 %	HPLC **45**の面積 %	**31** 収率 %
$PdCl_2$, PCy_3–HBF_4, i-$PrCO_2H$, CuBr–SMe$_2$	83.9	15.3	0.5	0.3	97.4
$PdCl_2$, t-Bu_2PCy, 1-adCO_2H, CuCl	88.2	11.5	0.0	0.3	100.0
$PdCl_2$, t-Bu_2PCy, PivOH, CuOAc	84.8	14.5	0.3	0.4	98.6
$PdCl_2$, t-Bu_3P–HBF_4, 2-MeBuCO_2H, CuBr	88.5	11.0	0.0	0.5	100.0
$PdBr_2$, t-Bu_3P–HBF_4, i-$PrCO_2H$, CuBr	87.3	11.7	0.0	1.0	100.0
$PdBr_2$, t-Bu_2PCy, 1-adCO_2H, CuCl	87.8	11.7	0.0	0.5	100.0
$PdBr_2$, t-$BuPCy_2$, i-$PrCO_2H$, CuOAc	83.8	15.2	0.6	0.4	97.2
$PdCl_2$, $Cy_2P(C_6H_4)$-1,3-dioxorane, i-$PrCO_2H$, CuBr	87.3	12.7	0.0	0.0	100.0
$PdCl_2$, RuPhos, i-$PrCO_2H$, CuBr	87.6	11.5	0.0	0.9	100.0
$PdCl_2$, XPhos, i-$PrCO_2H$, CuBr	86.7	12.1	0.0	1.2	100.0
$PdCl_2$, SPhos, i-$PrCO_2H$, CuBr	87.3	11.5	0.0	1.2	100.0
$PdCl_2$, $Cy_2P(CH_2)_4PCy_2$, i-$PrCO_2H$, CuBr	85.5	13.6	1.0	0.0	95.5

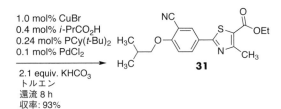

1.0 mol% CuBr
0.4 mol% i-$PrCO_2H$
0.24 mol% PCy(t-Bu)$_2$
0.1 mol% $PdCl_2$

2.1 equiv. $KHCO_3$
トルエン
還流 8 h
収率：93%

スキーム17.7 最適化されたパラジウム触媒を用いた中間体**31**の合成

　　　　要約すると，新規なキサンチンオキシダーゼ阻害剤であるフェブキソスタット
　　　（**1**）は，痛風と高尿酸血症に対し40年前に上市されたアロプリノール以来の，最
　　　近市販された治療薬である．この医薬品は，1日1回の投与という簡便さ，良好な
　　　安全性プロファイルを提供している．その初期の合成法と大学，研究機関での合成
　　　法が本章で要約されている．

7　開発中の創薬：レシヌラド（Lesinurad）ナトリウム塩[39)]

　　アメリカでは市販されておらず，その致命的な肝臓毒性のためヨーロッパにおい
　ても購入が制限されているベンズブロマロン（benzbromarone）**46**とは異なり，ア
　ルデアバイオサイエンス社（Ardea Biosciences）で発見され，開発されたレシヌラ
　ドナトリウム塩**47**（RDEA-594）は，体内からの尿酸排泄を調節する腎臓細胞内に
　存在するトランスポーターである尿酸アニオン・トランスポーター（urate-anion
　transporter 1：URAT 1）の選択的阻害剤である[39)]．レシヌラドは現在1日1回投
　与として，痛風治療に対する第Ⅲ相臨床試験中である[5)]．2012年4月にこの有望な
　医薬候補とほかの2種類の医薬品のために，12億6000万ドルでアストラゼネカ社
　（AstraZeneca）はアルデアバイオサイエンス社を買収した．アメリカとヨーロッパ
　において規制当局の承認のためのレシヌラドの特許出願が，すぐにもされるであろ
　うと期待されていた．

　　レシヌラドナトリウム塩**47**は，4-シクロプロピルナフチルイソチオシアネート
　48から合成された．DMF中でアミノグアニジン塩酸塩とDIEA
　（diisopropylethylamine, ジイソプロピルエチルアミン）とによる**48**の環化で，ナフ

46　　　　**47**

48　　　　**49**　　　　**50**

51　　　　**52**　　　　**47**

　　スキーム17.8　レシヌラドナトリウム塩**47**の合成ルート

チル-1,2,4-トリアゾール-3-チオール**49**が生成し，このものはDMF中で炭酸カリウムの存在下にクロロ酢酸メチルにてアルキル化され，鍵中間体**50**が得られた．アミン**50**はSandmeyer型プロセスを経由して，5-ブロモトリアゾール**51**に変換された．**51**のエステル部はTHF/エタノール/水溶媒中で水酸化リチウムにて加水分解され，ついで水酸化ナトリウム処理にて，レシヌラドナトリウム塩**47**が得られた(スキーム17.8)[40].

参考文献

1) Richette, P.; Bardin, T. *Lancet* **2010**, *375*, 318-328.
2) Baker, J. F.; Schumacher, H. R. *Int. J. Clin. Pract.* **2010**, 64, *3*, 371-377.
3) Stamp, L. K.; Chapman, P. T. *Curr. Rheumatol. Rev.* **2011**, *7*, 141-151.
4) Smith, H. S.; Bracken, D.; Smith J. M. *J. Pain* **2011**, *12*, 1113-1129.
5) *Chem. Eng. News*, AstraZeneca to buy Ardea, April, 23, **2012**.
6) Hak, A. E.; Choi, H. K. *Curr. Opin. Rheumatol.* **2008**, *20*, 179-186.
7) Zhu, Y.; Pandya, B. J.; Choi, H. K. *Arthritis Rheum.* **2011**, *63*, 3136-3134.
8) Nan, H.; Qiao, Q.; Dong, Y.; et al. *J. Rheumatol.* **2006**, *33*, 1346-1350.
9) Harrison, R. *Free Radic. Biol. Med.* **2002**, *21*, 774-797.
10) Stockert, A. L.; Shinde, S. S.; Anderson, R. F.; et al. *J. Am. Chem. Soc.* **2002**, *124*, 14554.
11) Kumar, R.; Sharma, S.; Singh, R. *Expert. Opin. Ther. Patents* **2011**, *21*, 1071-1107.
12) Borges, F.; Fernandes, E.; Roleira, F. *Curr. Med. Chem.* **2002**, *9*, 195-217.
13) Hille, R. *Eur. J. Inorg. Chem.* **2006**, 1913-1924.
14) Pacher, P.; Nivorozhkin, A.; Szabo, C, *Pharmcol. Rev.* **2006**, *58*, 87-114.
15) Terkeltaub, R. *Nat. Rev. Rheumatol.* **2010**, *6*, 30-38.
16) Stockert, A. L.; Stechschulte, M. *Clin. Med. Insights: Ther.* **2010**, *2*, 927-945.
17) Massey, V.; Komai, H.; Palmer, G. *J. Biol. Chem.* **1970**, *245*, 2837-2844.
18) Dean, B. M.; Perrett, D.; Simmonds, H. A.; Grahame, R. *Br. J. Clin. Pharm.* **1974**, *1*, 119-127.
19) Terkeltaub, R. Colchicine update: 2008. *Sem. Arthritis Rheum.* **2008**, *38*, 411-419
20) Martinon, F.; Petrilli, V.; Mayor, A.; Tardivel, A.; Tschopp, J. *Nature* **2006**, *440*, 237-241.
21) Ernst, M. E.; Fravel, M. A. *Clin. Ther.* **2009**, *31*, 2503-2518.
22) *Med. Lett. Drugs Ther.* **2009**, 51, 37.
23) Sorbera, L. A.; Revel, L.; Rabasseda, X.; Castaner, J. *Drugs Fut.* **2001**, *26*, 32-38.
24) Kondo, S.; Fukushima, H. Teijin Ltd, Osaka, Japan, US 5614520, WO 9209279, **1997**.
25) Osada, Y.; Tsuchimoto, M.; Fukushima, H.; Takahashi, K.; Kondo, S.; Hasegawa, M.; Komoriya, K. *Eur. J. Pharmacol.* **1993**, *241*, 183-188.
26) Koide, N.; Katada, N.; Kosakai, K.; Suzaka, H.; Tomiyama, A. *Jpn. J. Pharmacol.* **2000**, 82 (Suppl. 1), Abst. P-525.
27) Matsuda, H.; Morikawa, T.; Toguchida, I.; Kageura, T.; Oda, M.; Yoshikawa, M. *20th Symp. Med. Chem.*(Dec. 6-8, Tokyo) **2000**, Abst. 1 P-24.
28) Yamamoto, T.; Moriwaki, Y.; Fukushima, H.; Takahashi, S.; Tsutsumi, Z.; Tsutsui, T.; Higashino, K.; Hada, T. *Pharmacol.* **2000**, *60*, 34-40.
29) Nishimura, S.; Mochizuki, T.; Hoshide, S.; Nagao, T.; Ishii, S.; Kondo, S.; Kiyoki, M. *4th Int. ISSX Meet* (Aug. 27-31, Seattle) **1995**, Abst. 302.
30) Kondo, S.; Nishimura. S.; Mochizuki, T.; Taniguchi, K.; Hoshide, S.; Nagao, T.; Ishii, S.; Kiyoki, M. *4th Int. ISSX Meet.* (Aug. 27-31, Seattle) **1995**, Abst. 56.
31) Horiuchi, H.; Ota, M.; Nishimura, S.; Kaneko, H.; Kasahara, Y.; Ohta, T.; Komoriya, K. *Life Sci.* **2000**, *66*, 2051-2070.
32) Komoriya, K.; Osada, Y.; Hasegawa, M.; Horiuchi, H.; Kondo, S.; Couch, R. C.; Griffin, T. B. *Eur. J. Pharmacol.* **1993**, *250*, 455-460.
33) Burns, C. M.; Wortmann, R. L. *Lancet* **2011**, *377*, 165-177.
34) Shiro, K.; Hisashi, F.; Masaichi, H.; *et al.* US 5614520, **1995**.
35) Watanabe, K.; Yarino, T.; Hiramatsu, T. JP-1994 345724, **1994**.
36) Zhang, Y.-G.; Zhu, X.; Zhang, Y.-H. *Chin. J. Med. Chem.* **2010**, *20*, 282-284.
37) Canivet, J.; Yamaguchi, J.; Ban, I.; Itami, K. *Org. Lett.* **2009**, *11*, 1733-1736
38) Komiyama, M. WO 026565, **2012**.
39) Pema, K. M.; Estivill, C.; Castaner, R. *Drugs Fut.* **2011**, *36*, 875-880.
40) Quart, B. D.; Girardet, J.-L.; Gunic, E.; Yeh, L.-T. US 2011268801, WO 009070740.

索 引

◆ 訳者紹介

ただ　の　きん　いち
只 野 金 一

1948 年 3 月　千葉県生まれ
1975 年 3 月　慶應義塾大学大学院工学研究科博士課程修了
2013 年 3 月　慶應義塾大学理工学部教授定年退職
現　　在　（公財）乙卯研究所研究顧問・慶應義塾大学名誉教授
専　　攻　有機合成化学，天然物合成化学
工学博士

革新的医薬品の科学——薬理・薬物動態・代謝・安全性から合成まで

第 1 版　第 1 刷　2017 年 12 月 10 日

訳　　者　只 野 金 一
発 行 者　曽 根 良 介
発 行 所　㈱化 学 同 人

検印廃止

JCOPY 〈（社）出版者著作権管理機構委託出版物〉

本書の無断複写は著作権法上での例外を除き禁じられて
います．複写される場合は，そのつど事前に，（社）出版者
著作権管理機構（電話 03 - 3513 - 6969，FAX 03 - 3513 -
6979，e-mail: info@jcopy.or.jp）の許諾を得てください．

本書のコピー，スキャン，デジタル化などの無断複製は著
作権法上での例外を除き禁じられています．本書を代行
業者などの第三者に依頼してスキャンやデジタル化するこ
とは，たとえ個人や家庭内の利用でも著作権法違反です．

乱丁・落丁本は送料小社負担にてお取りかえします．

〒600-8074　京都市下京区仏光寺通柳馬場西入ル
編集部　Tel 075-352-3711　Fax 075-352-0371
営業部　Tel 075-352-3373　Fax 075-351-8301
振替　01010-7-5702
E-mail webmaster@kagakudojin.co.jp
URL https://www.kagakudojin.co.jp
印刷・製本　西濃印刷株式会社

Printed in Japan　ⓒ K. Tadano 2017
無断転載・複製を禁ず

ISBN 978-4-7598-1958-8